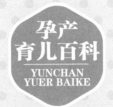

孕产
育儿百科
YUNCHAN
YUER BAIKE

孕产保健

田秦杰◎主编

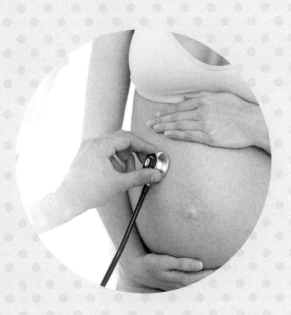

青岛出版社
QINGDAO PUBLISHING HOUSE

图书在版编目（CIP）数据

　　孕产育儿百科·孕产保健 / 田秦杰主编 . —— 青岛：青岛出版社，
2018.9
　　ISBN 978-7-5552-7268-7

　　Ⅰ.①孕… Ⅱ.①田… Ⅲ.①妊娠期 – 妇幼保健 – 基
本知识②产褥期 – 妇幼保健 – 基本知识 Ⅳ.① R715.3

　　中国版本图书馆 CIP 数据核字（2018）第 154291 号

《孕产保健》编委会

主　编	田秦杰
编　委	胡小燕　张　靖　王海玲　郝小峰　顾　勇　顾　菡　汤仁荣　陈丽娟
	崔雪梅　孔劲松　陈建军　郝云龙　王业波　梁学娟　王泽宇

书　　名	孕产育儿百科·孕产保健 YUNCHAN YUER BAIKE · YUNCHAN BAOJIAN
出版发行	青岛出版社
社　　址	青岛市海尔路 182 号（266061）
本社网址	http://www.qdpub.com
邮购电话	13335059110　0532-68068026
责任编辑	徐　瑛　袁　贞
特约审校	郭　勇
插图宝宝	赵梓烨等
插图设计	顾　勇
封面设计	周　飞
制　　版	青岛乐喜力科技发展有限公司
印　　刷	青岛乐喜力科技发展有限公司
出版日期	2018 年 9 月第 1 版　2018 年 9 月第 1 次印刷
开　　本	20 开（889mm×1194mm）
印　　张	12
字　　数	240 千
图　　数	170 幅
印　　数	1–15000
书　　号	ISBN 978-7-5552-7268-7
定　　价	39.80 元

编校质量、盗版监督服务电话：4006532017　0532-68068638
建议陈列类别：孕产妇保健

怀胎十月，一朝分娩，是女人一生中最为幸福的时光，生命孕育的喜悦，家人无微不至的照顾，宝宝的出生，怎能让妈妈不备感幸福呢？

怀孕生子是上天赐予女人的神圣使命。从精子和卵子结合的那一刻起，奇妙的生命旅程就开始了，那颗小小的受精卵会在准妈妈的子宫内扎根成长。也从那一刻起，准妈妈将要经历反复的孕吐、难以入眠的无奈、浑身酸痛等各种身体的不适。当然，也会为了有胎宝宝而自豪和激动，为第一次产检时看到胎宝宝而高兴，为第一次感受到胎动而兴奋，为第一次与胎宝宝"互动"而快乐……当终于看到宝宝呱呱坠地，怀孕时所有的酸甜苦辣都变成了一种足以让新妈妈回味一生的幸福！

孕育宝宝是一个甜蜜的负担，从准备孕育新生命的那一天起，准爸爸和准妈妈的乐趣与担忧便相伴而生。备孕伊始，准妈妈和准爸爸就要注意很多事情，为成功受孕和怀上一个健康宝宝而努力。进入孕期，又要为如何顺利、快乐、健康地度过孕期而努力，在漫长的 40 周孕期里，准爸爸和准妈妈会有各种各样的疑问：感冒了能否吃药？孕期饮食要注意什么？孕期运动如何做？胎教应该怎么进行？准爸爸在孕期要怎样照顾准妈妈……

为了解答孕产期间的众多疑问，我们特意编写了《孕产保健》一书，希望能够为年轻的爸爸妈妈们提供一本可读性强、内容全面的孕产指导读物。

本书在"孕前准备"部分，从身体准备、营养储备、心理准备、物质准备、起居调整、优生知识储备等几个方面进行了讲述，并解答了不孕不育的相关疑问，指导准爸爸和准妈妈为拥有一个健康的宝宝做好各种准备。

本书"孕期"部分，以十月怀胎为时间线索，根据胎宝宝和准妈妈在每个月的不同特点和需求，从准妈妈的生理变化、胎宝宝的成长进程、孕期保健指南、孕期营养方案、孕期情绪管理、孕期科学胎教等几个方面，为准妈妈提供实用、有效的同步指导，希望能帮助准爸爸和准妈妈顺利进入父母的角色。

本书"分娩和产褥期"部分，介绍了顺产与剖宫产的优缺点、不同的生产方式在产后应如何护理，以及产后的饮食、运动、起居、心理健康等各种保健知识，指导新妈妈顺利度过月子期。

同时，对孕期及产后常见疾病的治疗与预防也进行了详细介绍，让爸爸妈妈们在遇到问题的时候心中有数、从容应对。

希望本书能帮助爸爸妈妈们轻松、从容地度过孕产期，也祝愿所有的宝宝都能健康快乐成长！

田秦杰

2018 年 5 月 18 日

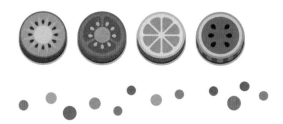

第一章

备孕，赢在一切还没开始时

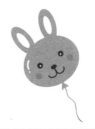

第二章

孕早期，孕吐来袭

第三章

孕中期，孕味十足

孕 5 月——体味"大肚子"的幸福

孕 6 月——体重和子宫都在快速增长

孕 7 月——大腹便便，开始行动不便

第四章

孕晚期，等待天使降临

~~~~~~

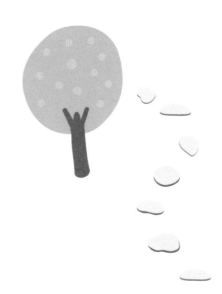

第五章

分娩期，痛与喜悦来得那么猛烈

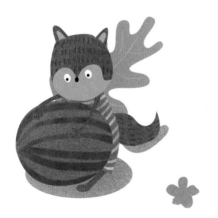

第六章

产褥期，坐个幸福的月子

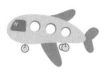

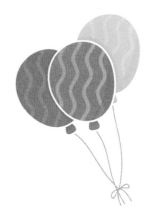

第七章

孕产期常见疾病防治攻略

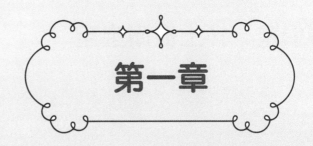

第一章

备孕，赢在一切还没开始时

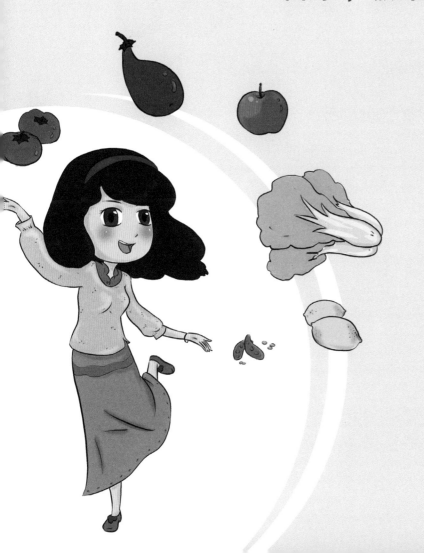

万事俱备，怀上健康宝宝

身体准备

孕前停服避孕药

如果使用的避孕措施是避孕环，那么应先取出避孕环，待月经正常后怀孕。

孕前全面体检项目

检查项目	检查内容
一般检查	血压、基础体温、血常规、尿常规
女性生殖系统检查	白带常规（滴虫、真菌等），TCT（宫颈癌筛查），宫颈分泌物中是否有 HPV（人乳头瘤病毒）、衣原体、支原体、淋病奈瑟菌等，妇科 B 超
乳腺超声	排除异常
甲状腺超声	排除异常
血生化检查	肝肾、血糖、血脂
甲状腺功能检查	T3、T4、TSH
传染病筛查	TP-PA、HIV、乙肝五项、丙肝
女性激素六项	E2、P、T、FSH、LH、PRL，一般在月经来潮后的第 3~5 天空腹抽血检查
ABO 溶血检查	男女双方血型，ABO 抗体滴度，预测 ABO 溶血可能，及早防治
TORCH 检查	明确是否感染弓形虫、风疹病毒、巨细胞病毒、单纯疱疹病毒等病原体
染色体检查	染色体核型分析，发现遗传性疾病

教你看懂筛查检验单

◉ 优生八项检查

又叫 TORCH 检查，其中包括：弓形虫（TOX）抗体定量测定、巨细胞病毒（CMV）抗体定量测定、单纯疱疹病毒 I 型（HSV-I）抗体定量测定、单纯疱疹病毒 II 型（HSV-II）抗体定量测定、风疹病毒（RV）抗体定量测定。

目前定量检测是采用化学发光法检测血清中的 IgM 和 IgG 抗体。IgG、IgM 都是人体免疫系统遭受病原体感染时所产生的抗体，IgM 出现早，只能维持 6~12 周，IgG 出现晚，但可维持终生。

◉ 其临床定义是：

IgG（+）IgM（-）表示既往感染（说明过去有过感染）；IgM（+）IgG（-）表示急性感染（或近期感染），也可能是 IgM 假阳性，需 2 周后复查，若 IgG 转阳性，为急性感染，否则为假阳性。IgG（+）IgM（+）表示为原发性感染或再感染；IgG（-）IgM（-）表示受检者没有感染过这些病毒，为易感人群。

有人会问，查这些病原体与优生有什么关系呢？为什么必须在孕前检查呢？我们知道，胎儿生活在母体子宫内，一般的致病微生物很难殃及胎儿，故胎儿有一个强大的保护伞——胎盘，它像一个坚固的屏障阻挡和抵御致病微生物的入侵。而弓形虫、巨细胞病毒、风疹病毒、单纯疱疹病毒（I、II 型）可以通过胎盘传给胎儿，导致胎儿畸形或智力发育障碍。所以孕前筛查可以避免这种情况发生。

◉ 女性激素六项的定义

◎ **雌激素（E2）**：主要由卵巢的卵泡和黄体分泌，血液中的雌激素水平呈周期性变化。

◎ **孕激素（P）**：主要由卵巢黄体分泌，在黄体成熟时分泌量达最高峰。

◎ **卵泡刺激素（FSH）**：由腺垂体的促性腺激素细胞分泌，促进卵巢卵泡生长、发育、成熟。

◎ **黄体生成素（LH）**：由腺垂体的促性腺激素细胞分泌，促进排卵和黄体发育。

◎ **雄激素（T）**：女性的雄激素主要来自肾上腺，卵巢也能分泌一部分。

◎ **催乳素（PRL）**：由腺垂体的催乳细胞分泌。怀孕后血中催乳素值逐渐升高，到足月时可升高至孕前的 10 倍，为产后泌乳做准备。另有高泌乳素血症，临床多出现闭经、泌乳，应做鞍区磁共振检查（MRI），除外垂体腺瘤。

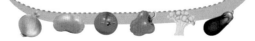

积极治疗已患疾病

也许你患上的只是一些普通的疾病，但由于你是孕妇，妊娠期间的生理变化会加重你原本的病情，并影响胎宝宝的正常生长发育，甚至引起流产、早产、胎儿畸形或胎儿死亡。所以，如果你的身体正患某种疾病，而你又想要宝宝，最好先治愈疾病再怀孕。

医生建议，如果想要宝宝的女性患有贫血、阴道炎、子宫肌瘤、牙周炎或龋齿、肝脏疾病、糖尿病、肾脏疾病、心脏病、高血压、膀胱炎、肾盂肾炎等疾病，最好在怀孕前控制或治愈这些疾病，这样才能保证准妈妈怀上一个健康的宝宝，平安度过孕期。

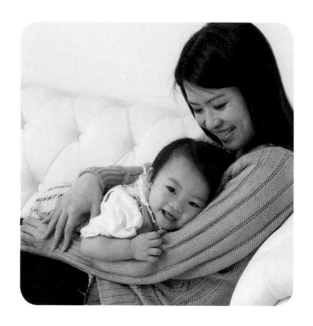

需要提醒的是，注射疫苗应征求医生意见，不要私自决定。

注射疫苗，提高免疫力

快做妈妈了，你肯定希望在未来的十个月里平平安安，不受疾病的侵扰，那在孕前可以考虑注射疫苗，减少生病的危险。

如果准妈妈的身体比较弱，为预防流感，可以在孕前 3~6 个月注射流感疫苗。

风疹病毒感染容易导致孕早期胎儿先天性残疾，如耳聋、白内障、先天性心脏病等，因此建议在孕前 8 个月注射疫苗，注射两个月后检查是否有抗体产生；乙肝疫苗则需要在孕前 9~12 个月注射，因为乙肝疫苗需要接种 3 次。

准爸爸也需要做育前体检

孕育一个健康的宝宝是准爸爸和准妈妈共同的事情，准爸爸们千万不要认为只要妻子做孕前体检就可以了，有些时候男性生育检查更重要。

准爸爸的育前检查，除了一般的心脏、肝肾功能，血、尿常规，血压、血糖等检测以外，还包括生殖功能检查，以及与之相关的免疫系统、遗传病等检查，衣原体、支原体等检查也很必要。其中比较重要的检查是精液检查、泌尿生殖系统检查、传染病检查。

✳ 精液检查

健康宝宝是健康的精子和卵子结合的结晶，因此准爸爸育前最重要的检查就是精液检查。3～5天不同房是进行精液检查的最佳时机，精液检查包括检验精液的色、量、液化时间、酸碱度、精子计数、活动力、存活率及形态等。通过检查，准爸爸可以获知自己精子的状况。如果精子过少、活力不够，需及时治疗；如果是无精症，则要分析原因，决定是否采用现代的助孕技术。

✳ 泌尿生殖系统检查

泌尿生殖系统的健康对于孕育一个健康宝宝也很重要，该项检查主要包括对阴茎、尿道、前列腺、睾丸等器官的检查，例如，阴囊彩色超声可以检查阴囊是否有器质性病变。

✳ 传染病检查

传染病检查是准爸爸和准妈妈都要做的检查，通过静脉抽血，检查乙肝全套、丙肝、艾滋病、梅毒等项目。

营养储备

戒烟酒，清毒素

正在备孕的准爸爸和准妈妈必须在孕前6个月严格戒烟戒酒。因为女性怀孕前抽烟喝酒对胎儿的影响很大，易导致胎儿畸形，如果得知怀孕了再禁烟酒，为时已晚；此外，还要远离吸烟的环境，减少被动吸烟的伤害。而男性喝酒吸烟会影响精子的质量，导致精子畸形。

另外，准爸妈还要戒喝或少喝可乐，研究表明可乐类饮料会直接伤害准爸爸的生育能力。

孕前3个月服用叶酸

叶酸是防止胎宝宝神经发育畸形的一种物质，它存在于各种食物当中，但是日常饮食并不能为准妈妈提供足够的叶酸量，所以在孕前3个月开始服用叶酸是完全有必要的。叶酸需要补充到孕后3个月，也就是孕早期结束。孕早期是胎宝宝大脑发育关键期，所以叶酸的补充也要在孕早期进行，每天补充400微克。

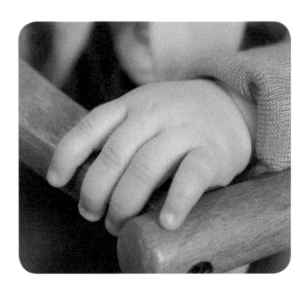

但是，并不是说不补充叶酸宝宝就一定会出现神经管畸形，有可能准妈妈自身体内的叶酸水平并不低，根本不需要补充，所以没有补充叶酸的准妈妈不必为此感到忧心，定时做孕检就好。

男性朋友也需补叶酸

叶酸不足会降低精液的浓度，减弱精子的活力，还可能造成精子中染色体分离异常，加大胎宝宝出现染色体缺陷的概率。所以，从优生的角度来说，准爸爸可以从孕前 3 个月和准妈妈一起开始每天补充叶酸 400 微克，一直补充到妻子怀孕为止。

另外，也可以进行食补，多吃一些富含叶酸的食物，叶酸在新鲜的绿色蔬菜、水果、酵母（经发酵的食品）、蘑菇及动物肝肾中含量较高。

男性朋友需要提前补锌

缺锌会影响准爸爸精子的代谢和活力，影响生殖功能，甚至导致不育。所以，准爸爸要想提高自身的生育能力，就要注意锌的补充，每天的补充量为 12 ~ 15 毫克。

补充锌的途径有两种：补锌药物和食补。

补锌药物最常用的是硫酸锌糖浆或片剂，成人每天 30 毫升，1 ~ 3 个月为 1 个疗程，然后到医院复查血液与精液中的锌含量和精子的数量、活力。如锌含量仍不足，可重复 1 个疗程。但要注意补锌不可太过，过高的锌反而会抑制生精过程。

另外一种途径就是食用富含锌的食物，锌的主要食物来源有猪肝、蛋黄、瘦肉、花生、核桃、苹果等。

孕前储备的关键营养素

为了有一个健康聪明的胎宝宝，准爸爸和准妈妈要在备孕的时候注意储备营养，提高精子、卵子的质量，为孕期储备营养素。若是准妈妈身体状况一般，从孕前 3 个月就应开始留意补充富含优质蛋白质、脂肪、矿物质、维生素和微量元素的食品，其中尤其不可忘记钙、铁、碘、维生素 A、维生素 C 的摄入，多吃些水产品、瘦肉、

·孕产小护士·叶酸不能补过头

叶酸虽然对胎宝宝的神经发育有重要的作用，但不能补过头。吃太多的叶酸会对身体造成伤害。会掩盖维生素 B_{12} 缺乏的早期表现，使神经系统受损；可能影响锌吸收，导致胎宝宝发育迟缓等。所以，准妈妈在服用叶酸片时应咨询医生。

动物肝脏、新鲜蔬菜和水果等。对于那些体质瘦弱、营养状况差的准妈妈，孕前营养储备更为重要，开始加强营养的时间也要提前，最好在孕前6个月就开始注意增加营养。

◉ 碘

碘是人体合成甲状腺素不可缺少的原料，孕前补碘比起孕期补碘来说，其促进胎宝宝发育的作用更为明显。不过，不必刻意吃补碘药，平时只要多吃一些富含碘的食物即可，如紫菜、海带、裙带菜、海参等；买回的碘盐平时要盖上盖子，防止碘挥发掉；如果居住在缺碘的地区，孕前最好先检测一下尿碘水平，以判明身体是否缺碘。如果缺碘，可以在医生指导下服用含碘的营养药。

◉ 维生素

准妈妈在怀孕前补充多种维生素，不但可以预防胎儿神经管畸形，还可以降低胎儿先天性血管畸形、泌尿系统畸形、先天性肢体缺损、消化系统畸形、唇腭裂的发生率，并减轻早孕反应。另外，维生素还可以提高准爸爸的精子活力和生育能力。所以，备孕的准爸爸和准妈妈在孕前3个月就应注意开始补充维生素。除了适量服用维生素片外，主要还是从蔬菜和五谷中摄取维生素，但是蔬菜和五谷中的维生素在去皮、精磨和烹饪时常常受到破坏，所以还需要在水果中摄取。水果中含有丰富的维生素，在洗净或削皮后还可以

生吃，有益于维生素的保存、吸收和利用。

需要注意的是，补充维生素要适量，不要过量，任何营养素补充过量，只会有害无益。建议您服用含有近30种成分的复合维生素。

◉ 蛋白质

备孕的准爸爸和准妈妈应增加蛋白质的摄入量。成人平时每天每千克体重摄入蛋白质一般为1～1.5克，怀孕前要增加到1.5～2克，多进食肉、鱼、蛋、奶、豆制品等富含蛋白质的食物。

◉ 钙

怀孕时，准妈妈对钙的需求量约为平时的两倍。若孕前未摄入足量的钙，孕后胎儿易发生先

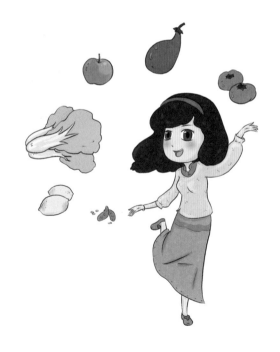

天性佝偻病和抽搐。准妈妈缺钙可能会患上骨质软化症，引发抽搐等，因此要多食用鱼类、牛奶、绿色蔬菜等含钙丰富的食物。

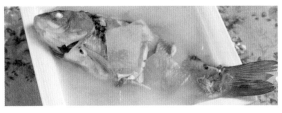

✹ 铁

怀孕后，胎宝宝生长发育迅速，每天都需要从妈妈体内获取营养，且孕期准妈妈的血容量不断增加，如果缺铁易导致准妈妈孕中晚期贫血。铁在体内大致可储存 4 个月，故一般应该在孕前3 个月开始补铁。含铁多的食物有牛奶、猪肉、鸡蛋、大豆、海藻等，同时吃富含维生素 C 的食物可促进铁的吸收。

备孕饮食方案：均衡膳食

孕前在保证营养的同时，准妈妈也应当注意不要营养过剩。超重或肥胖是妊娠、分娩的不利因素，也是导致妊娠期高血压、妊娠期糖尿病等疾病的危险因素。而挑食、偏食则容易导致身体内的某种营养素缺乏，因此孕前饮食应该做到营养丰富而不过剩，应按照平衡膳食的原则，结合受孕过程的生理特点来进行合理安排，既要避免引起肥胖，又要做到营养补充全面。

备孕妈妈的营养清单应该包括提供大部分能量的谷物，维生素和矿物质含量丰富的蔬果，含有优质蛋白质的豆类和乳类，以及营养价值较高的鱼类、蛋类、肉类，另外还要适当吃些坚果、菌类食物。总之，营养尽量全面，不要偏重补一种而忽视其他。

·孕产小护士· 各种维生素的补益作用

维生素 A 可以维持正常视力和皮肤健康，还可提高男性精子活力。维生素 B_1、B_2 参与能量代谢，其他 B 族维生素还有减轻胃部不适、促进食欲、减少妊娠反应的作用。另外，B 族维生素与男性睾丸的健康有着密切的关系。维生素 C 可以保护细胞组织免受氧化损伤，增强免疫力，预防牙龈出血，也可减少男性精子受损的危险，提高精子活力；维生素 D 可以促进钙的吸收，还能提高男性的生育能力；维生素 E 在孕早期有保胎和防止流产的作用。

✳ 孕育健康宝宝要多吃的食物

① 多吃富含优质蛋白质的食物，如肉禽蛋类、豆制品、牛奶等。

② 多吃含碘的食物，如紫菜、海蜇等。

③ 多吃含锌、铜的食物，如牡蛎、鸡肉、羊肉、牛肉等。

④ 多吃有助于补铁的食物，如芝麻、猪肝、芹菜等。

⑤ 注意补充钙质和叶酸，多喝牛奶，多吃柑橘类、深绿色蔬菜、坚果、豆类、带皮的谷物等。

这些食物不利于孕育宝宝

✳ 烧烤食物

食物经高温加工可能会产生有毒、有害物质。

✳ 辛辣食物

辣椒、胡椒、花椒等调味品刺激性较大，多食易影响消化功能。

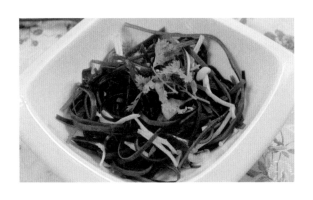

✳ 腌制食品

这类食品虽然美味，但内含亚硝酸盐、苯丙芘等，对身体十分不利。

✳ 各种"污染"食品

应尽量选用新鲜天然的食品，避免食用含食品添加剂、色素、防腐剂的食品。水果要洗净后才能食用，以避免农药残留。

哪些食物对精子发育有益

✳ 动物内脏

动物内脏含有较多的胆固醇，而胆固醇是合成性激素的重要组成部分。此外，动物内脏还含有肾上腺素，能促进精原细胞的分裂和成熟。

✳ 含锌的食物

锌元素可以增加精子的活力，对精子的成熟和活动都有促进作用。含锌量较高的食物是牡蛎，其他如牛肉、牛奶、鸡肉、鸡肝、蛋黄、贝类、花生、谷类、豆类、马铃薯、红糖中都含有一定量的锌。

✳ 含精氨酸的食物

精氨酸是精子的组成物质，有增强精子活力的作用。外表特别黏滑的食物大都富含精氨酸，如鳝鱼、泥鳅、海参、墨鱼、章鱼、蚕蛹、鸡肉、冻豆腐、紫菜、豌豆等。

❀ 含钙的食物

钙能够促进精子的成熟和活力，含钙丰富的食物有虾皮、蛋黄、乳制品、大豆、海带、芝麻酱等，但注意补钙要适量。

❀ 含维生素 E 的食物

维生素 E 被称为生育酚，也有益精子发育。含有维生素 E 的食物有胚芽、全谷类、豆类、蛋类、坚果和绿叶蔬菜等。

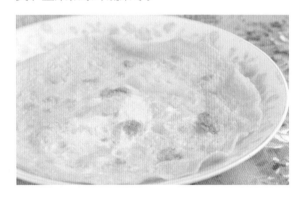

心理准备

做好怀孕的心理准备

当准爸爸和准妈妈打算要宝宝的时候，就要做好孕前心理准备。所谓孕前心理准备，是指备孕的准爸爸和准妈妈应在心理状态良好的情况下完成受孕。凡是双方或一方受到较强的劣性精神刺激，如心绪不佳、忧郁、苦闷，或夫妻间关系紧张、闹矛盾时都不宜受孕，应该等到心情愉快、双方关系融洽时再完成受孕。研究表明，准妈妈在心理状态不佳时受孕，可对胎宝宝产生有害影响。所以，备孕的时候，准爸爸和准妈妈应该满怀欣喜迎接新生命，不要过于担心和紧张。

缓解压力，轻松受孕

一些女性结婚后多年不孕，多方治疗无效，整日闷闷不乐，一旦思想包袱解除、精神愉快后，不久便怀孕了。这是什么原因呢？这是因为女性排卵受精神因素的影响。如果心情不愉快，精神紧张，便会导致内分泌紊乱，抑制排卵，一旦心情畅快了，又会恢复排卵。所以，备孕妈妈不要给自己太大的压力，要心平气和，保持乐观，这是怀孕的基本条件。

备孕爸爸也要保持好情绪

情绪对男性精子的生成、成熟和活动能力也有影响。比如因家庭琐事、夫妻不和等，使夫妻双方终日处于忧患和烦恼之中；或者工作劳累，压力过大，整日情绪不佳……这些不良的精神状态，可直接影响神经系统和内分泌的功能，使睾丸生精功能发生紊乱，精液中的分泌液（前列腺液、精囊腺液、尿道球腺液等）成分也受到影响，极不利于精子存活，大大降低了受孕成功概率。严重者因情绪因素可造成早泄、阳痿，甚至不射精。

物质准备

孕前物质准备要齐全

生儿育女是人生一件大事，需要进行必要的物质准备。如果家庭经济状况较差，夫妻双方或一方正在紧张地备考、参加函授学习等，就不适合马上怀孕，应该等一等，待条件成熟后再生育。

如果已经做好了要宝宝的准备，准父母就要开始着手为宝宝积攒一笔成长基金，还要准备好孕期产检费用、营养费用、孕妇装费用、住院费用、宝宝吃喝穿用费用等，应完善规划，才不会捉襟见肘。

备孕穿着有讲究

准备怀孕的女性要改变着装习惯，衣着宜宽松，切勿穿紧身衣，尽量使乳房、腹部能够保持自然松弛的状态。最好不要穿反季节的服装。

在内衣的选择上，可以选择吸水性强、有伸缩性的材料制作的内衣，最好是纯棉制品。另外，因为孕前要经常对乳房进行检查和保养，所以选购时还应注意内衣要容易穿脱。

鞋子最好选择鞋码稍大一些的，有能支撑身体的宽大后跟，鞋底上要有防滑纹，鞋子的宽窄、长短适度，重量较轻。

提前准备好胎教音乐

现在的准妈妈们都十分重视胎教，有资料显示，受过良好胎教的孩子日后更聪明、更健康、更灵敏。胎教的方法有很多种，音乐胎教就是其中的一种。音乐胎教是指通过音乐对准妈妈和胎宝宝共同施教的过程，音乐胎教可以帮助准妈妈保持愉悦的心情，增强胎宝宝对声音的感知力。

专家建议，音乐胎教实施的时间应该适当早一点儿，最好在知道自己怀孕后就开始进行音乐胎教，不仅可以缓解早孕反应，还能调节不良情绪。通过音乐想象宝宝的可爱模样，可以让准妈妈更快进入角色，拥有一个完美的孕期。如果是在备孕的女性，可以通过音乐塑造自己的愉悦心情与良好的心理状态。千万不要小看了这个阶段的准备，你的情绪是否稳定与备孕是否顺利有着直接的关系。所以，准妈妈应该提前准备好胎教音乐，不要在要进行音乐胎教的时候才大海捞针一般去寻找，这样临时抱佛脚的做法，只会错过最佳的胎教时间。而且有些歌曲并不适合胎宝宝听，需要准妈妈鉴别挑选，最好的方法就是准妈妈和准爸爸提前准备好胎教音乐，这样进行音乐胎教的时候可以直接拿来使用，不会手忙脚乱了。

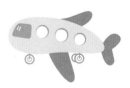

起居调整

孕前 6 个月制订健身计划表

孕前 6 个月，备孕妈妈要给自己制订一个健身计划，每天进行不激烈的有氧运动 30 分钟，可以步行、游泳、瑜伽等，这样不仅能保持身体健康，有利于顺利度过孕期，还有助于顺利分娩。

运动过程中，要注意补充水分，不要等到口渴时再去喝水。还要注意运动强度，不可过度劳累，量力而行为好。尤其是在做瑜伽的时候，对动作的标准与否不要过分苛求，以免使肌肉和韧带拉伤。而平时缺乏锻炼的备孕妈妈，在锻炼的时候要避免高强度的体能锻炼，以免出现头痛头晕等现象。

· 孕产小护士 ·

若条件允许，在花草茂盛、绿树成荫的地方锻炼，对身体大有益处。如果平时工作比较忙碌，能运动的时间很少，可以利用一些闲暇的时间，比如在上下班的路上或睡前做点轻松的运动，晨起时也可做些运动。

改掉熬夜的坏习惯

计划怀孕之后，备孕妈妈就应该改掉熬夜的坏习惯，尽量在晚上 11 点前就寝。如果经常半夜才睡，体内的生物钟节律很容易被打乱，导致身体内生长激素分泌减少，从而影响胎宝宝的生长发育，甚至导致发育停滞。部分"夜猫子"型的准妈妈会出现头痛、烦躁等不适，殊不知这恰是晚睡惹的祸。

暂时离开有害的工作环境

为了准妈妈和胎宝宝的健康和安全，准备怀孕和已经怀孕的准妈妈应该注意回避对身体不利的工作。除了避免劳动强度过大的工作，还要考虑工作环境对胎宝宝的发育有无危害，必要的时候应该调换工作，而且准妈妈有权向工作单位提出这样的要求。

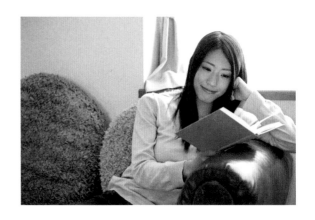

◎如果工作需要进行繁重的体力劳动，会消耗身体过多的热量，增加心脏的血液输出量，加重准妈妈的负担，影响胎宝宝的正常发育，甚至造成流产、早产。

◎如果工作中需要经常接触铅、汞、砷、氮化物、一氧化碳、氮气、苯、甲苯、二甲苯、环氧乙烷、苯胺、甲醛等刺激性物质或有毒的化学物质，会导致流产、死胎，还有可能导致宝宝的智力低下。

◎如果工作环境高温、震动剧烈、噪声大，最好调换工作岗位，以免导致流产或影响宝宝的发育。

◎远离风疹、流感病毒等感染。

◎如果工作中需要经常弯腰、下蹲或者攀高，会挤压腹部，影响胎宝宝的发育，引起早产、流产。到了孕晚期，孕妇行动不便，且下肢多会浮肿，更不宜参加这类工作。

◎有跌落危险的作业，距地面两米以上高度的作业以及其他有可能发生意外危险事故的作业都不宜参加。

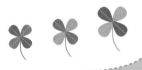

提前 5 个月坚持每天测体温

最佳受孕时机选择是优生的必要条件之一。为了确保受孕成功，就要测体温，找准排卵期。备孕前 5 个月就应坚持每天测基础体温，基础体温是指女性清晨起床尚未活动时的体温。具体的做法：早上醒后，在身体不做任何动作的情况下，用温度计测出口腔温度。将测出的体温数标在基础体温图表上。用线把一个月的体温数连接起来，形成曲线，由此曲线判断出是否正值排卵期。

女性的基础体温是对应着月经周期变化的。从月经开始的那一天到排卵的那一天，体温比较低。排卵后，基础体温会上升 0.3~0.5℃。体温升高前的低温日，可视为排卵日，这期间性交容易受孕。因此在排卵期前一周即可开始增加性生活的次数，以增加怀孕机会。

将宠物送到亲朋家

猫、狗等宠物的身上有一种叫弓形虫的寄生虫，它可以通过动物的体液、粪便等传染给人类。正常人感染弓形虫一般没有大碍，且可自愈。但如果准妈妈在怀孕前感了弓形虫，不仅自己无法知晓，而且在怀孕后会直接传染给胎宝宝，使胎宝宝感染，引起流产、死胎、早产、畸形等。所以准妈妈在孕前 6 个月就要尽可能地远离宠物，将宠物送到亲戚朋友家里去。

远离噪声与辐射污染

女性如果经常处于高分贝的噪声环境中，怀孕后可能会出现内分泌功能紊乱，诱发子宫收缩，引起早产、流产，还可能对胎宝宝的听觉器官造成损害，甚至会导致胎宝宝某些先天性畸形。所以，女性孕前无论在生活还是工作中，都应尽量减少接触噪声的机会。

电磁辐射对胎宝宝来说是看不见的凶手，可严重损伤胎儿，甚至会造成畸胎、先天愚型和死胎。所以女性在孕前应该远离辐射源，否则不利于优生优育。尤其是接触工业生产放射性物质、从事电磁辐射研究、电视机生产以及医疗部门放射线工作的女性，在备孕过程中应及时调换工作岗位。

优生知识储备

中国女性的最佳生育年龄

从女性的生理和神经系统的发育及成熟条件来看，24 ~ 29 岁为怀孕和生育的最佳年龄段。在这个年龄段，身体状态最佳，卵子质量也最高，而且体力较好，比较容易承受孕期的沉重负担，且产后恢复也快，所以备孕妈妈应尽量选择在这个年龄段怀孕。

中国男性的最佳生育年龄

男性的最佳生育年龄是 27 ~ 35 岁，除了良好的身体素质这个生理因素外，这个年龄段的男性正当青壮年，其他如经济、事业都趋于稳定，养育孩子的物质条件较为优越，心理承受能力也较好。而超过 35 岁之后，男性的体内雄性激素水平就开始下降，相应地，精子的数量和质量都会有所下降，不利于优生。

·孕产小护士·

在夫妻双方年龄无法调和的情况下，以女性最佳怀孕时间为选择标准。

受孕的最佳月份

一般来说，选择合适的怀孕月份，要考虑多方面的因素。其中包括能不能经常到户外呼吸新鲜空气，穿衣行动是否方便，当季的蔬菜瓜果是否充足，细菌、病毒感染概率是否较小等。有条件的话，最好能将几方面因素综合考虑选择一个理想的月份。

胎宝宝的大脑皮质大约在怀孕后的头 3 个月开始形成，4 ~ 9 个月发育最快，这时需要充分的氧气和营养供给。因此，最好把受孕时期安排在 5 ~ 7 月，准妈妈可以经常去室外散步，呼吸新鲜空气。此时正值春夏交替，各种当季水果、蔬菜比较充足，更有利于预防各种疾病的发生。

另外，5 ~ 7 月怀孕，经过十月怀胎，孩子在来年 3 ~ 5 月分娩，这样孩子出生时既跨过严寒，又避开酷暑，宝宝的护理相对比较容易，也有利于妈妈的身体恢复。在这个季节里，天气日趋暖和，宝宝洗澡不易受凉，还能常到室外呼吸新鲜空气，多晒太阳，有助于预防佝偻病。蔬菜品种也比较丰富，有利于提供各种营养。当盛夏来临的时候，妈妈和宝宝的抵抗力已经得到加强，有助于顺利度过酷暑。

避孕失败必须流产吗

吃了避孕药后发现还是怀孕了，这时应弄清吃药的时间和怀孕的大致时间，所吃药物的类型与剂量，如果服用的是短效的小剂量避孕药，可能不会产生不良影响，但如果服用长效避孕药，就可能会造成影响。所以，建议及时咨询医生。

生男生女谁决定

许多夫妻在备孕的时候都有想生男孩或者女孩的偏好，然而生男生女并不是那么好控制的。

人类的生殖细胞中有 23 对（46 条）染色体，其中 22 对为常染色体，1 对为性染色体，女性的性染色体为 XX，可用 46XX 表示；男性的性染色体为 XY，为 46XY。生殖细胞经过两次减数分裂，23 对染色体变成 23 条，女性卵子中所含的染色体只有 X 一种，而男性精子可分别含 X 或 Y 性染色体。当精子与卵子结合后，受精卵的染色体又恢复成 23 对。当准爸爸带有 X 染色体的精子与准妈妈的卵子相遇结合，受精卵呈 XX 型，宝宝的性别就是女孩；当准爸爸带有 Y 染色体的精子与准妈妈的卵子相遇结合，受精卵为 XY 型，宝宝的性别就是男孩。

所以，生男生女取决于准爸爸参加受精的是含 X 染色体的精子，还是含 Y 染色体的精子。而精子与卵子的结合是随机的，是不以人的意志为转移的，这样才能维持人类性别比例的大体平衡，这也是一种自然界的生态平衡。

血型遗传与血型不合

❋ 血型遗传

正常情况下，人的血型按照 ABO 系统可分为 A 型、B 型、O 型和 AB 型 4 种。血型遗传十分规律，也很好推测，父母知道自己的血型后就可以推测一下宝宝的血型。

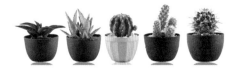

⊛ 血型不合

夫妻血型不合会导致宝宝溶血，新生儿表现为黄疸、贫血等，症状严重可能导致脑瘫；如果在宫内出现严重的溶血症，还会导致流产或死胎。发生溶血症的主要原因是 ABO 或 Rh 血型系统不合。ABO 血型不合是指准妈妈的血型为 O 型，准爸爸的血型为 A 型、B 型，或 AB 型血。准妈妈所怀的胎宝宝是 A 型、B 型，或 AB 型血。因为准妈妈的血型与胎宝宝的血型不同，准妈妈的身体相当于被致敏，会相应地启动免疫系统，产生排斥胎宝宝血型的抗体。如果这种抗体进入胎宝宝的体内，就会引起胎宝宝的红细胞破坏而溶血。所以，准爸爸和准妈妈如果有 ABO 血型不合，并且出现过胚胎停育或死胎，应该在孕前去做 ABO 溶血检查，检查准妈妈身体中抗"A"、抗"B"抗体的情况，如果没有抗体，或抗体滴度不高，就可以再怀孕。

Rh 血型不合是指准妈妈的血型为 Rh(-)，而准爸爸与宝宝的血型均为 Rh(+)，这样准妈妈体内会产生抗 Rh 的抗体，这种抗体如果进入胎宝宝体内就会引起溶血。这种血型不合的溶血一旦发生，情况就会比较严重。所以，Rh 血型不同者，如果流产或者生过孩子，准妈妈一定要去医院检查体内的 Rh 抗体，若抗体(+)且滴度较高，容易产生死胎，新生儿严重溶血的可能性也较大，诊断明确后可以预防和治疗。

父母血型	宝宝可能血型	宝宝不可能血型
A+A	A、O	B、AB
A+O	A、O	B、AB
A+B	A、B、AB、O	无
A+AB	A、B、AB	O
B+B	B、O	A、AB
B+O	B、O	A、AB
B+AB	A、B、AB	O
AB+O	A、B	AB、O
AB+AB	A、B、AB	O
O+O	O	A、B、AB

不孕不育，难以言说的痛

宝宝为何姗姗来迟

人流对身体的伤害巨大

人流对女性的危害是巨大的，这种危害不是短时期内就可以看出来的，而是会影响女性一生。

（1）在施行人流手术过程中，容易发生流产不全、出血、子宫穿孔、脏器损伤、人工流产综合征、羊水栓塞等危险，甚至可能会导致准妈妈死亡。

（2）流产容易造成女性生殖系统损伤和感染，导致术后出现月经失调、慢性盆腔炎、子宫内膜异位症等。

（3）人工流产次数过多容易形成习惯性流产，还易引起继发性不孕、宫外孕、前置胎盘和产后出血等。另外，一些女性因非法人流、私自堕胎等造成后遗症。

（4）对女性的心理健康有很大的危害。

总之，女性应该积极选择正确的避孕方法，提高避孕效率，尽可能减少人工流产。

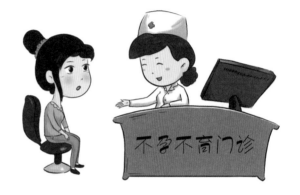

长期开车影响精子质量

随着生活的提高，不少家庭都是有车一族，长时间驾驶汽车已经成了很多男性生活的一部分。但研究显示，长期开车的男性更容易发生不育。这是因为男性生殖器官很容易受到环境的影响，驾车久坐会导致阴囊温度升高，而高温对睾丸内的精子生成不利，导致精子数目减少，畸形精子比例增高，从而导致不育。

所以在孕前三个月，准爸爸要尽量避免长时间驾驶，驾驶时不要穿牛仔裤，而要穿宽松的裤子，坐垫上最好垫个凉席，增加透气性。

大龄"白骨精"受孕难

在职场竞争和经济的双重压力下，使越来越多的年轻女白领、职场骨干与精英（简称"白骨精"）将"宝贝计划"一拖再拖。然而错过了最佳生育年龄，怀孕就不像年轻时那么自然而容易。具体原因有以下几种：

（1）女性超过 35 岁之后，卵巢功能开始衰退，生殖能力下降，导致不易怀孕。另外，某些女性长期节食也易致生殖系统功能下降，造成婚后不孕。

（2）因工作忙碌，以及男女双方结婚多年降低了对性的兴趣，导致性生活频率下降，也容易不孕。

（3）进入高育龄期的女性，一旦计划要孩子，心里就很着急，夫妻双方都处于紧张状态，从而不利于受孕。另外，有些女性对怀孕和分娩有恐惧心理，这种心理矛盾会产生情绪紧张和思想负担，并可通过内分泌的改变影响卵巢的功能，以致不孕。

（4）流产次数太多可导致不孕，有研究表明，每做一次人流，女性怀孕的困难指数就会增加 5 分。

大龄女性在怀孕前最好去医院做必要的生殖系统检查，排除怀孕障碍，有利于优生。通过医生指导，夫妻选择最佳时间同房，可以大大提高女性受孕概率。迫切希望怀孕的大龄女性可以通过卵泡监测辅助受孕。育龄女性可以在月经干净后第 11 ~ 15 天到医院通过 B 超监测，观察有无优质卵泡生成、排出。

及时就医让好孕来临

不孕不育需要做的检查

女性不孕检查项目

检查项目	检查目的
全身检查	检查患者生长发育情况，如身高和双臂间距、体重等，甲状腺、心脏、腹部检查等，特别是第二性征发育情况
生殖系统检查	初步了解子宫的大小，子宫、输卵管、卵巢等有无肿块、压痛、炎症等
子宫内膜检查	通过活检了解子宫内膜的功能状态，同时还可以排除宫腔病变，如结核、子宫肌瘤等
内分泌功能测定	了解卵巢功能情况及甲状腺功能情况
输卵管通畅检查	主要了解输卵管是否通畅，以及子宫、输卵管发育是否正常，有无畸形等
免疫学检查	了解有无抗精抗体、抗子宫内膜抗体等存在

男性不育检查项目

检查项目	检查目的
体格检查	指全身及生殖器官检查，主要包括阴茎、尿道、前列腺、睾丸、精索等
精液常规检查	主要了解男性生育力，是男性不育的必查项目。检查内容包括精液的色、量、液化时间、酸碱度、精子计数、活动力、存活率及形态等
内分泌检查	主要了解下丘脑－垂体－睾丸轴的功能，测定睾酮水平，必要时还可测定甲状腺激素、肾上腺皮质激素等
免疫学检查	通过精子凝聚试验或制动试验，检测血清或精浆中的精子凝集抗体或制动抗体。检测方法有多种，应合理选用
染色体核型分析	用于外生殖器官畸形、睾丸发育不良及原因不明的无精子症

试管婴儿是否靠谱

随着不孕不育家庭的逐年增加，试管婴儿也成了目前不孕不育夫妻孕育宝宝的方法之一。试管婴儿是指把卵子和精子拿到体外，让它们在体外人工控制的环境中完成受精，然后把早期胚胎移植到女性的子宫中，在子宫中孕育成为胎宝宝的技术。

目前试管婴儿的成功率仅为30%~50%，其成功率取决于很多因素，主要包括医院设施条件、医生技术水平、准妈妈的自身条件（如年龄、子宫和卵巢情况）等，其中准妈妈的年龄影响最为

显著。25 ~ 35 岁的准妈妈做试管婴儿，成功率要高于30% ~ 40% 的水平，有的医院甚至可达60%。但是过了 35 岁之后，成功率逐渐下降，到 40 岁就只能达到20% 左右，过了 43 岁只有5% 左右。

有的夫妻担心试管婴儿出生后智力低下，其实大可放心，现在全世界已经有超过 400 万的"试管婴儿"，有追踪调查显示，通过"试管婴儿"技术出生的婴儿与自然受孕出生的婴儿并无显著的差异。

人工授精与试管婴儿

随着医学技术的飞速发展，人工授精和试管婴儿都成了不孕不育夫妻的热门选择，虽然都属于辅助生殖技术，但它们有很大的区别。人工授精是指男性精液经处理后，用人工方法注入女性生殖道内，以协助受孕的方法，主要用于男性不育症。试管婴儿则主要用于由女性方面造成的不孕，如严重输卵管疾病、子宫内膜异位症、免疫性不孕症等。

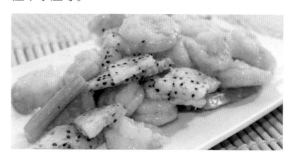

人工授精比试管婴儿要自然，费用也低，手术比较简单，没有痛苦，但成功率比试管婴儿要低，只有10%～20%。而试管婴儿是通过手术取出女方的卵泡在体外完成受精，并将成功受精的胚胎放到子宫着床，手术较复杂，女方取卵有痛苦，费用较高，但成功率高于人工授精。

中医与西医

不少不孕不育的家庭都曾选择过中医治疗，当然也有不少依赖于西医治疗。其实，中医与西医各有利弊。中医对治疗功能性障碍引起的不孕有效果，比如由于慢性输卵管炎、慢性盆腔炎引起的不孕，但对治疗器质性病变引起的不孕效果不大，比如宫外孕、子宫内膜异位症等。这时只有通过手术解决原发疾病，才能恢复正常的生理功能，增加怀孕机会。

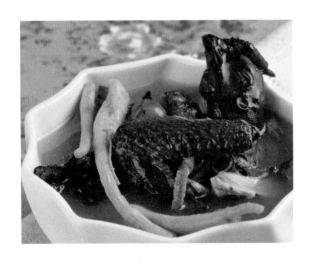

中医诊病方式总体来说就是望、闻、问、切。望是看病患面色、舌头颜色，外观上是否有异状；闻是听声音，闻气味；问是询问病患的身体状况；切是为病患把脉，观察脉象，并综合所得的信息进行诊断。

中医是以温和的方式改变机体体质，使受孕机会提高，虽然中药对人体副作用小，仍需专业医师的诊断、下药，以免延误治疗时机，或对身体造成不利。

总之，治疗不孕不育，首先要找出病因，再选择中医治疗还是西医治疗，或中西医结合治疗，这样才能进行对症有效的治疗，少耽误时间，不走冤枉路，不花冤枉钱。

中医如何治疗不孕症

女性不孕症常见的排卵不顺、卵巢功能欠佳、下丘脑或垂体功能性障碍、内分泌失调，以及西医找不出原因的不孕，都属于中医调治的范畴。

中医治疗女性不孕的过程分为两个阶段：第一阶段是用中药排除干扰人体正常运作的毒素、炎性物质等，并修复受损的组织细胞功能，以期恢复机体正常的功能运作。

第二阶段针对生殖系统(如卵巢、子宫、精子、卵子等)功能不足的部分进行调理。肾气不足者，可用菟丝子、山茱萸、山药、淫羊藿、五子衍宗丸、桂枝龙骨牡蛎汤等随症加减；肝郁气滞者可用柴胡、白芍、香附、合欢皮、毓麟珠、桂枝茯苓丸等加减。

除了药物治疗外，还要配合针灸疗法，如气海、肾俞、子宫穴、三阴交、太冲等穴皆可补脾肾，舒缓紧张情绪及压力，促进神经、内分泌系统正常运作。

男性不育的中医疗法

男性精子方面的问题，如精子数目不多、品质不好、活动力差等，还有阳痿、早泄、遗精、虚弱体质等，在中医治疗上都有不错的效果。

中医认为造成男性不育的常见原因有：先天不足，肾精不充；肾气不足，固摄无力，或房劳过度，伤精耗气，或情志紧张，精气失调等，因此治疗即围绕这些方面来展开。

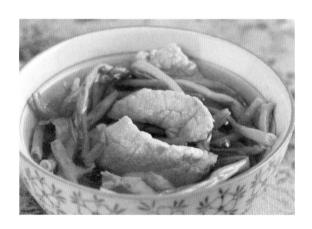

✴ 中医治疗男性不育的方法

❶ 补肾滋阴法：肾气有肾阴和肾阳之分，它是男子生殖的基本物质。因此补肾滋阴法为男性不育症很常用的疗法。

❷ 活血化瘀法：血液循环不畅、瘀阻气滞可导致精液异常及性功能障碍等病，这种情况需要补肾与活血同时进行，才能更好地治疗不育症。

❸ 调补脾胃法：脾胃虚弱则运化水湿无力，痰湿积聚可降低精子的活动能力。所以调补脾胃也是常见中医治疗男性不育的方法。

❹ 交通心肾法：一般情况下，心阳下交于肾阴，肾阴上济于心阳，阴阳平衡则心肾相交通。倘若肾阴不足，心火独亢不能下交于肾，就会产生虚火内动的情况，临床上常会发生遗精、早泄。因此治不育症可以用交通心肾法。

❺ 解毒增精法：即用清热解毒法来提升精子的数量和质量，帮助治疗男子不育症。

警惕不孕不育误区

不孕不育患者求子心切，很容易陷入一些误区，影响治疗。下面就来揭示这些常见的误区。

❋ 误区一：如果你不能生育，你的伴侣会因此离开你

虽然宝宝是一个家庭关系的纽带，没有孩子多少会有些遗憾，但只要夫妻双方都付出勤苦的努力，伴侣之间仍旧可以保持亲密的关系。在治疗不孕的漫长路途中，或许会遇到很多难题，但是只要夫妻双方坦诚交流，也是让彼此走得更近的良机。

❋ 误区二：不孕不育都是因为女人

事实上，造成不孕不育的原因有可能来自女方，也有可能是来自男方。女方原因一般包括输卵管不通、子宫异常、排卵异常等；男方原因一般包括精子活动差、数目不足等；还有一部分原

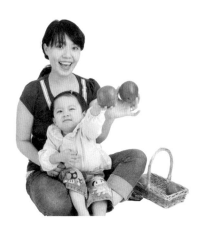

因是由罕见因素造成的。所以如果不孕，男女双方都应去医院检查。

❋ 误区三：求送子观音后不久就会怀孕

事实上，只有相信科学，经过科学的分析，找出不孕的原因，再经过科学的治疗，才是怀孕的硬道理。

❋ 误区四：吃点药，耐心等待

有些不孕的原因并非吃药就能解决的，比如女性因输卵管堵塞导致不孕，这时只要通过一个简单的手术就能解决问题。所以不孕不育的家庭一定要到医院检查，确诊病因，并且积极治疗，才能成功怀孕。

❋ 误区五：中医治疗不孕不育最好

不孕不育的原因有很多，要适症选择。即在确诊病因的情况下，选择中医或西医治疗。中医对功能性病变引起的不孕有较好的疗效，而对器质性病变引起的不孕，如宫外孕等没有多大的效果，这类病症只能通过手术治疗。

❋ 误区六：不孕不育治疗费用高，并且难以治愈

随着现代科学的发展，不孕不育的治疗已经不是什么难题。只要到正规医院进行治疗，找出不孕的原因，针对病因进行科学合理的治疗，大部分是可以治愈的。

选择可靠医院的三大关键

很多不孕不育的家庭因为讳疾忌医，或者在不得不就医时却选择一些非正规的医疗机构，导致花钱多却不见任何效果，有时甚至造成破坏性治疗，加重病情。那么治疗不孕不育应该如何选择医院呢？

首先是要看这家医院是否正规、专业，是否存在乱收费现象；其次是要咨询医院的信息，比较常用的方法是网上查询或打电话询问；第三是要看医院的权威性，如技术设备是否先进，不孕不育专家是否权威，临床经验是否丰富等。另外，还要注意医院的服务态度，在想要去一家医院就诊之前，可以先在网上查询患者对该医院的评价。

让宝宝在子宫里"安家"

受孕的最佳性爱姿势

受孕的最佳性爱方式就是传统的男上女下体位，这样的体位，阴茎插入最深，精子排出的时候就已经接近宫颈了，所以能以最大的活力快速进入子宫。性生活结束后，准妈妈不要立刻清洁，最好在床上静躺 30 分钟，不要让精液过早流出阴道。可以在臀下垫一个枕头，让精子借助地心引力向子宫流动。

把握利于受孕的性爱时机

受孕时机的把握不仅要求夫妻双方健康状况良好，还应该选择在夫妻双方都感到精力充沛、情绪饱满的情况下受孕，这是"制造"一个良好受精卵的重要条件。应避免在酒后、吸烟后及服药期间、身体疲惫和心情不愉快时受孕。特别应避免在蜜月旅行中、参加升学考试或遭遇重大挫折时受孕。

最合适的受孕时机是排卵期的那几天。排卵日在下次月经来潮前的 14 天左右，在这几天内同房会增加受孕机会。不过，建议夫妻隔天同房一次，这样既可以保证精子的活力，又不错过受精的最佳时期。

根据生物钟的研究表明，人体的状态在一天 24 小时内是不断变化的，早上 7 ~ 12 点，人体功能状态呈上升趋势；13 ~ 14 点，是白天中人体生理功能的最低时刻；17 点时再度上升，23 点之后会急剧下降。一般认为，晚上 9 ~ 10 点是最有利于怀孕的时间，因为此时同房后即进入睡眠休息状态，而女方长时间平躺有利于精子游动，增加了精子与卵子接触的机会。

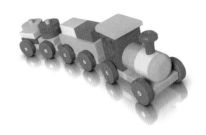

改变不良的生活习惯

⊛ 尽量不要喝咖啡

咖啡因进入血液后能通过胎盘，如果准妈妈每天喝两杯以上的咖啡，可能会导致早产。准妈妈一旦决定怀孕，最好要少摄取含咖啡因的饮料，特别是怀孕初期最好能完全禁止，以防止产生意外。

⊛ 避免压力过大

随着竞争加剧，不少职场女性压力增大，紧张焦虑、精神压力过大或长期处于忧虑、抑郁或恐惧的精神状态中，卵巢就不再分泌女性激素甚至不排卵，月经也就开始紊乱甚至闭经，这样就容易导致不孕。医生提醒，如果连续3个月月经不规律，就必须到医院就诊，以检查卵巢功能是否正常。

⊛ 计划要宝宝的男性不要洗桑拿

如果计划要宝宝，男性提前3个月就不能洗桑拿了。因为过热的温度会影响睾丸的精子质量，导致受精卵质量下降，从而影响胎宝宝的健康。

养出健康的卵子和精子

每个月，女性只排出一个卵子，排出后的卵子可以存活24小时，卵子的活力最佳时间为排出后的15～18小时。精子每次排出几亿个，在女性体内存活两小时至3天。

⊛ 如何补益卵子

卵子在女性25～29岁的几年间活性最强，品质最好。卵子的质量和女性的身体与精神状况有着密切的关系。如果女性月经、白带正常，身体健康，体重适当，心情愉快，卵子就有一个好的环境，质量也会相对较高。

在饮食上，备孕女性应保持营养均衡，补充足够的蛋白质和矿物质，并且多吃富含维生素的食品，以低油、低脂为原则，少吃速食与快餐，过量油脂会影响卵子的品质与排卵周期。

⊛ 如何补益精子

① 男性应该改掉熬夜的坏习惯，否则会降低精子的成活率，也会降低自身的免疫力。

② 不穿紧身的牛仔裤和过紧的内裤，还要尽量避免长时间骑自行车、摩托车或三轮车，这些都会影响精子的生成。

③ 要注意体形，太胖会影响男性体内性激素的正常分泌，造成精子的异常。

④ 避免过频洗热水澡，否则会降低精子的数量与成活率。

⑤ 在饮食上补充足够的蛋白质，还要注意补充矿物质、维生素和番茄红素。

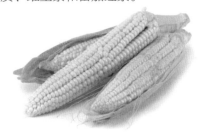

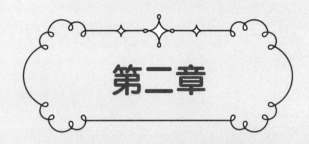

第二章

孕早期，孕吐来袭

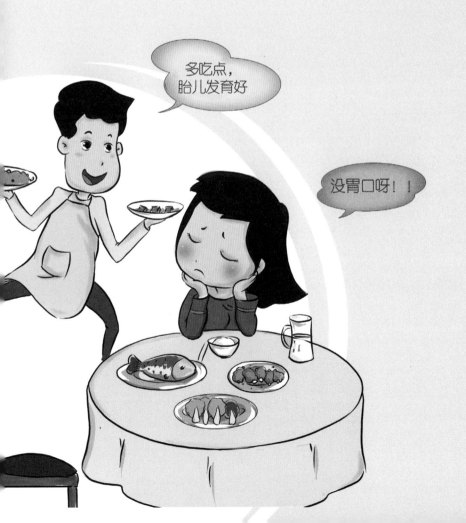

孕1月——正式开始奇妙的孕程

准妈妈的生理变化

孕1月（1~4周）为怀孕初期，准妈妈的身体在外观上并没有什么变化，自身也没有别于以往的感觉，但身体内部却悄悄发生着改变，最主要的是受精卵着床以后，准妈妈的身体会分泌一种名为人绒毛膜促性腺激素的物质。这种激素能促进雌激素、孕激素的生成，而雌、孕激素的协同作用可以让子宫肌肉变得柔软，使子宫像一张宽厚而柔软的床，为胎宝宝的生长发育做好充分的准备。同时，这种激素还会给准妈妈的身体和下丘脑发出信号，提示不需要再排卵了，并且阻止月经的再次来潮。当这种激素随着胎宝宝的发育分泌得越来越多时，准妈妈就会出现早孕反应。准妈妈的子宫颈黏液会形成黏液栓，使得子宫封闭起来，给宝宝一个安全舒适的环境。

胎宝宝的成长进程

在排卵期，准妈妈排出一个成熟的卵子并且在输卵管中等待准爸爸的精子到来。性生活后，

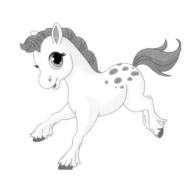

会有3亿~5亿个精子冲出去争取与卵子会合，但胜利只属于第一名。跑在最前面的精子会最早穿透卵子外面的透明带进入细胞内部，正式和卵子结合，形成受精卵，生命的旅行从这一刻就开始了。卵子外面的透明带会阻止其他精子的进入，这时，胎宝宝的性别也就基本确定了。如果精子携带的是X染色体，胎宝宝就是女孩；如果精子携带的是Y染色体，胎宝宝就是男孩。

受精后30小时，受精卵随着输卵管蠕动和输卵管上皮纤毛推动向子宫方向移动。在这个过程中，受精卵不断分裂，在受精后第3天形成一个含有16个细胞的实心细胞团，称桑葚胚。桑葚胚进入子宫腔后，进一步分化形成胚泡，胚泡植入子宫内膜的过程称受精卵着床。

受精卵着床后，细胞不断分裂增殖，胚胎分化出三个胚层，三个胚层又继续分化出各系统的原基。第 3 周初的胚呈椭圆形，直径 0.1~0.2 毫米。第 20 天的胚已开始向腹侧卷折，形成头褶、尾褶和侧褶，神经沟形成，体节开始出现，胚的最大径为 1~2 毫米。第 30 天的胚会出现 4 对鳃弓，体节 33 对左右，嗅泡和晶体板形成，后肢芽出现，胚长达 6 毫米左右。

保健指南

揭开假孕的真面目

一些女性因为求子心切，而出现如月经停止、恶心、呕吐等反应，甚至还会感觉到胎动及腹部胀大，结果到医院检查却并没有怀孕，这种现象叫假孕。假孕经常发生在结婚多年而未怀孕的女性身上，她们总希望自己能有个活泼可爱的宝宝，看到别人抱宝宝，更是朝思暮想。这样一来，大脑皮层就会形成强烈的"盼子"兴奋灶，使下丘脑及垂体的功能紊乱，导致月经停止。停经之后，在激素和心理的作用下，又会产生厌食、呕吐等"早孕"反应。

假孕经过简单的血或尿液检查就能识别，但在确诊为假孕以前，必须认真排除宫内孕和宫外孕的可能，同时还应鉴别盆腔肿瘤或精神疾病，然后耐心细致地进行心理治疗，并适时地给予人工周期治疗，以调整其月经周期。

假孕究其原因是盼子心切，所以想要怀孕的女性应该转移注意力，放下思想包袱，心态平和放松，有规律地生活，定期到医院进行检查。

如果婚后未避孕，满一年仍未怀孕，这时夫妻双方都应该到医院做全面系统的检查，找出不孕的原因并进行相应治疗。

别把怀孕当感冒

怀孕 1 个月时，一些准妈妈会出现体温略微升高、头痛、精神疲乏、脸色发黄等怀孕征兆。但初次怀孕的准妈妈会常常错把这些症状当成"感冒"来治疗。如果吃药、打针，对脆弱的胎宝宝伤害会很大。

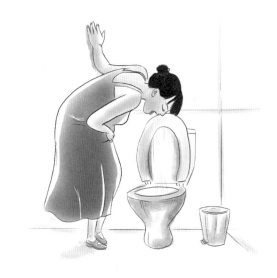

准妈妈在开始备孕后应该时刻提醒自己有可能怀孕了，需要用药的时候都要想到这个问题。

虽然有些早孕症状与感冒症状相似，但并不难辨别。首先，怀孕后的第一症状是停经，而感冒通常不会影响月经的来潮。其次，可以通过测定体温来区别感冒与怀孕症状。怀孕后基础体温会有所升高，一般基础体温会升高 0.5℃左右，不会到发热的程度。只有当体温达到 38.5℃以上时，才说明可能是感冒引起发烧了。另外，感冒除了发热症状外，还会出现流鼻涕、咳嗽等症状，而怀孕一般不会出现这些症状。

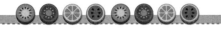

·孕产小护士·

将怀孕征兆错当感冒，吃了感冒药，宝宝还能要吗？

吃药也不一定就会造成胎宝宝畸形，这与感冒药的成分、剂量及服用的时间等都有一定的关系，可以去咨询医生。如果吃的剂量较小、时间较短、药性也较温和，可以跟踪一下胎宝宝的发育情况再决定去留。为保险起见，备孕女性有感冒症状时要把自己当孕妇来看待。

怀孕征兆早知道

怀孕除了表现出类似感冒的症状，还有一些特别的身体变化，如：

（1）**停经：**停经是怀孕的第一信号，如果月经推迟超过 10 天就有可能怀孕了。

（2）**乳房不适：**乳房有刺痛、膨胀和瘙痒感，这是怀孕早期的生理现象。此外，还会有乳晕颜色变深、乳房皮下静脉明显、乳头明显突出等变化。

（3）**恶心、呕吐：**大部分怀孕初期的准妈妈都时常会有恶心、呕吐的感觉，尤其是在清晨。

（4）**疲倦：**怀孕初期容易疲倦，常常会想睡觉。

（5）**尿频：**总是想上厕所，总觉得尿不干净。

（6）**饥饿：**很多准妈妈从怀孕开始，总感觉饥饿，这种饥饿感和以前空腹的感觉有所不同。有些准妈妈表现为本来喜欢吃的东西不爱吃了，或本来不喜欢吃的东西变得特别爱吃。

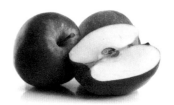

早孕试纸百分百准确吗

虽然早孕试纸号称具有99%的准确率，但早孕试纸的准确率差异很大，在50%～98%不等，所以准妈妈不可过分轻信自测结果。那么，为什么会有如此大的差异呢？这是因为女性在家里做怀孕自我测试，没有任何外界的指导，一般测试结果只能达到50%～75%的准确率。如果在化验室中当着医生做此种测试，医生能确保试纸正常，女性能够不折不扣地根据说明正确使用试纸，测试准确率就有可能接近100%。所以，女性在停经的时候，确诊是否怀孕的最佳办法是去医院检查。

如何缓解孕吐

孕吐一般在怀孕4～8周开始出现，8～10周反应最严重，到12周以后开始减轻。那么，准妈妈该如何科学缓解孕吐呢？

（1）缓解孕吐要放松身心，以从容的心态度过这一阶段，解除紧张、焦虑的不良情绪，注意休息，保证充足的睡眠。

（2）注意饮食，宜选择清淡、易消化的食物，少吃多餐，经常变换花样促进食欲。可以将一日三餐改为每天5～6餐，每次少吃一点，或每隔2～3个小时就吃点东西。

准妈妈不要因为怕吐就不吃或少吃，实际上应该越吐越吃。孕吐经常出现在清晨，经过一夜的消化吸收，早上的时候胃酸较多，灼热感强烈，引起孕吐；再就是血糖降低也会引起恶心呕吐。可以说，孕吐是由于饥饿引起的，这就要求准妈妈吃东西来抑制孕吐。准妈妈可以在睡觉前，在床边柜子上放一杯水、一包饼干，夜里饿醒了可以吃一点。临睡前稍吃一点苏打饼干之类的点心或喝杯温牛奶，可以缓解第二天起床时因空腹产生的恶心。

·孕产小护士·如何提高早孕试纸测试的准确率？

不要使用过期的试纸；仔细阅读试纸使用说明，并且小心谨慎地按照说明去做；如果自测结果呈阴性，1周后月经仍未来潮，应该再做一次自测。如果不是阴性，最好去看医生；对测试结果拿不准，也应咨询医生，在医生指导下完成测试。

（3）可以在医生的指导下服用维生素 B_6，对缓解孕吐有一定的帮助。

（4）如果孕吐严重，无法进食，应及时去医院诊治。

阴道流血是宫外孕吗

一般来说，准妈妈在怀孕早期出现阴道流血为异常现象，首先会考虑到宫外孕的可能。虽然宫外孕的症状是腹痛与阴道流血，但阴道流血也不一定就是宫外孕，而有些准妈妈在宫外孕早期也未必会出现阴道流血。引起阴道流血的原因很多，除了警惕宫外孕外，还可能是先兆流产、葡萄胎及阴道疾病、宫颈疾病等，所以如果准妈妈出现阴道流血不可大意，应及时到医院检查，了解阴道流血的原因，对症治疗。

记录幸福的妊娠日记

现在，越来越多的女性开始提笔将自己的整个怀孕过程记录下来，有的甚至在网络上开了"妊娠博客"。医生也建议准妈妈记妊娠日记，一本记录详细的妊娠日记可以帮助医生了解准妈妈在妊娠期间的生理及病理状态，也可为医生及时处理异常情况提供依据。

准妈妈可以从怀孕的时候就准备好一个日记本和一支笔放在枕头下，每天临睡前记录一次，直到分娩为止。妊娠日记有一些必须要记录的项目：一是末次月经日期；二是早孕反应的开始日期、症状、反应程度、何时消失、是否进行过治疗；三是首次胎动日期。正常的胎动是胎儿健康生存的标志，准妈妈可以用双手触摸腹部，集中注意力就能感觉到胎动。如果胎动次数减少或胎动停止，应及时到医院检查。

还有是否曾接触放射性物质及患病、用药情况，某些疾病、部分药物的使用都可能引起胎宝宝畸形，应认真记录下患病名称、起止时间、用药情况，以便让医生准确全面地掌握情况，及时采取补救措施。

当然,妊娠日记并不是让准妈妈只记"流水账"，还可以记录下自己的生活习惯、工作情况、外出旅行、精神创伤、性生活等。准爸爸也可以和准妈妈一起写日记，将生活的照片贴在日记里面。在这样一个过程中，准爸爸和准妈妈不仅能感受到孕育的快乐，还能为宝宝留下一份珍贵的礼物!

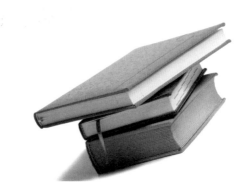

充足睡眠是有效的安胎法

准妈妈良好、充足的睡眠是非常有利于安胎的，因为孕期准妈妈各个器官的负担都比平时重，充足的睡眠能让各器官得到充分的休息。准妈妈的睡眠时间应比正常人多一些，每晚最少睡 8 ~ 9 小时，每天中午最少也要保证 1 ~ 2 小时的睡眠时间，但时间不宜过长。

妊娠早期，准妈妈的身体变化不大。胎宝宝在子宫内发育但仍居于母体盆腔内，外力直接压迫都不会有明显影响，不必过分强调准妈妈的睡眠姿势，可随意选择舒适的睡眠体位，如仰卧位、侧卧位均可。不过，准妈妈应该尽量避免趴着睡或搂抱着东西睡觉，以防腹部受压，导致胎宝宝畸形或流产。

准妈妈睡觉的时候最好不要开灯，因为灯光会对人体产生一种光压，长时间照射可引起神经功能失调，使人烦躁不安。日光灯缺少红光波，且以每秒钟 50 次的速度抖动，当室内门窗紧闭时，可与污浊的空气产生含有臭氧的光烟雾，会对居室内的空气造成污染，从而影响睡眠中准妈妈的健康。

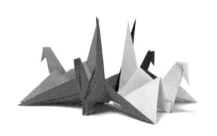

准妈妈宜学会计算孕周

一般来说，计算孕周都是从最末一次月经来潮的第一天算起。从末次月经的第一天开始，整个孕期一共 280 天。每 7 天为一个孕周，一共 40 个孕周，每 4 个孕周为一个孕月，一共 10 个孕月。怀孕前 3 个月，即 1 ~ 12 周称为孕早期；怀孕 4 ~ 7 个月，即 13 ~ 27 周称为孕中期；怀孕 8 ~ 10 月，即 28 ~ 40 周称为孕晚期。

准妈妈会有疑问，认为不可能是来月经那天怀孕的。对，通常怀孕要在月经后的 14 天左右，在这里就有一个受精龄的问题。受精龄是从受精那天起，即 280 减去 14，共 266 天，38 个孕周。

由于末次月经的第一天比较好记，所以医生计算孕周的时候通常从末次月经开始计算。对月经不准的准妈妈，胎龄一般和实际停经时间不一样，需要结合 B 超检查、发现怀孕的时间、早孕反应的时间、胎动的时间等指标进行科学推断。

孕早期尽量避免性生活

怀孕前 3 个月应该尽量避免性生活，因为孕早期准妈妈的内分泌功能发生改变，且胎宝宝还处于发育阶段，特别是胎盘和准妈妈子宫壁的联结在这个时候还不够紧密，如果进行性生活，很可能因为动作不当或过度兴奋，使子宫收缩，导致阴道流血，甚至造成流产。

营养方案

这些食物易导致流产

◉ 水产类

水产类如螃蟹、甲鱼等，性味寒凉，具有较强的活血化瘀作用，食用过多后会造成一定程度的出血，甚至导致流产。

◉ 滑腻的食物

滑腻的食物如薏仁、马齿苋等，性寒凉而滑腻，对子宫有明显的兴奋作用，使子宫收缩频繁、强度增大，易造成流产。

◉ 水果类

杏有滑胎的作用，杏仁含有剧毒物质氢氰酸，能使胎宝宝窒息死亡；山楂虽有开胃消食的作用，但对准妈妈的子宫有兴奋作用，可促进子宫收缩，引起流产。木瓜含有植物激素，容易扰乱体内的激素水平。尤其是青木瓜，吃多了容易导致流产，要尽量少吃。桂圆虽然能养血安神，但桂圆性味甘温，准妈妈食用会增加内热，容易发生腹痛、腹胀等先兆流产症状，严重者可导致流产。

◉ 芦荟

虽然还没有证据证明芦荟会导致流产，但有实验表明芦荟会引发动物流产，为安全起见，准妈妈最好不要吃芦荟。

此时不需要进补

孕1月，虽然胚胎快速发育，但并不需要太多的营养，因为准妈妈自身已经有足够的营养储备，所以这个时候不需要刻意进补。如果太刻意，甚至大补特补，胎宝宝不需要的营养就会全部长在准妈妈的身上，反而容易造成准妈妈肥胖，给后面的孕期生活增加负担，或引发妊娠合并症等。此时，准妈妈只要依旧遵循之前的饮食习惯即可，定时定量进餐，不要偏食，注意营养全面均衡。

继续服用叶酸

怀孕前3个月是胎宝宝神经系统发育的关键时期，此时缺乏叶酸会导致胎宝宝神经管畸形，所以准妈妈要继续补充叶酸。除了依靠饮食外，还要坚持口服叶酸片，服用方法与孕前相同，也可以咨询医生意见。此外，可以在医生的指导下服用复合维生素片，它不但含有叶酸，而且多种维生素与矿物质配比也很合理，可以同时补充。

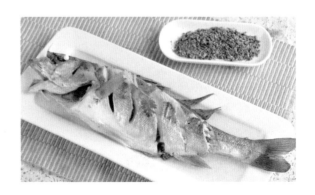

适量吃水果，太多则无益

不少准妈妈喜欢吃水果，甚至把水果当蔬菜吃，认为这样既可以补充维生素，又可以让未来的小宝宝皮肤白净、健康漂亮。其实这种想法并不科学。虽然水果和蔬菜都含有丰富的维生素，但两者还是有区别的。水果中纤维素的含量并不高，而蔬菜中纤维素的含量较高。如果准妈妈摄入过量的水果，而不吃蔬菜，就会减少纤维素的摄入。有的水果中糖分含量很高，如果孕期糖分摄入过多，不仅容易造成肥胖，还可能引发妊娠期糖尿病。

偏食准妈妈应该怎么吃

⊛ 不爱吃蔬菜的准妈妈

蔬菜是含有抗氧化维生素 C 和维生素 E、膳食纤维、钾、钙等重要营养素的食品源，所以不爱吃蔬菜的准妈妈可能会缺各种维生素、纤维素及微量元素。因此，不爱吃菜的准妈妈可以在两餐之间适当多吃一些富含维生素 C 的水果，如橙子、草莓、葡萄等。早餐的时候增加一份燕麦，燕麦中富含铁、B 族维生素及纤维素。此外，准妈妈还可以吃些全谷物食品及坚果，以及在医生的指导下补充叶酸、钙剂、铁剂等。

⊛ 不爱喝牛奶的准妈妈

因牛奶中含有蛋白质和钙，所以不爱喝牛奶的准妈妈可能会缺钙。因此，准妈妈可以选用酸奶或奶酪，还可以每天喝孕妇配方奶粉。

⊛ 不爱吃鱼的准妈妈

鱼肉中含有丰富的蛋白质、维生素 D、维生素 A 和脂肪，对胎宝宝的智力发育也很有益。平时不爱吃鱼的准妈妈可以用坚果加餐，因为坚果中脂类含量丰富。做菜的时候宜选用富含脂肪酸的植物油，如花生油、山茶油等，但要控制用量。

⊛ 不爱吃肉的准妈妈

不爱吃肉的准妈妈可能会缺乏蛋白质、B 族维生素。因此，平时应该多吃些奶制品，可以每天喝 250 毫升牛奶及 1 杯酸奶，也可以每天吃 2 ~ 3 块奶酪。此外，要多吃些豆类食品、全谷类食物、鸡蛋和坚果，以补充蛋白质与维生素。

⊛ 不爱吃蛋的准妈妈

不爱吃蛋的准妈妈可能会缺乏蛋白质、铁、钙及维生素 A、B 族维生素。所以，平时要吃乳制品等富含蛋白质、矿物质的食物，多吃富含维生素 C 的蔬菜和水果，还可以每天固定吃两份坚果。

另外，如果准妈妈口味偏甜、偏酸、偏辣或偏咸，应该在怀孕期间约束自己的偏好，以保持营养均衡。

一周营养食谱推荐	星期一	早餐	蜜汁红薯，牛奶 1 杯，面包 1 片
		午餐	米饭 100 克，炒豆腐，排骨烧油菜，蛋花汤
		午点	草莓 4 ~ 5 个，面包 1 个
		晚餐	米饭 100 克，糖醋排骨，香辣黄瓜条，什锦豆腐汤
		晚点	牛奶 1 杯，番茄 1 个
	星期二	早餐	豆浆 1 杯，香椿饼
		午餐	米饭 100 克，胡萝卜烧猪小排，麻酱白菜心，紫菜冬瓜肉粒汤
		午点	草莓 4 ~ 5 个，饼干两片
		晚餐	姜汁炖鸡，碎米芽菜，雪菜黄鱼汤，温拌面
		晚点	牛奶 1 杯，百合糕
	星期三	早餐	南瓜粥，煮鸡蛋 1 个
		午餐	米饭 100 克，黄豆炖牛肉，西红柿炒鸡蛋，小白菜丸子汤
		午点	香蕉 1 个，饼干两片
		晚餐	豆瓣鲫鱼，营养牛骨汤，馒头
		晚点	牛奶 1 杯，什锦水果沙拉
	星期四	早餐	豆腐脑 1 碗，包子 1 个
		午餐	番茄炒牛肉，海带汤，红豆饭
		午点	香蕉 1 个，面包 1 个
		晚餐	甘蔗牛肉丸，奶汤白菜，核桃鸡蛋汤，菠萝炒饭
		晚点	牛奶 1 杯，苹果 1 个
	星期五	早餐	牛奶燕麦粥，馒头，煮鸡蛋 1 个，酱菜少许
		午餐	米饭 100 克，肉丝海带，四喜蒸蛋，墨鱼花生排骨汤
		午点	香蕉 1 根，面包 1 个
		晚餐	米饭 100 克，樱桃虾仁，炸茄夹，烧黄鳝
		晚点	牛奶 1 杯，海橘饼 1 个
	星期六	早餐	鸡汤馄饨，煮鸡蛋 1 个
		午餐	米饭 100 克，韭菜炒虾仁，莲藕炖排骨，泥鳅汤
		午点	苹果 1 个，饼干两片
		晚餐	鸡腿 1 个，素菜拌面，家常蛋花汤
		晚点	牛奶 1 杯，甜脆银耳盅
	星期日	早餐	牛奶 1 杯，蔬菜煎蛋三明治
		午餐	米饭 100 克，白烧蹄筋，鲜奶炖鸡蛋，牛奶花蛤汤
		午点	草莓 4 ~ 5 个，饼干两片
		晚餐	清炒紫甘蓝，馄饨
		晚点	牛奶 1 杯，红枣酪

情绪管理

满怀欣喜地迎接新生命

有研究表明，盼望宝宝的准妈妈所生的宝宝要比厌恶宝宝的准妈妈所生的宝宝强壮得多。在怀孕期怀有厌弃心理的准妈妈所生的宝宝，很多性格孤僻，不愿与人合作，社会适应力较差，往往成为问题儿童。所以，准妈妈一定要怀着欣喜期盼的心理来迎接新生命的降临。

让慌乱的心静下来

由于初次怀孕，许多准妈妈会感到慌乱，这种情绪不管对准妈妈还是胎宝宝都是有害的，它会影响胎宝宝的心率、呼吸、胎动等。所以，这个时候准妈妈要调整好心态，努力保持心情舒畅，尽可能做到凡事豁达，不要事事计较。准爸爸和其他的家人应该照顾准妈妈，不要让准妈妈受到过多的不良刺激，避免可能引起准妈妈猜疑的言行，使准妈妈的心理维持在最佳状态。

化兴奋为努力

一些准妈妈盼子心切，所以得知自己怀孕后就一直处于兴奋之中，心理极度紧张、情绪不稳定、易激怒，出现大脑皮层高度兴奋，破坏正常生物钟，不仅影响胎宝宝的健康，还可能导致流产或早产。准妈妈得知自己怀孕后，应该让自己保持平和的心境，可以将兴奋转化为动力，努力学习妊娠知识，了解胎宝宝的发育过程，还可以经常与已经怀孕的准妈妈或已经做了母亲的人交流体会，向她们多了解一些宝贵的经验和常识，为生出一个健康的宝宝而努力。

科学胎教

中西方论胎教

◉ 中国胎教

胎教并非是外国人的专利，在我国古代就有胎教论，如在《万氏女科》中就曾说："妇人受胎之后，最宜忌饱食，淡滋味，避寒暑，常得清纯平和之气以养其胎，则胎之完固，生子无疾。"

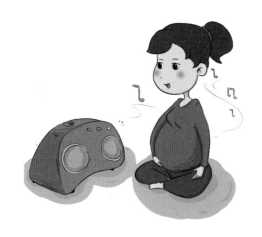

我国古代的胎教说，对准妈妈的饮食起居、情绪行为等都制定了相应的戒律，并且知道准妈妈和胎宝宝之间是一脉相通的，胎宝宝能够接受准妈妈的言行感化。如主张准妈妈应"严守礼仪，清心养性""受胎之始，喜怒哀乐，莫敢不慎"等。我国的古代胎教理论具体可以归纳为三个方面：第一就是主张"慎始"，即主张婚前娶妻嫁女应审慎，这是因为母亲的品德对孩子的成长影响很大；第二是重视环境因素对胎儿的影响，主张避免周围环境的不利因素，免除不良刺激对胎儿的影响；第三是强调心境平和，主张准妈妈应谨言慎行，修养身心，陶冶情操。

西方胎教

早在一千多年前，西方国家用科学方法创建了"生前心理学""胎儿心理学"等理论，从而形成西方的胎教学。在胎教的过程中，最重视孕育胎儿的母亲身体与心理两方面的健康。胎教通过使胎儿本身直接接受各种刺激，并接受各种训练活动，主要是利用语言和音乐等听觉刺激信号，通过胎儿的听觉器官来促进胎儿的语言和大脑的发育；利用抚摩准妈妈腹部的动作刺激信号去诱发胎儿的各种动作，促进肢体和大脑的发育。

何时开始胎教

从刚怀孕时起，准妈妈就可以进行初步的胎教了，不过胎教的方法不同。在这个时候，准妈妈可以通过经常散步、听舒心乐曲来调节早孕反应，同时这个时候准妈妈要注意避免繁重劳动和不良环境。同时，准爸爸要做到体贴照顾妻子，主动承担家务，常陪妻子散步，节制性生活。

冥想胎教娱悦身心

冥想胎教可以帮助准妈妈保持愉悦的心情。

做冥想胎教，最好固定一个时间，黎明和黄昏最适合。然后固定一个幽静的环境，稳定地坐下来，头、颈、背舒展挺直，手臂以舒服为准，自然放置，开始冥想。

冥想的内容主要集中在胎宝宝身上，可以想象胎宝宝在子宫里是什么样子、正在做什么、拥有什么性格等。这样的冥想可能激发胎宝宝的潜意识，并按照准妈妈冥想的样子塑造自己。

刚开始做冥想，最大的障碍是心绪纷乱，这时采用缓慢而深沉的呼吸，把注意力集中在呼吸上，可以帮助准妈妈安静下来，顺利进入状态。准妈妈坐好以后，用鼻子慢慢吸气，边吸气边在心里数数，数到5，开始呼气，数10个数后开始下一个循环。在吸气的时候，让自己感觉气体被储存在腹中，呼气时感觉气体从腹中缓缓逸出。一般用这种方式反复呼吸1~3分钟，心情就会平静下来，接着准妈妈便可以开始冥想了。

孕2月——孕吐来得更加猛烈

准妈妈的生理变化

由于激素的作用，在进入怀孕的第2个月（5~8周），大部分的准妈妈都会出现妊娠反应，如恶心、呕吐等。在这一阶段，准妈妈的神经会变得十分敏感，常常感觉异常疲劳、困倦，并经常受到急躁、不安、忧郁、烦闷等情绪的困扰。如果妊娠反应剧烈，准妈妈会感觉恶心、难受，突然见到某种食物或闻到某些气味会想吐。

同时，准妈妈还会出现白带增多、乳房增大、乳房胀痛、乳头变得异常敏感等状况。由于增大的子宫挤压膀胱、直肠，引起尿频、便秘、腹泻、下腹发胀等症状。

胎宝宝的成长进程

怀孕2个月的时候，胎宝宝已经发育成人形了，身长2~3厘米，体重约4克，看上去就像颗葡萄。已经能辨别出头、躯干的轮廓了，尾巴也消失了。胎宝宝身体内的大部分器官也在持续的发育中，并且大多初具规模。

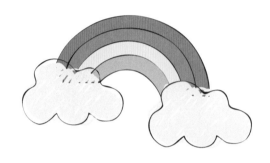

胎宝宝的骨骼处于软体状态，5周的时候，手脚还处于萌芽状态；在7周的时候，手脚开始有区别；到了第8周（2月末），手脚已分明，甚至5个手指、脚趾都有了，连指尖长指甲的部分也能看得出来。

眼睛、耳朵、嘴也大致出现了，但眼睛长在两侧，鼻部也开始膨起，外耳开始有小皱纹，人脸的模样基本形成。

这时的胎宝宝会自发运动，他会踢和伸直双腿，还能把手臂上下移动，像游泳一样。胎宝宝的皮肤很薄，呈透明状，能够透过皮肤清晰地看到其中的血管。

羊水生成了，胎盘和脐带开始发育，准妈妈与胎宝宝的联系进一步加强。

保健指南

医院检测，确诊受孕

在怀孕第 1 个月的时候，准妈妈一般都不会察觉自己已经怀孕了，即使身体有不适，也可能归结为一些病症。大部分准妈妈会在怀孕 6 周，也就是进入怀孕第 2 个月才有早孕反应，如晨吐、恶心等。这个时候，准妈妈应该及时去医院检查是否怀孕，及早做好怀孕的心理准备。

宜进行第 1 次产检

孕期检查十分重要，它可以保证准妈妈和胎宝宝的健康，做到预防为主，及时发现问题，及时纠正治疗，减少准妈妈和胎宝宝的危险。

整个孕期大概要做 13 次检查，以了解准妈妈和胎宝宝各自的情况。怀孕 12 周之前做第 1 次产检，怀孕 13 ~ 28 周每 4 周检查 1 次，怀孕 29 ~ 36 周每两周检查 1 次，怀孕 37 周以后至足月妊娠时，每周检查 1 次，一般医院会给准妈妈办理《孕妇健康手册》。

第 1 次产检要在准妈妈确认自己怀孕的时候进行，一般是怀孕 6 ~ 12 周的时候，最迟不要超过 12 周。

做产检的当天应该早点出门，因为检查项目不少，而且候诊的人数比较多，如果出门晚会等待很长时间。做产检时穿的衣服要宽松，容易穿脱。不要穿连衣裙，以免做一些检查的时候需要把裙子全部提起，导致全身暴露而尴尬。最好的搭配是前开口的上衣和大摆的裙子或宽松的裤子。鞋子要避免复杂的系带式，尽量好穿脱。

第一次产检时，医生会问一些问题，包括准妈妈的月经周期、末次月经时间、怀孕次数、分娩次数、流产次数和流产方式、既往病史、手术外伤史以及药物过敏史等。另外，还会问准爸爸的年龄和身体状况，以及夫妻双方的家族遗传病史等。

产检的项目包括身高、体重、血压、宫高、腹围、胎方位、胎心、尿常规、血常规、心电图等。有一些项目需要在检查前空腹，不宜喝水和进食，准妈妈可以带上食物，检查完后及时进食，以保证营养。

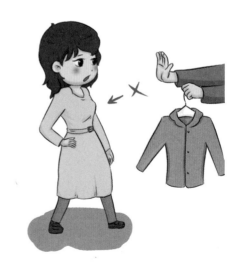

选择合适的医院建档

现在大医院都有各自建档的孕周，不少医院在孕8周以上就不再建档，所以确定怀孕之后，就要选择好医院尽早建档。

建档一般都需要带准妈妈的身份证，如有医保卡还要带上医保卡，有的还要求带上结婚证，所以为了避免麻烦，最好都带上。另外建档的花费需要一千元左右。建档的当天因为要进行简单的产检，所以准妈妈要穿方便穿脱的衣服。如果产检一切正常，医生就会建档。建档以后，准妈妈以后的每一次产检都会记录在档案上。

产检医院会陪着准妈妈度过怀孕生产的这段重要日子，因为关系着准妈妈和胎宝宝的健康与平安，所以选择建档医院时要谨慎，主要考虑以下几个方面：

（1）**医院的技术水平**。每个准妈妈的身体情况都不同，如果准妈妈患有高危险疾病或有妊娠病出现的时候，医生要能够及时妥善处理危机。因此，无论对医院的设备、检验技术，还是医护人员的水平等都要事先进行了解。

（2）**医院环境的舒适性**。可以直接判断，可先检视一下备选医院的环境，做检查和就诊的区域之间的距离是否很近，就诊区域的环境是否拥挤，是否有舒适和足够的环境让准妈妈待诊。

（3）**就近原则**。准妈妈产检方便，在待产期如果有什么突发情况，可以在最短的时间到达医院。另外，离家近也方便家人照顾。

（4）**产检项目及费用**。要考虑产检项目是否全面，所有检查和化验能否在同一个医院完成。还要考虑费用，选择一家性价比高的医院不但能让准妈妈放心，也能省下不少钱。

（5）**服务质量以及与医生护士的沟通是否合拍**。如果不合拍，关系紧张，危险不言而喻。这点可以直接沟通感受，也可以向其他候诊的准妈妈打听。

感冒了能吃药吗

准妈妈患了感冒应该根据病情妥善处理。如果准妈妈患的是轻度感冒，可以多喝开水，注意休息、保暖，尽量在专业人士指导下，通过食疗方法减轻症状。如果准妈妈患的是重感冒而且发

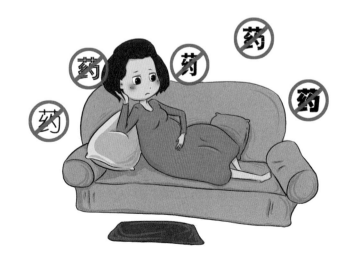

烧，除一般处理外，应尽快地控制体温，可用物理降温法，如用温热毛巾擦拭颈部、腋下、腹股沟等，也可以在医生的指导下使用药物降温。

在选用解热镇痛剂时，要避免采用对准妈妈、胎宝宝有明显不良影响的药物，如阿司匹林等药物。对准妈妈来说，对乙酰氨基酚是比较安全的解热镇痛药，可以在孕期的各个阶段使用。但也是限于短期治疗剂量用药，不可以连续大剂量用药。

准妈妈患感冒时不要轻视，不能随意自行用药，一定要去医院诊治。

对胎宝宝有伤害的西药

准妈妈在服用感冒药和抗过敏药物之前，应先请医生确认一下自己是否可以服用这种药；如果准妈妈发现自己怀孕时，正在服用抗抑郁类药物、抗生素，或一些治疗哮喘、暗疮、糖尿病、高血压、癫痫症的药物，也需要征求医生意见，也许准妈妈需要在妊娠期间更换药物进行治疗。

✳ 准妈妈不能吃的抗生素、抗真菌类药物

（1）四环素类药物毒性大，可抑制胎儿骨骼发育。

（2）链霉素和卡那霉素可致胎儿先天性耳聋、肾脏损害。

（3）氯霉素可通过胎盘进入胎儿血液循环，导致新生儿灰婴综合征或再生障碍性贫血。

（4）磺胺类药物可导致新生儿高胆红素血症、核黄疸等。

（5）利福平可导致无脑儿、脑积水和四肢畸形。

（6）喹诺酮类药物对胎宝宝软骨发育有影响。

（7）氨基甙类药物对胎宝宝脑神经和肾脏有影响。

✳ 准妈妈不能随意吃的其他西药

（1）阿司匹林和非那西汀可致骨骼畸形、神经系统或肾脏发育异常。

（2）巴比妥类，如口服的苯巴比妥、司可巴比妥、戊巴比妥钠、异戊巴比妥及注射用的苯巴比妥钠等，可致胎儿的手指或脚趾短小、鼻孔通联。

（3）激素类药，如可的松、肾上腺皮质激素、胰岛素等对胎儿亦有致畸作用。

（4）抗癫痫药，如三甲双酮、苯妥英钠等可引起胎儿脑异常。

（5）抗癌药会致胎儿畸形、死胎。

（6）减肥药会导致胎儿畸形。

（7）泻药会引起流产。

服用中草药也有禁忌

✳ 中草药

在许多人的印象中，中药似乎比西药安全，因而怀孕期间的准妈妈生病了喜欢吃中药。其实这种看法并不全面，准妈妈服用中药同样要谨慎。有研究表明，中草药中的红花、枳实、蒲黄、麝香等，具有兴奋子宫的作用，易导致宫内胎儿缺血缺氧，致使胎儿发育不良和畸形，甚至引起流产、早产和死胎；大黄、芒硝、大戟、商陆、巴豆、芫花、牵牛子、甘遂等中草药，可通过刺激肠道，反射性引起子宫强烈收缩，导致流产、早产；有些中草药本身就具有一定的毒性，如斑蝥、生南星、附子、乌头、一枝蒿、川椒、蜈蚣、甘遂、芫花、朱砂、雄黄、大戟、商陆、巴豆等，它们所含的各种生物碱及化学成分十分复杂，有的可直接或间接影响胎儿的生长发育。

需引起准妈妈重视的是，许多有毒副作用的中草药，常以配方形式出现在中成药中。所以，准妈妈对含上述中草药的中成药须警惕，对注明有孕妇禁用、慎用的中成药，应避免服用。

✳ 中成药

中成药是在中医药理论指导下，以中药材为原料，按照规定的处方、生产工艺和质量标准生产的制剂，包括丸、散、膏、丹各种剂型。中成药虽然便于携带、药力较好，但中成药制作过程中会使用到各种中药材料，有些中药会对准妈妈及胎宝宝造成危害，所以准妈妈吃中成药也有所禁忌。

准妈妈禁用的中成药有牛黄解毒丸、牛黄清心丸、龙胆泻肝丸、开胸顺气丸、益母草膏、大活络丹、小活络丹、紫血丹、至宝丹、苏合香丸、复方当归注射液、风湿跌打酒、玉真散、六神丸等。慎用的中成药有藿香正气丸、防风通圣丸、上清丸及蛇胆陈皮末等。

准妈妈服用中成药时应该先咨询医生意见，根据医嘱进行服用，千万不要自行服药。

妊娠反应对胎宝宝的影响

有些准妈妈担心孕吐或食欲不佳会影响自身对营养的吸收与胎宝宝的生长发育，其实孕吐是准妈妈怀孕后的正常反应，准妈妈对此不必过分担忧。

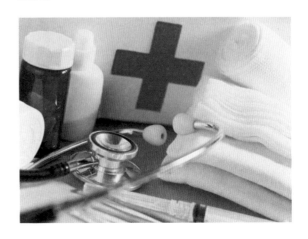

胎宝宝其实很聪明，不管母体内的营养是否充分，他总会自觉吸收需要的营养。除非母体内真的没有什么可以吸收的营养了，胎宝宝才会真的缺乏营养。当然，如果准妈妈缺乏营养都到了如此程度，一般都会有相应症状。所以，准妈妈只要没有不适感，一般就不会影响胎宝宝的生长发育。

白带增多是怎么回事

怀孕后，准妈妈的白带量比怀孕前要明显增多，这是因为怀孕时阴道黏膜通透性增高，同时宫颈腺体分泌增强。怀孕的月份越大，白带量就越多，许多准妈妈常感到阴部湿湿的，很难受，这是妊娠期的正常现象。

虽然白带增多属于正常现象，但为了防止感染，准妈妈还是应该细心呵护私密处。

（1）每天用温开水清洗外阴2～3次，但不要清洗阴道内。

（2）为了避免交叉感染，必须准备专用浴巾和水盆。用完之后，水盆要擦干，毛巾要在阳光下晒干。

（3）勤换内裤，换下来的内裤要在当天清洗，用中性肥皂、专用的盆，洗前可用开水浸泡30分钟杀菌，然后在阳光下晾晒。

（4）选用棉质、柔和、宽松的内裤；少穿紧身牛仔裤、皮裤；尽量避免久坐，减少使阴部潮湿闷热的机会；少用含香精、有颜色的护垫、卫生纸，这些东西有可能是会阴部接触性皮肤炎的元凶。

（5）当外阴出现瘙痒时，在洗澡的时候不要使用碱性大的清洗剂清洗外阴，可以去医院请医生诊治。

·孕产小护士·关注白带变化

如果白带发生较大的变化，如变成黄色或绿色，黏稠如奶酪，或呈脓状、豆腐渣状，而且伴有难闻气味，同时会阴部也有不适感，如瘙痒、疼痛、灼烧等，都要及时看医生，以免感染胎宝宝，造成流产。

准妈妈不宜化浓妆

因为怀孕，准妈妈的皮肤要比平时敏感，因此在选择保养品及化妆品的时候必须非常小心，否则很容易造成皮肤过敏，甚至导致传染病，有些化妆品还会危害胎宝宝的健康。

准妈妈不适合浓妆艳抹，简单的淡妆，不仅大方也让人感觉亲切，擦上自然温和的粉底，搭上透明的蜜粉，嘴唇点上迷人的唇膏，顶多再勾勒眉形，其实这样的步骤，再加上一颗轻松愉悦的心，相信你会成为天下最迷人的准妈妈。

防辐射服必须穿吗

如今，手机、电脑等电磁辐射无处不在，与普通人相比，准妈妈最容易受到电磁辐射的危害。为了保护准妈妈和胎宝宝免受辐射伤害，建议准妈妈穿上防辐射服。防辐射服虽然确实不能百分之百屏蔽所有的辐射，但屏蔽大部分辐射总是可以的。日常生活中，准妈妈要注意少用电器，少用电脑、手机，不用电热毯，以减少各种电器对准妈妈及胎宝宝的伤害。

营养方案

多吃天然、新鲜、应季食物

准妈妈的体质比较特殊，饮食稍微不注意就可能危及腹中胎宝宝的安全，所以准妈妈平时要特别注意饮食。要多吃天然、新鲜的食物（如蔬菜、水果），远离罐头食品、煎炸食品和烟熏食物，尽量少吃鱼翅和生鱼片等。

准妈妈应多吃应季的蔬菜与水果，应季的蔬菜与水果营养价值高，使用的农药、杀虫药和催熟剂都较少，能够保证水果和蔬菜的安全，并且价格便宜。此外，从多样性上来说，应季的蔬菜瓜果种类较多，能够保证营养均衡。需要提醒的是，蔬菜应充分清洗干净，水果最好去皮后再食用，以免残留农药危害健康。

咖啡、饮料最好别喝

咖啡中含有咖啡因，咖啡因摄取太多，会影响胎宝宝的骨骼发育，有可能出现手指、脚趾畸形的风险，也会增加流产、早产、婴儿体重过轻的风险。而大多数可乐饮料都含有咖啡因，具有很强的刺激性。另外，大多数饮料中都含有过多的糖分，准妈妈常喝饮料还容易引起妊娠期糖尿病。所以，准妈妈最好别喝咖啡、饮料。

不要吃发芽的土豆

有些准妈妈比较勤俭节约，即使是已经发芽的土豆也舍不得扔掉。殊不知发芽土豆中含有毒性生物碱——龙葵素，准妈妈如果吃了这种土豆，就可能导致胎宝宝神经发育缺陷，引起胎宝宝神经管畸形。因此，准妈妈千万不要吃发芽的土豆。

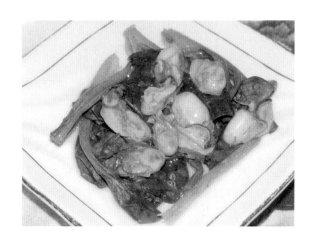

尽量不吃油炸、方便食品

油炸食品一般都经过高温处理，食物中的维生素和其他营养素都受到较大的破坏，其营养价值大打折扣，且油炸食品含脂肪太多，难以消化吸收。而一些加热煮沸、炸制食品的食用油内，可能含有致癌的有毒物质。如常吃的油条，有一些在制作时加入了明矾，而明矾中含有铝，铝可以通过胎盘进入胎宝宝体内，影响胎宝宝的大脑发育。

在罐头食品的生产过程中，为了让它的色泽更诱人、味道更好，加进了一定量的添加剂，如人工合成色素、香精、甜味剂等。另外，为延长保存期，几乎所有的罐头均加入了防腐剂，这些物质如果超过允许的范围，就会对人体造成危害。而这种危害对准妈妈和胎宝宝来说尤为严重。

方便食品如方便面等，普遍缺少新鲜蔬菜所具有的营养成分——维生素C、胡萝卜素、膳食纤维、某些人体必需的微量元素和其他维生素。准妈妈如果长期吃这些方便食品，缺乏上述这些

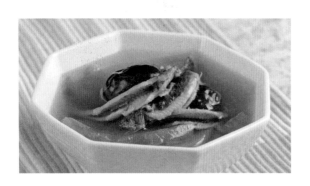

营养成分，势必会影响自身和胎儿的健康。因此，准妈妈应注意饮食健康，尽量不吃方便食品。

少吃生食，不吃霉变、烧烤食品

生鱼、生肉等食物中往往含有绦虫、线虫等寄生虫，直接食用这些食品可以使人感染疾病；生鸡蛋的蛋白质不易被蛋白水解酶水解，不易被肠道吸收，而且生鸡蛋常常被细菌污染，直接食用很容易得肠胃炎；腌制酸菜含有亚硝胺，可导致胎宝宝畸变；霉变食品产生的霉菌对准妈妈和胎宝宝的危害极大；过敏性食物可能会造成流产；烧烤类食物可能没有烤熟，准妈妈食用以后很可能会感染弓形虫，烧烤的食物里还含有很多其他有害物质。

准妈妈可适当多吃鱼

鱼肉组织柔软、细嫩，所含蛋白质不仅含量丰富，利用率也非常高，还富含DHA，能够促进胎宝宝的脑及神经系统发育。所以，准妈妈应该适当多吃些鱼。

准妈妈不要吃生鱼片，因为生鱼片中含有寄生虫和细菌，会对胎宝宝的健康造成伤害。

此外，鱼身上含有DHA最多的部分是鱼眼周围和鱼油部分，所以准妈妈想要补充DHA，就不要错过了这两个部分。

一周营养食谱推荐

星期一	早餐	麦片粥 50 克，煮鸡蛋 1 个，豆包 1 个	
	午餐	醋椒鱼，扒白菜心，香菜汤，米饭 100 克	
	午点	柚子 200 克	
	晚餐	炒肉丝，干豆腐丝，馒头	
	晚点	江米枣粥	
星期二	早餐	馒头，鲜牛奶 1 杯，煮鸡蛋 1 个	
	午餐	换心乌贼，炒脆藕，苏梗砂仁莲子汤，米饭 100 克	
	午点	香蕉 1 个，饼干两片	
	晚餐	粉蒸鸡，炸山药，什锦豆腐汤，米饭 100 克	
	晚点	牛奶 1 杯，什锦水果色拉	
星期三	早餐	鸡汤馄饨，煮鸡蛋 1 个	
	午餐	炸酱排骨，麻婆豆腐，安胎鲫鱼姜仁汤，米饭 100 克	
	午点	苹果 1 个，面包 1 个	
	晚餐	西湖醋鱼，姜汁菠菜，荷叶鸡蛋汤，馒头	
	晚点	牛奶 1 杯	
星期四	早餐	玉米面发糕，牛奶 1 杯	
	午餐	糖醋排骨，凉拌三丝，紫菜萝卜汤，米饭 100 克	
	午点	苹果 1 个，饼干两片	
	晚餐	米饭 100 克，鲜菇鸡片，海蛎肉生菜	
	晚点	酸奶 1 杯	
星期五	早餐	绿豆粥，小窝头	
	午餐	白瓜松子肉丁，白萝卜炖羊肉，蛋花汤，什锦炒饭	
	午点	香蕉 1 个，面包 1 个	
	晚餐	炒胡萝卜，烧黄鳝，黑米粥，花卷	
	晚点	坚果少许，生姜乌梅饮	
星期六	早餐	豆浆 1 杯，素包子	
	午餐	番茄炒蛋，姜米拌莲菜，肉丝榨菜汤，米饭 100 克	
	午点	苹果 1 个，面包 1 个	
	晚餐	糖醋黄鱼，炒什锦西红柿菜，雪菜黄鱼汤，什锦炒饭	
	晚点	牛奶 1 杯，柠檬糖	
星期日	早餐	瘦肉粥，高粱馒头	
	午餐	大米饭 50 克，小米饭 50 克，糖醋排骨，香菇炒白菜，鲫鱼豆腐汤	
	午点	香蕉 1 个，饼干两片	
	晚餐	油爆虾，红烧带鱼，萝卜炒肉丝，排骨粉丝汤，米饭 100 克	
	晚点	牛奶 1 杯，酸梅冻	

情绪管理

杞人忧天不可取

准妈妈在孕期一般情绪波动很大，疑虑很多，如怀孕初期会担心流产，容易流产的时期过了，又担心宝宝会不会畸形，等到快分娩时又担心是否会早产，以及将来能不能照顾好宝宝等。准妈妈的各种疑虑可以说层出不穷，如果准妈妈整天处于这种杞人忧天的情绪中，很容易患上焦虑症或抑郁症。所以，准妈妈千万不要过分担忧，要对生活有正确的认识，知足常乐，平心静气，不要被烦恼困扰。

别让叹息伴随你

一些准妈妈在怀孕后由于过分担心、焦虑，对什么都不感兴趣，总是唉声叹气，这个时候就要立刻想办法调节，不要任由不良情绪蔓延。

（1）转移注意力。积极寻找一些事情来让自己忙碌起来，如可以看看书、听听音乐。

（2）倾诉压力。有压力就不要在心里憋着，向丈夫、朋友、同事或长辈倾诉，虽然可能不会得到什么帮助，但倾诉本身就可让自己轻松不少。如果不愿意和别人说，可以写出来，也能发泄不良情绪。

（3）寻找共鸣。可以和怀孕的准妈妈交流心得，或参加一个孕期学习班，和其他的准妈妈在一起能够找到很多共鸣，得到支持。另外，也可以通过访问网站、论坛等，学习调节心情的方法。

（4）自我调节。心情最终是由自身来决定的，准妈妈应该时刻开导自己，常出去走一走。

科学胎教

18 首优美的胎教音乐

⊕ 《春江花月夜》

《春江花月夜》原为琵琶曲，曲名《夕阳箫鼓》，又名《浔阳琵琶》。乐曲通过优美质朴的抒情旋律、流畅而富于变化的节奏、丰富多彩的各种演奏技法展现，犹如一幅动人的长卷山水画，贴切地表现了乐曲的诗情画意。适合孕早期准妈妈情绪暴躁时倾听，能稳定准妈妈的情绪。

⊕ 《渔舟唱晚》

《渔舟唱晚》是一首颇具古典风格的古筝曲。乐曲描绘了夕阳映照万顷碧波，渔民悠然自得，渔船随波渐远的优美景象，曲调优美典雅、舒缓。适合准妈妈在睡眠不好时听，它乐声悠扬，能帮助准妈妈的情绪回归宁静。

❋ 《百鸟朝凤》

《百鸟朝凤》是唢呐曲，它以热情欢快的旋律与百鸟和鸣之声，表现了生气勃勃的大自然景象，引人入胜。这首曲子能够直接刺激胎宝宝的听觉，有助于胎儿的智力发育。

❋ 《高山流水》

《高山流水》为中国十大古曲之一，此曲充分运用"泛音、滚、拂、绰、注、上、下"等指法，描绘了流水的各种动态，抒发了志在流水、智者乐水之意。准妈妈听后，如身临高山江河，心境豁然开朗。

❋ 《阳春白雪》

《阳春白雪》是中国著名十大古曲之一，此曲表现的是冬去春来，大地复苏，万物欣欣向荣的初春美景。旋律清新流畅，节奏轻松明快。非常适合准妈妈和胎宝宝倾听。

❋ 《小星星变奏曲》

莫扎特胎教音乐可以提高胎儿智商，这种现象被称之为莫扎特效应。《小星星变奏曲》是莫扎特脍炙人口的名曲。这个音乐主题出自一首古老的欧洲民谣，有好几个国家都用不同的语言演唱过。在我们中国就有"一闪一闪亮晶晶，满天都是小星星"的版本。这个主题的节奏与旋律单纯质朴，莫扎特为它配上 12 段可爱又富有魅力的变奏，乐声一直自然而愉快地流淌着。莫扎特音乐丰富的旋律变化及明快的节奏组合，可以促进胎宝宝的大脑发育。

❋ 《摇篮曲》

勃拉姆斯小提琴独奏曲《摇篮曲》。原曲的歌词为："安睡安睡，乖乖在这里睡，小床插满玫瑰，香风吹入梦里，蚊蝇寂无声，宝宝睡得甜蜜，愿你舒舒服服睡到太阳升起。"那恬静、优美的旋律本身就是一首抒情诗。《摇篮曲》具有很好的安神、催眠作用，还有利于宝宝的想象力发展，为胎宝宝早期音乐启蒙打下良好的基础。

❋ 《拉德斯基进行曲》

《拉德斯基进行曲》是一首管弦乐曲，是奥地利作曲家老约翰·施特劳斯最著名的代表作。曲子的旋律轻快、活泼，在激情澎湃中感受无限活力。准妈妈可以从音乐中感觉到欢快、活力无限，让准妈妈的心情也跟着一起愉悦起来。

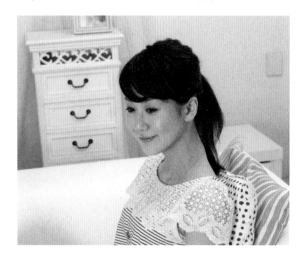

❋ 《田园》

贝多芬的F大调第六号交响曲《田园》，整部作品表达了对大自然的依恋之情，作品细腻动人，宁静而安逸，是贝多芬最受欢迎的交响曲之一。各个乐章分别表现了"初到乡村时的愉快感受""溪边小景""乡村欢乐的集会""暴风雨"等情景，最后的"牧歌"，主题恬静开阔，像牧人在田野中歌唱，表现了雨过天晴之后的美景。让准妈妈在细腻的乐章中享受宁静。

❋ 《动物狂欢节组曲》

《动物狂欢节组曲》又称《动物园狂想曲》，是一部形象生动、充满幽默谐趣的管弦乐组曲。在这部新颖的组曲中，作者以漫画式的笔调，运用各种乐器的音色和表情特征，惟妙惟肖地描绘出动物们滑稽的动作和可爱的情态，其中的大提琴独奏《天鹅》尤为动人。此曲特别适合准妈妈在怀孕中、晚期听。

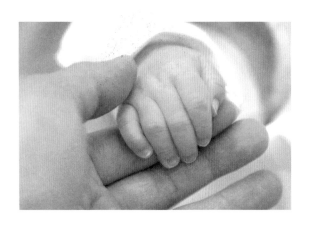

❋ 《梦幻曲》

《梦幻曲》是舒曼的作品，它以娴熟的浪漫主义手法，把我们带进了温柔优美的梦幻境界。这首曲子主题非常简洁，具有动人的抒情风格和芬芳的幻想色彩，旋律线几经跌宕起伏，婉转流连，使人不觉中被引入轻盈缥缈的梦幻世界。《梦幻曲》特别适合把音量调到若隐若现的状态下听。

❋ 《维也纳森林的故事》

约翰·施特劳斯的《维也纳森林的故事》，舞曲描述了森林中百鸟的啼鸣、流泉的呜咽、微风的低吟、空气的芬芳、马车的嗒嗒声等。能够让准妈妈感受到春天早晨的气息，每一组音符都能愉悦人的情绪。

❋ 《月光奏鸣曲》

《月光奏鸣曲》为贝多芬创作，思想内容充实，风格鲜明，深刻展示了贝多芬内心的矛盾、痛苦和斗争。此曲有着内涵深刻的主题，即人的意志和力量的不可战胜性，因此它又是一首益智乐曲。准妈妈欣赏它时更多地需要理解和想象，以促进胎宝宝的智力发育。

❋ 《自新大陆》（第二乐章）

德沃夏克的E小调《自新大陆》第二乐章是整部交响曲中最有名的乐章，其浓烈的乡愁之情，表达了德沃夏克对祖国的无限眷恋之情。乐曲中那舒缓的旋律，表现出淡淡的相思，淡淡的哀愁。这首曲子舒缓的情调可以抚平准妈妈焦躁的心情，有利于睡眠。

❀ 《杜鹃圆舞曲》

睡醒了该活动一下了，听听约纳森的《杜鹃圆舞曲》吧！整首乐曲欢快清新，那跳跃的旋律犹如杜鹃在歌唱，它以轻快、活泼的节奏和清新、流畅的旋律，描绘了一幅生机盎然的景象。这首曲子特别适合准妈妈在早晨睡醒后倾听，让准妈妈一天都有好心情。

❀ 《土耳其进行曲》

这首奏鸣曲是莫扎特的名曲，格调明朗，由于作曲家没有采用快板乐章，而采用变奏形式写成第一乐章，因而作品更富于诗意和幻想色彩。全曲共分三个乐章，其中第三乐章就是广为流传的《土耳其进行曲》。这首乐曲适合准妈妈在妊娠中、晚期听，同时对胎宝宝的大脑发育非常有益。

❀ 《四季·春》

维瓦尔第的小提琴协奏曲《四季·春》是巴洛克音乐最重要的代表之一，而巴洛克音乐又是最适合胎教的音乐。因为巴洛克音乐非常注重音乐形式上的表现和创造，其低音和音乐的结构特别能让准妈妈在聆听时达到宁静、抒怀、赏心的目的。因此，在欣赏《四季·春》时，准妈妈可

以通过它细腻和美的音乐语言，足不出户地享受到春季的萌动和勃发，以唤起自己美好的情怀。

❀ 《小夜曲》

这首典型的器乐《小夜曲》又名《如歌的行板》，是海顿所作《F大调第十七弦乐四重奏》的第二乐章。这首小夜曲色彩明朗，节奏轻快，旋律娓娓动听，具有一种典雅质朴的情调，表现了无忧无虑的意境。这首乐曲极富抒情性，准妈妈听后能怡情养性，也能使准妈妈镇静、舒心。

正确的音乐胎教法

音乐胎教可以分为两类：孕妇音乐和胎儿音乐。孕妇音乐是给准妈妈听的音乐，可以放松准妈妈的心情，为胎宝宝提供良好的生存环境；胎儿音乐是给胎宝宝听的，直接用来开发胎宝宝的潜能。

孕早期的胎教音乐主要是给准妈妈听的。在音乐的选择上，不是准妈妈喜欢听什么就多听什么，因为有些音乐并不适合准妈妈听。像悲情音

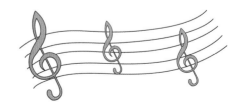

乐让人心情压抑，准妈妈听后易烦躁不安；摇滚、爵士、交响乐会让准妈妈太过兴奋，也使得情绪有比较大的起伏。准妈妈在音乐选择上应该以能给自己带来好心情，能安抚焦躁情绪，有助于身心放松的积极向上的音乐为好，一般建议听一些委婉柔美、轻松活泼、充满诗情画意的乐曲。

准妈妈在听音乐的时候，音量不要太大，一般和正常说话的音量差不多就可以，大约是 60 分贝。准妈妈也不要离发声源太近，距离 1～2 米以上为宜。姿势最好取半坐姿势，或靠在沙发上，尽量不要平躺，以免胎宝宝活动不方便。准妈妈听音乐的时候要放松全身，让呼吸保持自然、通畅。

·孕产小护士·

给胎宝宝听音乐时应该注意什么？

胎宝宝 4 个月大的时候就有了听力，6 个月大的时候听力发育接近成年人，这个时候听胎儿音乐对胎宝宝健康有益。在听胎儿音乐时，要在频率、节奏、力度和混响分贝范围等方面，尽可能与孕妇子宫内的胎音合拍、共振，不要选用有高频声音的音乐，因为高频声音很有可能会造成胎宝宝失聪。

运动胎教不可或缺

适当的运动对准妈妈的健康有益，可以帮助准妈妈纠正胎位、改善体质、促进食欲，还能增加自然分娩的机会。对胎宝宝的好处也有很多，如促进准妈妈的血液循环，从而为胎宝宝提供更多的血液供氧，加快新陈代谢，促进胎宝宝身体与大脑的发育。室外运动时，光照有利于准妈妈补钙，促进胎宝宝的骨骼发育。而经过运动胎教后出生的宝宝也比一般的宝宝开朗，喜欢与人交流，语言和理解能力也都比较强，发音比较早。所以，运动胎教的好处多多，不可或缺。

因为孕早期是流产高发期，所以这段时间运动量与运动幅度不宜过大，最适合准妈妈的运动就是散步。散步不受条件限制，可以自由进行。准妈妈可以边呼吸新鲜空气，边欣赏大自然美景；散步过后，会产生轻微疲倦，对睡眠有帮助，还可以调节心情，消除烦躁和郁闷。

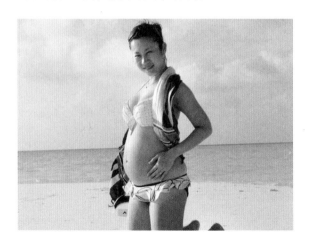

孕3月——摸到长大的子宫

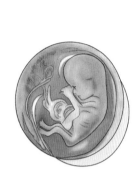
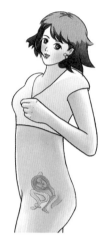

准妈妈的生理变化

怀孕第9周，准妈妈的妊娠反应（如呕吐、恶心等）达到了最严重的阶段，到了第10～11周会逐渐减轻，12周后基本消失。由于准妈妈子宫持续膨大，导致尿频现象更严重。同时，这一阶段准妈妈也容易有腹胀、便秘、四肢无力、头晕等不适感。乳房持续增大，乳晕、乳头上开始有色素沉着，呈现深褐色。由于体内激素水平的变化，有些准妈妈会发现小腹部位有一条竖线，颜色逐渐加深，这就是妊娠线。随着孕期的增加，条纹会继续增粗、颜色加深，在分娩后会逐渐变淡至消失。

到本月末，准妈妈的子宫已经有拳头那么大，并突出盆腔，准妈妈的下腹轻微隆起，用手轻轻触摸耻骨上缘，可以感觉到子宫的存在。同时，腰围、腿部、臀部都比以前粗壮、结实。由于激素的影响，准妈妈的头发长得更快，指甲变脆、易折断或龟裂；一些准妈妈面部开始出现妊娠斑；牙龈可能会肿胀，刷牙时容易出血；体味也可能会加重，特别容易流汗。

本月末，大部分准妈妈能够真切地感受到胎宝宝的存在了，于是会有一些不自觉的行为改变，如习惯性地轻抚肚子，与胎宝宝进行交流；偶尔会走神，沉浸在对胎宝宝的想象中，也会放慢行走速度。

胎宝宝的成长进程

怀孕3个月时，胎宝宝的变化极大，身长增长到9厘米，体重增加到20克。躯干和腿都长大了，头还是特别大。面颊和下颌已经发育成形，更重要的是已经长出鼻子、口唇、牙龈和声带等，已经长出眼睑。骨骼开始硬化，手指、脚趾都清晰可辨，并且已经长出了指甲。手脚也已经能活动，如可以把手放在嘴里吮吸，左右腿会交替做屈伸动作，双手能伸向脸部，这也说明胎宝宝的脊髓等中枢神经已非常发达了。这个时期，胎宝宝的脑细胞发育大致完成。

此时胎宝宝的皮肤还是透明的，可透过皮肤清楚地看到正在形成的肝、肋骨和皮下血管，心脏、肝脏、胃肠更加发达。在3个月的时候，胎宝宝的内脏器官发育基本完成，心脏也大约在怀孕满3个月的时候形成，内生殖器的分泌功能也活跃起来。胎宝宝已有了输尿管，可排出一点点尿。外生殖器分化完毕，可辨认出胎宝宝的性别。胎盘也已经成形，胎宝宝可以在羊水中自由转动。3月末，胎宝宝已经有了触感，如果准妈妈用手触摸他的头，他会把头转开，还会有手指、脚趾张开、嘴巴开合、四肢舞动等反应，但这些都只能在B超中才能看到。

保健指南

面部按摩，做美丽准妈妈

准妈妈因为生理上的变化，会出现面部皮肤粗糙、松弛、黑斑和皱纹等现象。为了避免这种现象，准妈妈可以进行面部按摩。

◉ 额头的按摩

将两手中指和无名指置于额头，分别向左右两边做小圈按摩，共按摩6圈，至两边太阳穴时

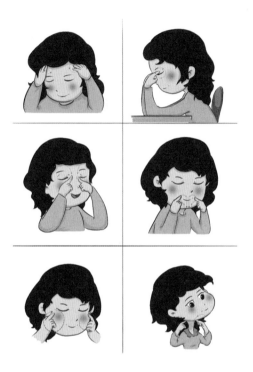

轻轻地压一下，来回共3次。

◉ 眼部的按摩

用手指沿着眼睛四周做绕圈按摩，6圈后在太阳穴轻压一下。然后，两手手指自两眼外侧眼角沿下眼眶按摩6圈，绕过上眼眶回到眼角处轻按一下。

◉ 鼻子的按摩

用手指自太阳穴沿额头、鼻梁滑下，在鼻子两侧做小圈按摩，共按摩8小圈。

◉ 嘴部的按摩

用手指自下巴沿嘴的轮廓，向上按摩至唇上，

再从唇上按摩至下巴，来回共 8 次。然后，用双手的中指和无名指在嘴角两侧做 8 小圈的按摩。

◉ 脸颊的按摩

用手指沿着脸颊四周做大圈按摩，共 8 圈，最后至太阳穴处轻压一下。然后，四个手指并在一起，左右手交替各在两颊拍 6 下。

◉ 下巴的按摩

四个手指并拢，轻拍下巴，从左至右一个来回，共 6 次。

◉ 脖子的按摩

双手放在脖子上，从颈部逐渐按摩至耳后，各 6 圈。

·孕产小护士·

面部按摩需要注意的问题

按摩前，清洁面部，涂上护肤霜。按摩后，用毛巾热敷，然后涂上乳液及营养面霜。但是，整个孕期，护肤霜以无刺激性为原则。虽然按摩具有一定作用，但最根本的护肤措施是吸取足够营养，这样既可满足胎宝宝的需求，又能让准妈妈健康美丽。

护肤品的安全使用法则

怀孕期间，准妈妈不一定就要远离护肤品，有一些护肤品还是可以使用的，如婴儿油与婴儿霜。准妈妈应该选择正规厂家生产的婴儿油与婴儿霜，婴儿系列的护肤品性质温和、刺激较小，而且基本不会含有添加剂，准妈妈可以放心使用。

另外，准妈妈还可以选择纯植物护肤品。在选择的时候，要看保质期。越是纯天然的产品，保质期越短。当然，购买的时候要买正规厂家生产的合格产品。

暂时搁置长途旅行计划

准妈妈在孕早期特别需要静养，这一时期很容易疲劳，而且大多数准妈妈有孕吐反应，长途旅行不论是坐飞机还是乘火车都会十分不舒服，并且对于异地的情况又不是十分熟悉，所以建议准妈妈尽量避免孕早期长途出行，可将旅行计划推迟到孕中期。

怀了双胞胎，安胎更谨慎

怀上双胞胎是一件非常值得开心的事情，但开心的同时，准妈妈和胎宝宝都承受着更大的压力，比起一般的单胎妈妈来说，要注意更多可能出现的情况。

（1）注意营养补充。双胞胎宝宝比单胞胎宝宝需要的营养更多，所以准妈妈需要补充更多的热量、蛋白质、矿物质、维生素等，如出现水肿状况，要适当限盐。一般不提倡大补，要在医生指导下补充铁剂、叶酸、钙等。

（2）定期检查，由于双胞胎畸形的概率比单胎高，而且出现流产、早产、难产、产后出血的概率也高，所以要重视检查，家人要做好监护。孕晚期准妈妈要多卧床休息，减少子宫对身体的压迫。最好选择一家有经验、设备齐全的大医院，谨慎预防产后出血。

（3）双胞胎中如果有一胎停止发育的情况，不要马上终止妊娠，因为另一胎可以照常发育，停育的一胎在分娩时会一起娩出，如果怀孕周数太大，很可能会早产。

静下心来算算预产期

每个准妈妈都应该知道自己的预产期，这样可以让自己做好充足的心理准备和其他的准备，以免引起不必要的惊慌。预产期的计算方法有很多，下面就来介绍一下：

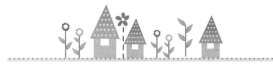

根据末次月经计算

预产期是从最后一次月经的第一天开始算起，如果月份在 4 ~ 12 月，则用月份减去 3，日数加上 7；如果月份在 1 ~ 3 月，不够减 3，则用月份加 9，日数加 7。举例：如果末次月经第一日为阳历 2012 年 4 月 24 日，预产期应为阳历 2013 年 1 月 31 日。

根据胎动日期来计算

如果准妈妈已经记不清楚最后一次月经的日期，可以根据出现胎动的日期来推算。感觉胎儿在体内（子宫）活动，称为"自觉胎动"。初产妇一般在孕 20 周时开始感觉到胎动，因此预产期就是胎动出现日期加 20 周。而经产妇因为有经验，会比初产妇提前 2 周感觉到胎动，所以，经产妇的预产期是胎动出现日期加上 22 周。自觉胎动时间往往因人而异，所以这种计算方法其实并不太准确。

还可以通过做 B 超检查测出胎儿的一些发育指标，如双顶径、股骨长度等，进行测算，即可测出胎龄，并以此推算出预产期。

以上预产期的算法与实际的分娩日期常相差 1 ~ 2 周，若平时月经周期长短变化较大者，预产期会相差更多。所推算的日期是一个大概数，凡是在预产期的前后两周内分娩都是正常的。

选择宽松、质地柔软的衣物

孕期是一个非常特殊的时期，准妈妈如何选择适合自己的衣服，不仅关系到准妈妈的健康，还影响到胎宝宝的正常发育。

准妈妈的衣着应以宽大为原则。怀孕使血液循环加快，孕妈妈很容易出汗，腿脚也经常浮肿。过紧的上衣不仅会影响乳腺的增生发育，导致产后少奶或无奶，而且会因压迫下腹部而减少胎盘血流量，对胎宝宝生长发育造成损害。因此，准妈妈最好选择比身材大一号的衣服。

衣料的选择应以柔软、耐洗、吸水、透气为原则，同时还要考虑季节性。准妈妈的新陈代谢加快，易出汗，最好选择透气性强的自然材质，如纯棉、丝绸。尤其在夏天，纯棉更是首选，不仅透气，而且柔软、吸汗。而在冬季，准妈妈的着装就要留意不让腹部和腰腿受寒，衣着要轻而暖，最好选用保暖性能好的毛料，也可以选择轻便柔软的羽绒服。

换上孕妇专用胸罩

在整个怀孕期间，准妈妈的胸部会持续增大，一般会增大 1 ~ 2 个罩杯，如果不及时更换胸罩，胸部血液循环就会受到影响，同时乳腺受到压迫，有可能引发乳腺炎。而怀孕后所穿的胸罩不能有钢托，透气性要好，不能有衬垫等，普通文胸未必考虑到这些。所以，准妈妈最好选用孕妇专用胸罩。

建议选择专为孕妇设计的全棉胸罩，而且罩杯、肩带都是特殊的设计，不会压迫乳腺。在怀孕初期可以选择无钢圈的，而到了中后期，最好选择软钢圈的。因为随着乳房重量的增加，乳房的下围也在不断加大，如果胸罩下缘没有支撑，乳房就会下垂而且不易恢复，但硬钢圈的胸罩容易压迫到下胸围及乳房，影响乳腺组织的发育，软钢圈胸罩则既支撑了重量，又舒适健康。此外，胸罩的肩带最好选宽的，以便有足够的拉力，给乳房提供足够的支撑。

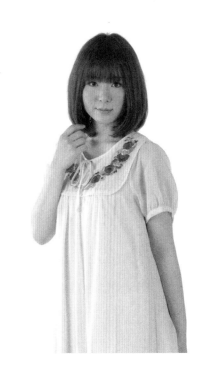

提前预防恼人的妊娠纹

怀孕期间，有些准妈妈的下腹部、大腿、臀部或胸部，出现紫色或粉红色的条纹，这就是妊娠纹。妊娠纹在产后颜色会变得很浅，有的甚至和皮肤颜色很接近，但很难消除，最好提前预防，使之尽量减少或减轻。

◎ 在怀孕前多做一些锻炼腹部的运动，如仰卧起坐等。

◎ 在孕期控制体重的增长速度，一般 1 周体重的增加要少于 500 克，整个孕期体重增加宜在 10 ~ 15 千克，不要在某一时间段暴增，否则就会出现妊娠纹。

◎ 从怀孕初期就坚持在容易出现妊娠纹的部位进行按摩，增加皮肤的弹性。按摩油可以用橄榄油、婴儿油。

◎ 怀孕期间可以适当多吃含有弹性纤维的食物，如猪蹄等；多吃含维生素的水果；多吃蔬菜也有利于改善皮肤的营养和弹性。

◎ 市面上也有一些除妊娠纹霜，需要咨询对胎宝宝是否有伤害后再决定要不要使用。

脚部保健的重要性

脚被称之为人体的第二心脏，而准妈妈怀孕后会加重脚的负担。准妈妈在怀孕期间身体的重量一般增加 15 千克左右，这些负重全部由腿和脚来承担。又由于脊椎前弯、重心改变，准妈妈的颈、肩、腰背常常感到酸痛，脚更不堪重负，足底痛时有发生。所以，准妈妈要重视脚部的保健。

准妈妈可以泡泡脚，能缓解脚部疲劳。一般来说，每日临睡前泡脚 20 分钟为宜，最好不要超过半个小时，洗脚时候的水温不宜太高，自我感觉舒适即可。泡脚的时候，可用双脚相互搓擦，这样更有利于舒筋活络，加速血液循环。但不宜用中草药泡脚，中草药的药性一般较大，不管外用或内服都要谨慎。

准妈妈平时也可以做做足操，手扶椅背，双足并拢，提足跟外旋等。

孕期所穿的鞋子也十分重要，准妈妈不宜再穿高跟鞋，最好穿软底布鞋和旅游鞋，这些鞋具有良好的柔韧性和弹性，可以随脚的形状进行变化，所以穿着舒适，行走轻巧，可减轻准妈妈的身体负担，并可防止摔倒。到了孕晚期，准妈妈的脚部会出现浮肿，要穿比平时大一点儿的鞋子。此外，准妈妈不要穿凉鞋和拖鞋，因为这类鞋容易脱落，也容易摔倒。

哪些首饰必须摘下

准妈妈平时佩戴的首饰在孕期需要暂时搁置一段时间，以免造成不适。

（1）戒指与手镯。多数情况下不建议准妈妈戴戒指和手镯。因为准妈妈在怀孕期间会出现肿胀，皮肤也变得松弛，原本合适的戒指会变得很紧，如果没有及时摘掉的话很可能就摘不下来了。长期戴过紧的戒指会影响手部的血液循环，还可能导致皮肤损伤、骨头坏死等严重后果。手镯虽然不会影响血液循环，但可能无法取下。

（2）金银首饰。准妈妈代谢旺盛，体质偏热，尤其是夏天时出汗多，金银首饰中含有的镍、铬会溶于汗水中，并能渗入皮肤内，引起接触性皮炎，还有可能造成体内重金属过量。虽然这些对常人来说可能伤害不大，但对胎宝宝的生长发育却非常不利，所以为了保险起见，准妈妈还是不戴金银首饰为好。

（3）玉石首饰。经过处理的玉器会有辐射，虽然对常人来说不会造成什么伤害，但对胎宝宝却可能造成伤害；如果是假玉石还可能致癌，严重危害准妈妈和胎宝宝的健康。

孕 12 周开始做孕妇体操

准妈妈在怀孕第 12 周时可以每天做孕妇体操，孕妇体操能让准妈妈感到周身轻松，精力充沛，同时可以缓解因怀孕造成的身体不适，如腰酸背痛等。如果准妈妈每天坚持锻炼，能松弛韧带和肌肉，使身体以柔韧而健壮的状态顺利进入孕中、晚期和分娩。

✸ 脚部运动

① 坐在椅子或床上，两脚并拢平放在地面上。

② 左腿抬高，脚离开地面旋转脚腕，并上下抬高、压低脚尖。

③ 换右腿，重复②中的动作。

通过脚尖和踝关节的活动，能够加快血液循环，锻炼脚部肌肉，防止脚部疲劳。每次 3 ~ 5 分钟。

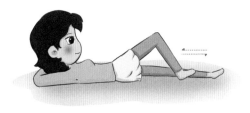

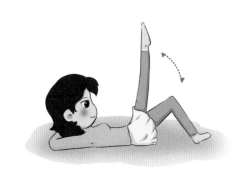

◉ 骨盆运动

① 在床上躺好，单膝曲起，膝盖慢慢向外侧放下，左右反复各 10 次。

② 双膝曲起，一条腿慢慢伸展到床上，左右反复各 10 次。

这项运动能放松骨盆的关节与肌肉，使其柔韧，利于顺产。

◉ 盘腿坐

① 在床上坐好，盘好双脚。把背部挺直，正视前方，两手放在膝盖上。

② 每呼吸一次，双手将膝盖向下轻压，反复进行。

伸展骨盆底肌肉群，可促进胎宝宝顺利通过产道。

◉ 腹肌运动

① 平躺在床上，单腿曲起、伸展，左右反复各 10 次。

② 双膝曲起，单腿上抬，放下，左右反复各 10 次。

锻炼支持子宫的腹部肌肉。

◉ 广播体操

广播操是比较适合准妈妈进行的锻炼方法。但怀孕前 3 个月不要做跳跃运动，每节少做几个节拍，以免造成疲劳。怀孕 4 个月后，可以做全套，但弯腰和跳跃要少做甚至不做。到了孕后期，

不仅要减少弯腰和跳跃运动，其他几节的节拍也需适当控制，不过可以自己增加一些动作，如活动脚腕、手腕、脖子等。

营养方案

这样吃不变黄脸婆

许多准妈妈怀孕后，发现自己脸上会出现许多黄褐斑，于是费尽心思去寻找可以祛斑的护肤品，但效果总是不尽如人意。其实，身边的许多食物可以让准妈妈不做"黄脸婆"。

（1）西红柿、洋葱，可以合成谷胱甘肽，抑制酪氨酸酶的活性，从而减少色素的形成和沉积。

（2）鸡蛋白、海产品、动物肝肾、葡萄干等，这些食物富含硒，硒可以预防和治疗黄褐斑。

（3）鲜枣、柑橘、柠檬、黄绿色蔬菜等，富含维生素 C，可以使深色氧化型色素还原成浅色还原型色素，从而达到淡斑的效果。

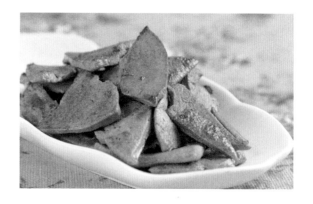

（4）卷心菜、花椰菜、海藻、芝麻、豆类等，含有丰富的维生素 E，可以阻止过氧化脂质的形成，从而预防黄褐斑。

（5）鱼搭配黄绿色蔬菜。鱼类尤其是深海鱼，富含 DHA、EPA，可以促进血液循环，蔬菜含有 β 胡萝卜素和维生素 E，可以防止 DHA 和 EPA 酸化，两者搭配食用能最大程度改善肤色。

健康零食大盘点

（1）**优质花生酱：**抹在苹果片、香蕉块上，就变成了高蛋白的水果餐。

（2）**全麦食品：**怀孕期间，准妈妈应该多吃全麦食品如全麦面包等，因为它富含膳食纤维及维生素 E、硒和具有保护人体细胞功能的植物营养素等。

（3）**坚果：**花生含有人体必需的不饱和脂肪酸，能预防产后缺乳；核桃是不饱和脂肪酸的优质来源，但核桃不能多吃，每天以 2 ~ 3 颗为宜；芝麻补血通乳，富含钙、磷、铁。需要提醒的是，不要买加了较多盐类的坚果类零食（如盐核桃或腰果），以免加重水肿。

（4）**干果：**葡萄干富含铁；瓜子如葵花子、西瓜子、南瓜子等富含多种营养成分。不过，准妈妈可不能买添加了过多糖的果脯，如常见的杧果干、香蕉干和菠萝干等。

（5）**红薯：**也就是地瓜，富含胎宝宝生长发育必需的维生素 A。

（6）**奶制品：**它是钙、维生素 D 和蛋白质的优质来源。准妈妈可以多买点儿鲜牛奶、酸奶、奶酪等放在冰箱里储存。

（7）**蔬菜条：**可以将黄瓜、胡萝卜、甜椒等蔬菜洗净切条，储存在密封的保鲜袋里。准妈妈还可以准备些整个的小西红柿、水萝卜等，这些蔬菜富含膳食纤维、维生素 A 及维生素 C。

（8）**玉米：**玉米富含蛋白质，特有的胶质蛋白占 30%，球蛋白和白蛋白占 20% ~ 22%，可促进胎宝宝智力发育；玉米中含维生素较多，有助于防止细胞氧化衰老，从而有益于智力，而黄玉米含有的维生素 A，对智力、视力都有好处；玉米中粗纤维较多，食后可促进肠蠕动，利于缓解便秘，有利于肠道的健康。准妈妈吃玉米的方法很多，可以打玉米汁，做玉米面、玉米炖排骨，或者煮熟玉米吃。

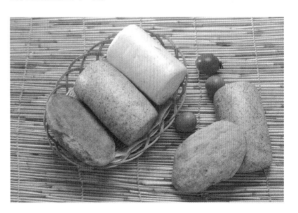

（9）自制布丁：它们可以成为饭后的小插曲，但切记不要多吃。

（10）水果：香蕉、樱桃、苹果、葡萄、枇杷、橙子等新鲜水果。

金水银水不如白开水

白开水对人体有"内洗涤"的作用，比较容易透过细胞膜，促进新陈代谢，提高机体免疫功能。同时，白开水还可以降低血液中能引起准妈妈呕吐的激素浓度。经过煮沸消毒后的白开水，清洁卫生又避免含有致病菌引发疾病，是准妈妈补充水分的主要来源，但不要喝久沸或反复煮沸的开水。

所以，准妈妈在怀孕期间要多喝白开水，一般以每天 1600 ～ 2000 毫升新鲜的白开水为宜（包括了汤水、果汁等所含的水分）。准妈妈喝水的时候要慢慢喝，不要一次喝太多，也不要等到口渴了才喝，最好是将水杯放在眼前，想起了就喝点儿，每次喝 2 ～ 3 口即可。

准妈妈吃粗粮应适量

虽然吃粗粮好处很多，但并非多多益善。过量吃粗粮会影响人体对蛋白质、无机盐及某些微量元素的吸收，尤其对营养需求量大的准妈妈来说，长期大量吃粗粮，可能会导致营养不良。考虑到准妈妈的消化能力比较弱，所以每天吃粗粮不宜超过 50 克。

准妈妈最好不要在晚上吃粗粮，因为晚上胃肠消化能力下降，吃粗粮会加重消化负担。吃粗粮的时候要及时多喝水，以帮助消化。另外，吃粗粮要循序渐进，不经常吃粗粮的准妈妈突然增加粗粮的进食量，可能会引起肠道的不适。

·孕产小护士·

零食不能吃太多

每次吃零食的量不要太多，最好在两餐之间吃，离正餐远一点儿，这样就不会影响正餐的进食量。也不要边看书或边看电视边吃零食，这样一来不卫生，二来不利于消化。

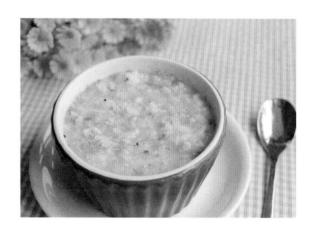

准妈妈少吃热性香料

怀孕后，准妈妈的体温会相应增高，肠道也较干燥。而热性香料，如八角茴香、小茴香、花椒、胡椒、桂皮、五香粉、辣椒等，其性大热且具有刺激性，很容易消耗肠道水分，使胃肠腺体分泌减少，造成肠道干燥、便秘。肠道发生秘结后，准妈妈必然用力屏气解便，这样就引起腹压增大，压迫子宫内的胎宝宝，易造成胎动不安、胎宝宝发育畸形、羊水早破、自然流产、早产等不良后果。所以，准妈妈不宜多吃热性香料烹制的香辛食物。尤其是经常便秘的准妈妈，要尽量避免吃以热性香料烹调的食物。

准妈妈不宜喝蜂王浆

蜂王浆是工蜂咽腺或咽后腺分泌出的一种白色或淡黄色、略带甜味，并有些酸涩的黏稠状液体，是专供蜂王享用的食物。虽然蜂王浆中含有多种营养物质，具有滋补强壮、补益气血、健脾益胃、保肝抗癌等功效，但准妈妈并不适宜喝蜂王浆。因为蜂王浆中含有激素，会刺激子宫，引起宫缩，影响胎宝宝发育。

吃好早餐更重要

准妈妈一定要吃早餐，因为准妈妈比正常人的体质更弱一些，如果早餐不吃很容易引起低血糖，严重者还会感到头晕，怀孕初期还可能造成流产。

早晨是人体新陈代谢最旺盛的时候，也是获取营养素最丰富的时候，所以准妈妈更要重视早餐。准妈妈的早餐要做到营养全面，科学摄取各种营养物质，满足自身和胎宝宝的营养需求。所以，建议准妈妈的早餐可以多吃以下食物：

（1）全麦制品：包括麦片粥、全麦饼干、全麦面包等，其含有丰富的纤维素，准妈妈要选择自然的、没有任何糖类或其他添加成分在内的麦片，同时可以按照自己的喜好加一些花生米、葡萄干等。

（2）奶、豆制品：准妈妈每天早晨可以喝一杯牛奶或酸奶，不仅提供丰富的钙质和蛋白质，还有利于胃肠道健康。

（3）水果：水果的种类很多，可以吃苹果、香蕉、柑橘等。柑橘富含维生素C、叶酸和大量的膳食纤维，可以帮助准妈妈保持体力，防止因缺水造成的疲惫。

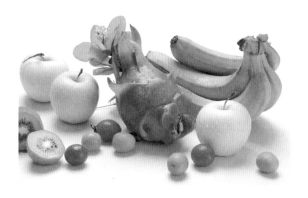

（4）**瘦肉**：瘦肉可以提供铁元素。

（5）**蔬菜**：可以选择颜色较深的蔬菜，因为颜色较深往往意味着维生素含量高。甘蓝是很好的钙质来源；花椰菜富含钙和叶酸。

（6）**鸡蛋**：看见肉恶心的准妈妈可以适当吃鸡蛋补充蛋白质，但鸡蛋不宜多吃，怀孕3个月后的准妈妈每天吃2～3个鸡蛋就可以满足胎宝宝对蛋白质的需求。

（7）**小米**：小米有滋养肾气、健脾胃、清虚热的作用，准妈妈早晨可以喝一碗小米粥。

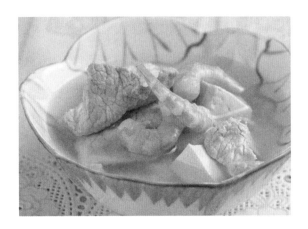

补钙是一门学问

准妈妈补钙，首先应该从丰富食物种类、均衡饮食结构入手，其次才是选择补钙产品。正常的情况下，孕早期准妈妈每天需要800毫克的钙。一般来说，准妈妈能从食物中摄取的钙为400～600毫克，不足的部分需要通过钙剂补充，所以最好食物、钙剂一起进补。

首先要适当多吃含钙量较高的食品，如牛奶、奶酪、鸡蛋、豆制品、海带、紫菜、虾皮、芝麻、山楂、海鱼、蔬菜等。

其次，在医生的建议下选择补钙药品的时候，要购买正规厂家生产的补钙药品或保健品。不过，食用补钙产品时一定要注意用量，每次服用的剂量不要过大，并且每天分2～3次服用，一次服用尽量不要超过500毫克。同时，准妈妈要注意身体里是否有足够的维生素D，如果维生素D缺乏会影响钙的吸收。此时，准妈妈可以在医生的建议下选用含有维生素D的复方钙制剂，不需要额外再补充维生素D或鱼肝油。这类钙剂尤其适合怀孕晒不到太阳的准妈妈。

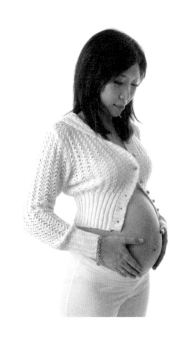

一周营养食谱推荐

星期一	早餐	南瓜粥，煮鸡蛋1个
	午餐	醋椒鱼，扒白菜心，香菜汤，米饭100克
	午点	香蕉1个，面包1个
	晚餐	清汤鸡，韭菜炒鸡蛋，紫菜萝卜汤，馒头
	晚点	乌骨鸡糯米粥
星期二	早餐	小米粥，鸡蛋饼
	午餐	米饭100克，糖醋排骨，清蒸大虾，安胎鲫鱼姜仁汤
	午点	香蕉1个，饼干两片
	晚餐	烧草鱼，炒豌豆苗，番茄面
	晚点	牛奶1杯，核桃仁酪
星期三	早餐	花卷，牛奶1杯，煮鸡蛋1个，芹菜拌花生
	午餐	烧豆腐，炒西蓝花，小白菜丸子汤，米饭100克
	午点	苹果1个
	晚餐	草菇虾仁饺，素炒莴笋，米饭100克
	晚点	牛奶玉米羹
星期四	早餐	小窝头，咸豆浆
	午餐	姜汁蹄花，醋熘白菜，什锦豆腐汤，米饭100克
	午点	苹果1个，面包1个
	晚餐	清炖鲫鱼，荷叶鸡蛋汤，馒头
	晚点	红枣姜糖饮
星期五	早餐	海橘饼，牛奶1杯
	午餐	炒猪肝，凉拌木耳，冬瓜肉丸汤，米饭100克
	午点	香蕉1个，饼干两片
	晚餐	牛肉豆腐羹，拌合菜，鸡肝豆苗汤，米饭100克
	晚点	甘蔗生姜汁
星期六	早餐	黑米粥，包子
	午餐	蘑菇炒肉，卷心菜炒番茄，南瓜饭
	午点	香蕉1个，面包1个
	晚餐	雪耳肉茸羹，翡翠豆腐，苏梗砂仁莲子汤，温拌面
	晚点	牛奶1杯，双色芸豆糕
星期日	早餐	地瓜粥，煎鸡蛋
	午餐	炸酱排骨，炒脆藕，排骨玉米汤，米饭100克
	午点	苹果1个
	晚餐	西湖醋鱼，醋烹绿豆芽，排骨玉米汤，什锦炒饭
	晚点	蔗汁蜂蜜粥

情绪管理

大喜大悲对胎宝宝的影响

准妈妈的情绪状态对胎宝宝的生长发育具有重要作用。准妈妈情绪稳定、心情舒畅有利于胎宝宝出生后良好性情的形成。而准妈妈经常大喜大悲，情绪不稳定，容易使母体内的激素分泌异常，会对胎宝宝的大脑发育造成危害，甚至可能导致流产。因此，准妈妈要格外注意心理调节，使自己精神愉悦，心情舒畅，对生活充满希望。

上班准妈妈如何缓解压力

职场女性一般会有很大的压力，尤其是怀孕的准妈妈，在工作上遇到压力时，会比平时觉得更加难受。那么，上班准妈妈该如何缓解压力呢？

（1）不宜对领导隐瞒"孕事"。实在不能隐瞒了才承认怀孕，这种做法可能会破坏准妈妈与领导间的信任关系。建议怀孕3个月后，准妈妈要主动和领导、同事沟通，可以以幽默的方式报告怀孕的好消息。

（2）准妈妈开博客或微博。心理学上处理情绪有个很好的方法，就是写作，写作能够梳理和整理想法，抒发情绪。写博客或微博可以达到社会支持的效果，这对情绪波动较大的准妈妈来说有十分正面的意义。

（3）每隔两小时为大脑舒压。建议准妈妈每隔一个半小时或两个小时花5分钟做一次大脑舒压的呼吸放松操，可以较好地缓解压力。推荐1:4:2呼吸法，即1拍吸气，4拍闭气，2拍吐气。深呼吸的时候什么都不要去想，只是将注意力集中在一呼一吸之间。

科学胎教

爱是最好的胎教

我们常说宝宝是爱情的结晶，所以胎教源于爱。怀孕之后，胎宝宝最需要准妈妈付出爱心与耐心。从胎宝宝在准妈妈的身体里"扎根"那一

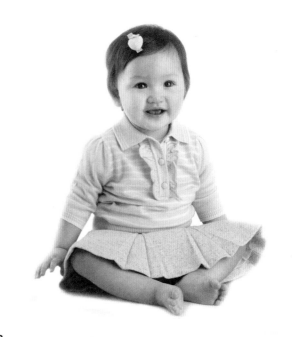

天起，准妈妈就可以和他"谈情说爱"，使用爱的语言，充满爱的心情，传递爱的信息。在这样一个充满爱的孕育过程中，准妈妈才能深切地感受到胎宝宝的点滴变化，并且缓解和转移不良情绪，从而产生一种对胎宝宝健康极为重要的母子亲情。而在这个过程中实施胎教，对胎宝宝和准妈妈来说都是爱心与耐心的挑战，准妈妈实施胎教的爱心越强烈，胎教效果就越好。

准爸爸参与胎教更有效

有研究指出，胎宝宝在子宫内最适宜听中、低频调的声音，而准爸爸说话的声音正是以中、低频调为主。也就是说胎宝宝对准爸爸的声音更敏感。准爸爸低沉、宽厚的嗓音总能让胎宝宝表现得更积极，所以准爸爸要多与胎宝宝交流。准爸爸应坚持每天在固定的时间与胎宝宝打招呼，讲童话故事或念儿歌，或者跟胎宝宝讲讲这一天发生的有趣事情等，这些都对胎宝宝脑部发育有很大的帮助。

准爸爸与胎宝宝经常说话对以后的亲子关系建立也有好处。一些新出生的婴儿即使被不熟悉的女性逗乐也会微笑，而被爸爸逗乐则反而会哭。这正是因为婴儿在胎宝宝时期对爸爸的声音不熟悉造成的。如果这种陌生感在胎儿期就消失了，自然就不会出现这种令人尴尬的事情了。

胎宝宝还喜欢准爸爸的抚摸，当准爸爸用手掌抚摸准妈妈的腹部时，胎宝宝会随着准爸爸手掌的移动而做出积极的反应。当然，胎宝宝的反应暂时还看不出来，需要等到有了胎动以后才行。

常说"爱子先爱妻"，准爸爸参与胎教，可以为准妈妈创造良好的环境、帮助准妈妈调节情绪、补充营养，这些工作贯穿于整个怀孕期。准爸爸应关心爱护准妈妈，主动承担家务，陪准妈妈散步、欣赏音乐、短期旅行，并且纠正不良的生活习惯和作息规律，这都会给胎宝宝积极的影响。

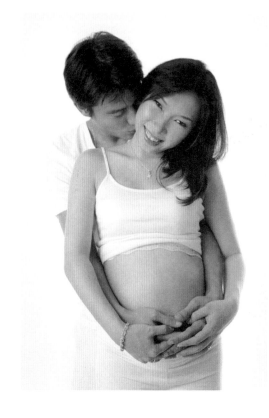

抚摸胎教让胎宝宝感受爱

据研究显示，婴儿如果很少被触摸、爱抚，很容易出现心理疾患，并且生长发育迟缓。所以，如果从胎宝宝时期就经常充满爱意地触摸、爱抚胎宝宝，将能有效促进胎宝宝养成良好的性格。同时，准妈妈对胎宝宝的抚摸，不仅能传达她对胎宝宝的关爱，还能使准妈妈自身处于一种身心放松的状态，达到安抚胎宝宝与舒缓准妈妈情绪的双重功效。

正常情况下，怀孕 3 个月左右就能进行抚摸胎教，最好定时，每次 5 ~ 10 分钟，这样可以使胎宝宝对时间建立起初步的信息反应。抚摩胎教一直可以进行到妊娠结束。

准妈妈或准爸爸用手在隆起的腹壁上轻轻地抚摩胎宝宝，胎宝宝可以感受抚摩的刺激，以促进胎宝宝感觉系统、神经系统及大脑的发育。抚摩顺序由头部开始，然后沿背部到臀部，再到肢体，要轻柔有序，并体会每次胎宝宝的反应。

抚摩胎教时要特别注意胎宝宝的反应，如果胎宝宝是轻轻蠕动，说明胎宝宝很舒服，可以继续进行；如果胎宝宝用力蹬腿，说明胎宝宝感觉到不舒服，那么准妈妈或准爸爸就应停止抚摩。

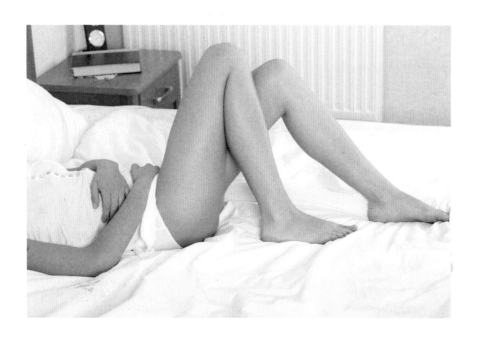

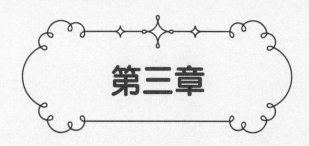

第三章

孕中期，孕味十足

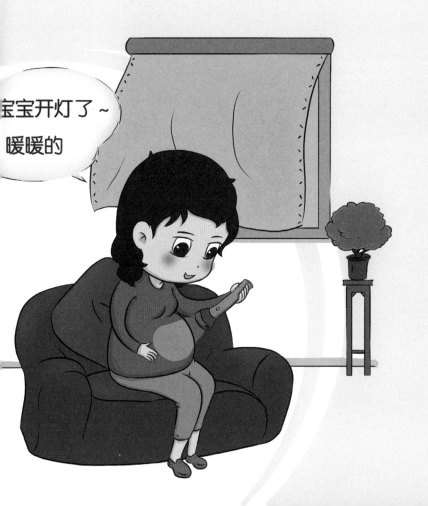

孕4月——胃口大开的美好时光

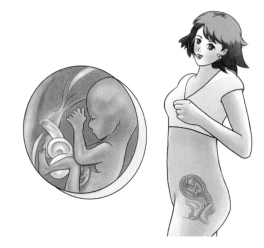

准妈妈的生理变化

孕4月（13～16周），早孕反应逐渐消失，准妈妈的胃口好了很多。同时，胎宝宝的胎盘和脐带已经发育完全，度过了最容易发生流产的时期，准妈妈可以稍稍松一口气了。不过，准妈妈的阴道分泌物依旧很多，腰部沉重、尿频等问题依然存在。

此外，因腹部压力增大，影响下肢静脉回流，准妈妈会表现为小腿等部位"青筋"突出（轻度静脉扩张），且出现便秘问题。准妈妈的腹部开始显形，子宫长到新生儿头的大小，宫底在肚脐与耻骨上缘之间，会偶有不规则的无痛性收缩。

这个月，准妈妈的体重开始增加，准妈妈的身材变得丰满，腰围也有所增加。准妈妈的皮肤因为激素的影响偶尔感到刺痒，但不会带来其他的损害，所以不必担心。妊娠斑开始较为明显，准妈妈要避免阳光直接照射面部。

在这个月末（16周）会有一个惊喜出现，那就是胎动。此时的胎动还不规律，不能作为监测胎宝宝健康与否的标准，而且有的准妈妈还感觉不到。没有感觉到胎动的准妈妈也不必着急，因为有许多准妈妈在怀孕20周以后才能察觉到胎动。

胎宝宝的成长进程

妊娠4个月时，胎宝宝的身长12～16厘米，体重120～150克，胎宝宝的头渐渐伸直，如乒乓球大小，小脑和大脑已经形成，脸部已经有了人的轮廓和外形，还长出一层薄薄的胎毛，头发也开始长出；下颌骨、面颊骨、鼻梁骨等开始形成，耳郭伸长；眼球开始运动，能够感受到光线的强弱，但依旧是紧闭的；嘴巴也具备了吸吮的能力，胎宝宝还会在子宫里打嗝，脊柱、肝、肾都已"进入角色"，皮肤逐渐变厚而不再透明。

此外，胎宝宝的手脚继续发育，且胳膊的发育速度超过腿部，灵活性也优于腿部，手指甲也完整地形成了，手指和脚趾的纹印开始形成。这个时期的胎宝宝能够在子宫里自由活动，还会翻跟头呢！

保健指南

孕中期的运动方案

进入孕中期，准妈妈可以根据个人体质和过去的锻炼情况，适当增加运动量，进行力所能及的锻炼，如游泳、孕妇体操、瑜伽、散步、跳舞等。虽然此时运动量可以适量增加，但仍要切记不可进行跑、跳、登高等容易失去平衡的剧烈运动。

在怀孕中期，准妈妈的运动要有规律性，如果准妈妈在孕前没有养成规律运动的习惯，可以从每周3天，每天做两次10～15分钟的运动开始，之后视体能情况将每次运动时间延长到30～45分钟，天数也可适当增加。但无论怎样调整，都一定要形成规律，坚持每天练习。

准妈妈不能做的运动

因为怀孕是一个特殊的时期，并不是所有的运动都能做。准妈妈运动要避开快跑、负重登山、滑雪、独自骑马、蹦极、潜水、拔河、单双杠、跳高、跳远、滑冰、篮球、足球等剧烈运动。具有流产史或胎盘前置、子宫颈闭锁不全等症的准妈妈，在运动之前应该先咨询医生。

准妈妈的安全活动姿势

怀孕后，由于准妈妈的身体重心前移，身体各部位受力方向也发生变化，其坐、立、行等均与怀孕前不同，活动受到限制，为了保证准妈妈的健康，在日常生活中要特别注意活动姿势。

（1）做家务时不要过分弯曲腰背，家务活要量力而行，在整理房间、扫地、铺床时都尽量

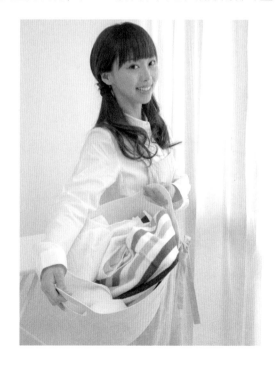

少弯腰。准妈妈不要举重物，因为这样无法保持背部的挺直。

（2）怀孕后起床时，首先是将身体翻向一侧，然后用肘支撑上半身的重量，再靠双手支撑坐起，伸直背部，最后将双脚放在地上站起来。

（3）站立时要背部舒展、挺直，这样能防止背痛，增加腹部肌肉的力量。

（4）当由立位改为坐位时，准妈妈要先用手在大腿或扶手上支撑一下，再慢慢地坐下。尽量不要坐没有靠背的椅子。因为椅背会给腰部以支撑力，减少脊柱的压力。如果觉得还不舒服，可以加一个小靠垫。准妈妈坐着时，双腿平放，交叉双腿会阻碍血液循环。

（5）拾取东西时要先弯曲膝盖，然后弯腰，蹲好后再拾。

使用防妊娠纹产品先看成分

准妈妈在挑选防妊娠纹产品的时候一定要在健康的基础上进行选择。选择防妊娠纹产品要看其成分，一定不能含有酒精、激素、色素、香料及铅、汞等重金属成分，并经严格的医学安全测试认可，无过敏、刺激成分，准妈妈才可以安全使用。一般来说，纯植物性质的配方产品对肌肤是比较温和的。

经已有的妊娠纹相关研究，被证实能有效预防妊娠纹的成分主要有：橄榄油、维生素 A、有

机硅、海藻类提取物等，准妈妈可以根据上述提到的成分选择相关产品。

记录胎动的意义

胎动是胎儿最客观的生命指征之一。胎动在整个孕期的规律是从无到有，从少到多，再从多到少。胎宝宝的活动在怀孕 8 周末就出现了，怀孕 12 周就已经比较频繁，只是动作轻微，准妈妈还没有察觉到。生育过的准妈妈一般在怀孕 16 周的时候或更早的时候就能察觉到胎动。初次怀孕的准妈妈有些则要到 18 ~ 20 周才能察觉到胎动，但一般不会超过怀孕 5 个月。

胎动不仅使胎宝宝与准妈妈建立起紧密的亲情联系，而且能表达胎宝宝在子宫内的生长发育

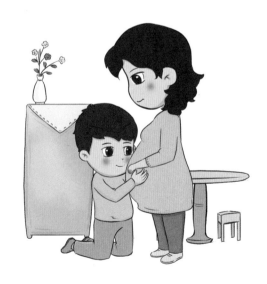

状况，是胎宝宝给母亲发出的信号。胎动次数多少、快慢、强弱等，常预示着胎宝宝的安危。所以，准妈妈如果掌握了胎宝宝胎动的规律，就能大体估计胎宝宝的活动是否正常。

准妈妈宜每天上午 8 ~ 9 点，下午 1 ~ 2 点，晚上 8 ~ 9 点，各计数胎动 1 次，每次数 1 个小时，3 次计数相加乘以 4，就是 12 小时的胎动数。最后将这个数据记录在表格上。如果变化轻微，则说明胎宝宝生长发育正常，不必担心。

如果每日 3 次计数有困难，可于每日临睡前 1 小时计数 1 次，将每日的数字记录下来，画成曲线更好。计数胎动时，准妈妈宜取左侧卧位，环境要安静，思想要集中。为了避免误差，每感到胎动 1 次可以用硬币或纽扣等物品作筹码代替计数。

胎动异常不可掉以轻心

正常的胎动，准妈妈没有不舒服的感觉。如果胎动很多，多到准妈妈都感觉不舒服时，一定要到医院检查。胎动过多往往是说明胎宝宝在宫内不舒服，处于缺氧的状态，很可能十分危险。有时会有脐带缠绕、羊水过少、胎盘早剥等状况，使胎宝宝生存环境恶劣，胎宝宝在挣扎，告诉准妈妈"快快救救我吧"。

如果平常胎动很正常，今天发现胎宝宝活动很少或胎动幅度很小，胎宝宝显得格外安静，这

也是不正常的表现，也要立即到医院检查，必要时做胎心监护或 B 超查找原因。

总之，胎动过多和胎动过少都是胎宝宝在宫内不正常的表现，准妈妈千万不要掉以轻心。

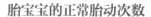

·孕产小护士·

胎宝宝的正常胎动次数

从准妈妈感觉到第一次胎动开始，随着孕周增加，胎动也逐渐增多，在孕 32~34 周达高峰。但到了 32 周以后，由于胎宝宝的发育，活动空间变小，胎动次数也会明显地减少。一般来说，胎动 ≥ 30 次 /12 小时或 ≥ 4 次 / 小时为正常。若连续 2 日胎动 ≤ 3 次 / 小时，则为异常。

孕中期宜每月做一次产检

准妈妈孕周达到 13 周后进入孕中期。孕中期需要每 4 周，也就是每月做一次产检，检测胎宝宝的发育情况和准妈妈的健康情况。另外会做两个筛查，孕 15 ~ 20 周时做唐氏儿筛查，24 ~ 28 周做妊娠糖尿病筛查，准妈妈可以根据自己的情况进行选择。

例行孕检和第一次孕检差不多，准妈妈注意衣服要宽松易脱，尽早出门等，还要带上孕妇保

健手册、医保卡、诊疗卡等，这些都是就诊的依据，而且医生会将每一次的产检情况都记录在孕妇保健手册上。

每次产检都应该咨询清楚下一次产检的时间、注意事项，是否需要静脉抽血。如果有静脉抽血的项目，产检当日需要空腹进行。

准妈妈B超检查时间表

从B超原理上分析，B超是超声传导，不存在电离辐射和电磁辐射，是一种声波传导，这种声波对人体组织没有什么伤害。但是，这并不意味着在整个妊娠期可以随意做B超检查，没有时间和次数的限制。孕期到底需要做多少次B超要依据具体情况而定，正常情况下，准妈妈在怀孕期间做B超可在3次左右，最好不要超过5次。

第一次B超检查应在怀孕12～16周，多数情况下一般第一次孕检的时候会要求做B超。主要检测是单胎还是多胎，以及胎宝宝的大小和发育情况，如测定胎宝宝的头围等，并检测是否是正常妊娠，以排除宫外孕或葡萄胎等可能。

第二次B超检查应在怀孕20～25周，帮助准妈妈了解胎宝宝的生长发育情况，还能对胎宝宝的位置及羊水量有进一步的了解，以检查胎宝宝是否有畸形。

第三次B超检查应该在怀孕37～40周，主要帮助准妈妈观察胎儿胎位、胎宝宝大小、胎盘成熟程度、有无脐带缠颈等，进行临产前的最后评估，做好产前的各种准备，所以这次B超非常重要。

教准妈妈看懂B超检查报告单

B超检查报告单拿到了，上面的专业术语及英语缩写让准妈妈头疼不已，现在就来了解一下：

✹ 双顶径（BPD）

胎宝宝头部双侧顶骨隆起之间的径线长度，是判断胎宝宝体重与发育是否正常的标准。这个值在孕5月后，与怀孕月份相同，如在7个月时为7厘米，8个月时为8厘米，孕8月以后每周增长2毫米，足月时达到9.3厘米或以上为正常。

✹ 头围（HC）

环头一周的长度，用于确认胎宝宝的发育状态。

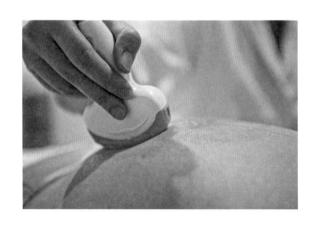

❋ 腹围（AC）

肚子一周的长度，HC/AC 是头围与腹围的比值，用来评测胎宝宝是否在宫内有发育迟缓的情况，并估测体重。

❋ 腹部前后径（APTD）

腹部前后间的厚度。在检查胎宝宝腹部的发育状况以及推定胎宝宝体重时，需要测量该数据。

❋ 腹部横径（TTD）

腹部的宽度。在妊娠 20 周之后，与 APTD 一起来对胎宝宝的发育情况进行检查。有时也会测量腹部的面积。

❋ 枕额径（OFD）

胎宝宝鼻根至枕骨隆突的距离，也是计算胎宝宝头从前到后最长的部分，这个数据用来判断胎宝宝的发育情况和孕周。

❋ 股骨长（FL）

大腿骨的长度，用于与双顶径一起来推算胎宝宝的体重。它的正常值加 2 约等于相应的孕月，比如说孕 4 月胎宝宝的股骨长度约为 2 厘米，孕 7 月胎宝宝的股骨长度约为 5 厘米。

❋ 羊水指数（AFI）

羊水深度 3～7 厘米算正常，过多或过少都有畸形的可能。用羊水指数表示，正常值为 8～18 厘米。

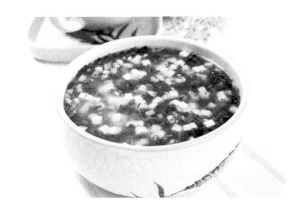

❋ 颈项透明层（NT）

一般在孕 8～13 周做，如果出现增厚，说明有可能畸形，需做进一步检查。

❋ 脊椎（SP）

胎宝宝脊柱连续为正常，缺损为异常，可能脊柱有畸形。

❋ 胎心（FHT）

有、强为正常，无、弱为异常。胎心频率正常为每分钟 120～160 次。

❋ 胎动（FM）

有、强为正常，无、弱可能胎宝宝在睡眠中，也可能为异常情况，要结合其他项目综合分析。

❋ 胎盘（PL）

位置是说明胎盘在子宫壁的位置，胎盘的正常厚度应在 2.5～5 厘米。

🏵 胎盘分级（GP）

一般孕晚期（28 周）开始，B 超报告单上会出现胎盘分级。胎盘的级别有 0、Ⅰ、Ⅱ、Ⅲ级，一般 28 周以前都是 0 级，表示胎盘未成熟；29~36 周多为 Ⅰ 级，说明胎盘趋向成熟，其中 0 级或 Ⅰ 级说明胎盘功能很好，能给胎宝宝提供充足的营养；36 周以后多为 Ⅱ 级，说明胎盘已基本成熟，依旧可以给胎宝宝提供营养；38 ~ 40 周多为 Ⅲ 级，说明胎盘已经成熟，并且老化，胎宝宝此时一般发育成熟，可询问医生是否继续妊娠下去。准妈妈需要注意胎盘早熟，如果胎盘过早成熟，而胎宝宝发育还不成熟，会危及胎宝宝的生命。

🏵 胎囊（GS）

胎囊只在怀孕早期见到。它的大小，在孕 1.5 个月时直径约 2 厘米，2.5 个月时约 5 厘米为正常。胎囊位置在子宫的宫底、前壁、后壁、上部、中部都属正常；形态圆形、椭圆形、清晰为正常；如胎囊为不规则形、模糊，且位置在下部，准妈妈同时有腹痛或阴道流血时，可能要流产。

🏵 宫颈长

少于 3 厘米有可能发生早产。

🏵 脐带

如果无此项，说明正常；如果有绕颈现象，则会出现"脐带绕颈 × 周"的字样。

🏵 胎位

LOA、ROA、LOP 等都是胎位的缩写，L 为左（Left）的缩写，R 为右（Right）的缩写，A 为前（Anterior）的缩写，P 为后（Posterior）的缩写，T 为横向（Transverse）的缩写。

枕先露的指示点为枕骨（Occiput，缩写为 O），有六种胎位：枕左前（LOA），枕左横（LOT），枕左后（LOP），枕右前（ROA），枕右横（ROT），枕右后（ROP）。

臀先露的指示点为骶骨（Sacrum，缩写为 S），有六种胎位：骶左前（LSA），骶左横（LST），骶左后（LSP），骶右前（RSA），骶右横（RST），骶右后（RSP）。

面先露的指示点为颏部（Mentum，缩写为 M），有六种胎位：颏左前（LMA），颏左横（LMT），颏左后（LMP），颏右前（RMA），颏右横（RMT），颏右后（RMP）。

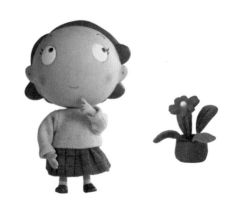

肩先露的指示点为肩胛骨（Scapula，缩写为 Sc），有四种胎位：肩左前（LScA），肩左后（LScP），肩右前（RScA），肩右后（RScP）。

✹ 其他

HL 为肱骨长；CRL 为头臀长，即头臀距，表示胎体纵轴平行测量最大的长轴，主要用于判定孕 7 ~ 12 周的胎龄；S/D 为胎宝宝脐动脉收缩压与舒张压的比值，与胎宝宝供血相关；当胎盘功能不良或脐带异常时此比值会出现异常；在正常妊娠情况下，随孕周增加，S 下降，D 升高，使比值下降，近足月妊娠时 S/D 小于 3。

牙龈出血与激素变化有关

由于准妈妈体内的雌、孕激素增多影响了口腔黏膜，使之变薄变脆，所以准妈妈很容易牙龈出血。因此，准妈妈需要经常漱口，勤刷牙，注意口腔卫生。平时吃完东西后要及时漱口，可用清水也可用淡盐水或 2% 的小苏打水，还可尝试用牙线清洁牙齿，将牙齿内的残渣清洁掉。

准妈妈可以选用软毛质地的儿童牙刷，以减少对牙龈的刺激。牙膏每次的用量也不要太多，一般占到刷头 1/3 或 1/4 即可。牙膏清洁牙齿前不要将牙膏沾水，会降低牙膏的清洁作用。刷牙时宜采用巴氏刷牙法，动作不要过猛。此外，最好每次吃饭后均用淡盐水漱口。

唐氏儿筛查必须做吗

唐氏综合征是染色体异常导致的一种疾病，可造成胎宝宝身体发育畸形，运动、语言等能力发育迟缓，智力障碍严重，多数伴有各种复杂的疾病，如心脏病、传染病、弱视、弱听等，且生活不能自理。

一般 35 岁以内的准妈妈做唐氏儿筛查最佳的检测时间是孕 16 ~ 18 周，如果不能在最佳时间段内检查，15~20 周内检查都是可以的。35 岁或 35 岁以上的高龄准妈妈及有其他异常分娩史的准妈妈要咨询产科医生，是否要做羊水穿刺。当然，如果准爸爸已经打定主意，不管筛查结果如何都不会影响要这个宝宝的决定，那就不要做了。因为筛查等待的时间较长，无端地增加压力是不明智的。

空腹验血，需填写唐氏筛查专用申请单和知情同意书。采血前，准妈妈要保持情绪稳定，避免冷热刺激。

唐氏儿筛查检测后需要等一周以后才能拿到结果。准妈妈在这一周里可能会比较煎熬，建议准妈妈放宽心，唐氏儿的比例并不高。

孕中期可以过性生活吗

怀孕中期胎儿情况较为稳定，早孕反应也过去了，准妈妈的心情也好起来，因此这个阶段可以过性生活。但应该合理安排，有所节制，如果性生活次数过多，用力较大，压迫准妈妈的腹部，容易导致胎膜早破。这种状况势必影响胎宝宝的营养和氧气的供给，会引起流产甚至造成胎宝宝死亡。孕中期的性生活应格外注意，性生活前后准爸爸和准妈妈都要用清水清洗，避免不洁接触引发感染。性生活时可采取夫妻双方习惯和舒适的姿势，但要注意不要压迫腹部，体位可采用坐入式、侧卧式、后入式等。准爸爸不要刺激准妈妈乳头，准妈妈要注意自身调节，不要过度兴奋，以免诱发流产。

营养方案

孕中期是补充营养的关键期

孕中期是胎宝宝迅速发育的时期。胎宝宝除了体重迅速增长外，组织器官也在不断地分化、完善。此外，准妈妈的体重此时也迅速增加，准妈妈在怀孕期间体重将增加 10～15 千克，其中60% 甚至更多都是在孕中期增加的。因此，孕中期的营养补充十分重要。

此时，准妈妈的早孕反应减轻，食欲渐渐增加，腹部隆起并不突出，身体活动自如，是一个纠正、弥补、调整、补充的大好时期。准妈妈要充分利用这段时间，纠正早孕呕吐期造成的电解

质紊乱，弥补早期营养素的丢失，调整机体的营养状况，系统地进行各方面的检查；结合自身的具体情况，可跟营养专业人员配合，定期做营养监测和评价，旨在根据胎宝宝生长发育的需要，及时补充各种所需的营养素，给准妈妈和胎宝宝最好的呵护。

孕中期宜重点补充的营养素

孕中期，胚胎发育阶段完成，胎盘已经形成。这一时期，胎宝宝会迎来一次加速发育，因此准妈妈应及时补充各种必需的营养素，以供胎宝宝生长发育的需要。

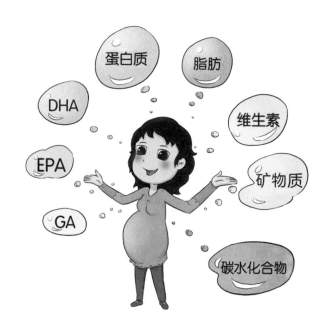

营养素	每日推荐摄入量	补充方法	作用
热能	比孕早期增加 200 千卡，达到 2300 千卡	食补，每日可增加主食 75 克左右，总摄入量应不小于 300 克，且注意粗细粮搭配食用	满足准妈妈的新陈代谢
蛋白质	比孕早期多摄入 15 克（相当于每天增加 250 毫升牛奶和 1 个鸡蛋或 75 克瘦肉的量），达到 85 克左右	食补，动物蛋白摄入量应占全部蛋白质的 50% 以上，所以要多吃奶类、鱼肉、虾、肝脏、蛋类、猪肉、牛肉等	满足胎宝宝发育与准妈妈身体需要，增加蛋白质储备
脂肪	20 ~ 30 克	食补，多吃些花生仁、核桃仁、葵花子仁、芝麻等	促进胎宝宝脑部发育，增加准妈妈和胎宝宝的脂肪储备
锌	20 毫克	食补，多吃生蚝、牡蛎、肝脏、口蘑、芝麻、赤贝等	促进胎宝宝神经、大脑发育，增加分娩宫缩力
铁	28 毫克	食补，服用铁剂	增强母体对胎宝宝的供养能力，促进胎宝宝发育，预防缺铁性贫血
碘	175 微克	用碘盐，多吃鱼类、贝类和海藻等海鲜，每周两次	促进胎宝宝甲状腺发育，从而促进胎宝宝神经系统和大脑功能发育
钙	1000 毫克	食补、服用钙剂	促进胎宝宝骨骼和牙齿的发育
维生素 D	10 微克（400IU）	食补，多吃海鱼、动物肝脏以及鸡蛋；晒太阳	促进钙质的吸收

动物肝脏不宜多吃

动物肝脏含有丰富的蛋白质及钙、铁、锌、镁等矿物质，一些重要的维生素，如维生素 A、维生素 D、B 族维生素等在肝脏中含量也很丰富。因此，准妈妈平时注意吃些动物肝脏，有利于预防因蛋白质、钙、铁、锌、B 族维生素、维生素 A、维生素 D 缺乏而引起的多种营养缺乏性疾病。

不过，准妈妈食用肝脏也不宜过多，以每周食用 2 ~ 3 次为宜，各种动物肝脏可交替食用。肝脏是动物的解毒器官，有些有害物质是在肝脏内降解消除的，有些未降解完全的毒物仍存留于其间。另外，

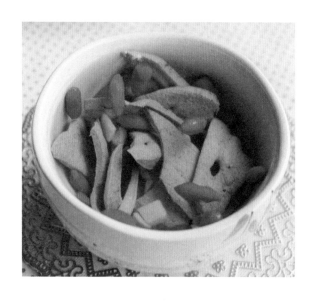

维生素 A、维生素 D 等在某些动物肝脏内含量较高，如羊肝、鸡肝等，过量摄入会导致中毒。

因此，为了安全食用，准妈妈不宜多吃动物肝脏。而且在进食动物肝脏时要采用正确的清洗加工方法。肝脏在食用前应切成小块，在清水中浸泡，以便把有毒物质从肝脏中排出。

·孕产小护士· 制剂补充要慎重

用制剂补充营养素的时候，一定要先咨询医生，问清楚补充量和补充方法，以免方法不对，影响吸收，或补充过量发生反作用，那就得不偿失了。

进食不宜狼吞虎咽

准妈妈进食是为了充分吸收营养，保证自身和胎宝宝的营养需求。因此，准妈妈进食切忌狼吞虎咽。

人体将食物的大分子结构变成小分子结构，是靠消化液中的各种消化酶来完成的。慢慢咀嚼食物引起的胃液分泌比食物刺激胃肠而引起的分泌数量更大，含酶量更多，持续时间更长，对人体摄取食物营养更加有利。

此外，吃得过快，食物嚼得不精细，不能使食物与消化液充分接触。食物未经充分咀嚼就进入胃肠道，食物与消化液接触的面积会大大缩小，影响食物与消化液的混合，导致相当一部分食物中的营养成分不能被人体吸收，这就降低了食物的营养价值，对准妈妈和胎宝宝都不利。咀嚼不够，还会加大胃的消化负担或损伤消化道黏膜，导致准妈妈易患肠胃病。

准妈妈服用人参有讲究

人参是补药，有些准妈妈在怀孕期间也经常会被家人劝说用人参来补身子。不过，在孕期什么时候用人参进补最合适还是有讲究的。

怀孕初期，母体各系统因怀孕而发生了相应的变化，机体抵抗力下降，容易发生感冒、泌尿系统感染等。此时适当地进补一些人参，可以提高准妈妈的免疫力。妊娠晚期，准妈妈血浆纤维蛋白原和球蛋白含量增高，血液黏稠度增加，血液处于高凝状态。人参可以明显地增加血液黏稠状态下红细胞膜的流动性，对血液循环有明显的改善作用，同时能增强心肌收缩力，对胎宝宝宫内正常发育起到一定的作用。但是在临近产期和分娩时，准妈妈则不宜服用人参及其他人参制剂，因为人参有抗凝作用，服用人参会增加准妈妈产后出血的概率。

准妈妈在不同时期服用人参的品种也应该有所不同。例如，在怀孕早期宜服用红参，体质偏热者可服用生晒参；怀孕中晚期水肿明显，动辄气短者可服红参，体质偏热者可服西洋参。总之，准妈妈要在医生的指导下服用人参。

服用人参时若出现失眠、胸闷、憋气、腹胀、玫瑰疹、皮肤瘙痒和鼻出血等症状时，准妈妈应立即停服，以免引起更严重的后果。

给胎宝宝的大脑补补营养

胎宝宝在胎儿时期大脑发育速度非常快，尤其在 3 ~ 9 个月，在这个时期，准妈妈要注意补充营养。有研究表明，如果宝宝在胎儿期营养不良，即使出生后营养状况得到改善，其智力也无法和胎儿期营养状况良好的宝宝相比。

除了蛋白质、脂肪、碳水化合物、维生素和矿物质等大脑与其他器官共同需要的营养素，在这个阶段需要均衡增加摄入外，大脑发育还需要四种特别的营养素。

⊛ DHA、EPA

DHA 即二十二碳六烯酸，又称"脑黄金"，EPA 即二十碳五烯酸，这两种营养素都对胎宝宝的脑部发育有益。尤其是胎宝宝满 5 个月胎龄后，由于胎教内容的施加，人为地增加了对胎宝宝的听觉、视觉、触觉三种感觉神经通路的刺激，胎宝宝大脑对 DHA、EPA 的需求也就增多。

补充 DHA、EPA，准妈妈可以多吃富含 DHA、EPA 的海鱼、海产品等，也可以吃含有 DHA、EPA 的营养品。吃这类食品或营养品时搭配牛奶、豆浆、鸡蛋等食品，吸收效果更佳。

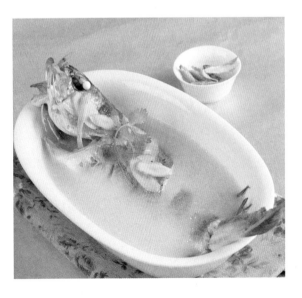

⊛ GA

　　GA 又叫神经节苷脂，对稳定大脑的中枢神经系统发育非常重要，有助于促进神经元生成和突触形成。此外，GA 具有调节神经元的作用，不仅帮助突触传导信息，而且有助于记忆的形成。

　　补充 GA 可以吃一些海鱼和海蟹、对虾、牡蛎等富含 GA 的海产品，或喝一些含有 GA 的孕妇奶粉。

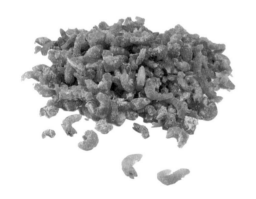

⊛ α－亚麻酸

　　α－亚麻酸能促进胎宝宝大脑发育和提高脑神经功能，补充 α－亚麻酸主要通过植物油，如香油、葵花子油、大豆油等，葵花子、核桃仁、松子仁、桃仁等食物中也含有较多的亚麻酸。

　　α－亚麻酸营养品的最好补充时间在孕晚期（孕 28 周后）至宝宝出生后 6 个月内，因为孕产妇在这个阶段，可利用母血中的 α－亚麻酸合成 DHA，然后通过血液或乳汁输送给宝宝。

低体重准妈妈的饮食计划

　　准妈妈体重偏轻时，要注意各类营养素都要适当均衡地增加摄入量。食量较小的准妈妈可以减少蔬果的摄入量，以碳水化合物和蛋白质补足。另外，可以增加一些零食，坚果和牛奶都是不错的选择，还可以适当喝一些孕妇奶粉。吃不下饭的准妈妈需要遵照医嘱补充复合维生素、微量元素等。不过，准妈妈千万不要依靠吃甜食来增加体重。

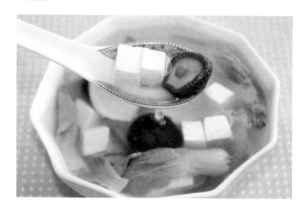

一周营养食谱推荐

星期一	早餐	甜豆浆 1 杯，烧饼或馒头 1 个
	午餐	花卷，小米粥 1 碗，海米油菜，肉末芹菜，蛋花汤
	午点	香蕉或苹果 1 个
	晚餐	米饭 100 克，腰花土豆，鲜虾豆腐酱汤
	晚点	牛奶 1 杯
星期二	早餐	热汤面 1 碗，馒头 50 克，煮鸡蛋 1 个，蔬菜适量
	午餐	瘦肉炒芹菜，凉拌西红柿，猪蹄香菇炖豆腐，米饭 100 克
	午点	牛奶 1 杯，麦麸饼干两片，苹果 1 个
	晚餐	鸡蛋炒莴笋，烧豆腐，虾皮烧冬瓜，猪肝粥，花卷 100 克
	晚点	苏打饼干两片，橘汁 1 杯
星期三	早餐	骨头汤面
	午餐	米饭 100 克，盐水鸭，炒生菜，虾皮冬瓜汤
	午点	牛奶 1 杯，饼干 20 克
	晚餐	米饭 100 克，虾仁炒韭菜，番茄蛋汤
	晚点	牛奶或酸奶 1 杯，饼干 1 块，香蕉 1 个
星期四	早餐	小笼包 4 个，豆浆 1 杯
	午餐	米饭 100 克，软炸虾糕，猪肝豆腐汤
	午点	小馄饨 1 小碗，橘子 1 个，煮鸡蛋 1 个
	晚餐	米饭 100 克，黄瓜炒肉片，海带骨头汤
	晚点	柚子 200 克
星期五	早餐	馒头，荷包蛋 1 个，番茄 1 个，牛奶 1 杯
	午餐	米饭 100 克，肉末番茄烧豆腐，炒黄瓜，冬瓜排骨汤
	午点	苹果 1 个，牛奶或酸奶 1 杯
	晚餐	米饭 100 克，红烧带鱼，炒青菜，土豆雪菜汤
	晚点	牛奶 1 杯
星期六	早餐	小米粥 1 碗，馒头 1 个，煮鸡蛋 1 个，胡萝卜丝
	午餐	米饭 100 克，猪肉炖菠菜，海带炒豆干
	午点	瓜子 1 小把，香蕉 1 个
	晚餐	米饭 100 克，清炖鲤鱼，麻婆豆腐，葱花炒猪腰
	晚点	牛奶 1 杯，苹果 1 个
星期日	早餐	馒头，牛奶煮鸡蛋
	午餐	米饭 100 克，炒三丝，拌海带丝，木须汤
	午点	苹果 1 个
	晚餐	玉米面粥，烙饼，煎蛋，鱼香油菜
	晚点	橘子 1 个

情绪管理

畸形幻想的应对方法

一些初次怀孕的准妈妈由于心理压力大或产检时出现一些误差，总觉得自己的宝宝存在畸形的危险，总是担心这担心那，严重者会造成心情抑郁，进而影响胎宝宝的健康。

如果出现了这种情形，准妈妈要及时自我发觉，不要让自己沉溺其中，以免心理压力太重，反而对胎宝宝的发育不利。另外，准妈妈可以试着转移注意力，如规划一下宝宝以后的人生计划，想想怎么打扮宝宝等；也可以想想诸如"今天晚上吃什么"之类琐碎的事情，将自己从不良幻想中解脱出来。准爸爸平时要多与准妈妈沟通交流，以排解准妈妈的压力，经常陪准妈妈外出走一走。

外出走一走，保持心情愉悦

怀孕了，许多准妈妈都喜欢宅在家中，日子一久，心情就会烦闷起来。其实，准妈妈应该多出去走一走，呼吸新鲜的空气，有利于准妈妈的身心健康。

准妈妈早晨起床后，可以到有草地、树林的地方走一走，呼吸一下新鲜空气，感受一下大自然的美好，这会陶冶准妈妈的情操，使准妈妈感到精神焕发。周末的时候，准爸爸和准妈妈可以去森林公园或自然旅游区散步，有利于准妈妈开阔眼界、心情舒畅。

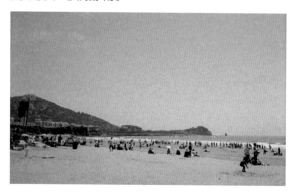

和准爸爸一起分享心情

准妈妈需要有人一起跟她分享烦恼与快乐，而准爸爸是最好的人选。准爸爸应与准妈妈一起面对生活中的苦与乐，当准妈妈心情好时，准爸爸也和准妈妈一起分享快乐，当准妈妈心情不好时，准爸爸就要开导准妈妈，与准妈妈一起分析心情不好的原因，找出办法解决。这样既可以拉近夫妻之间的距离，还可以培养彼此互相信赖的关系及感情。

科学胎教

最佳的胎教时间

准妈妈怀孕 16 ~ 20 周，胎宝宝出现第一次胎动，标志着胎宝宝的中枢神经系统已经分化完全。胎宝宝的听力、视力也开始迅速发育，并逐渐对来自外界的声音、光线及触摸都会变得非常敏感，尤其是对妈妈体内体液的流动声音及肠胃蠕动的声音等更为熟悉。如果我们借助胎宝宝神经系统飞速发展的阶段，给予胎宝宝各个感觉器官以适当的良性刺激，就能促使其发育得更好，为宝宝出生后早期教育的延续奠定良好的基础。

不过，孕中期胎教可以持续的时间并不长，所以准妈妈一定要抓紧时间对胎宝宝进行胎教。如果准妈妈怕自己的胎教不够专业、不够科学，也可以购买专业的胎教仪来帮助进行胎教。

准爸爸给胎宝宝唱儿歌

儿歌会让胎宝宝听起来觉得愉悦，不仅可以锻炼胎宝宝的语言和记忆能力，其节奏感还能让胎宝宝体会到语言的韵律。

准爸爸唱儿歌能让胎宝宝熟悉准爸爸的声音，对宝宝出生后建立亲子关系非常有益，还能让妻子和胎宝宝同时感受到准爸爸的爱，有利于增进情感。此外，准爸爸的声音还可以促进胎宝宝的脑部发育。所以，准爸爸无论多忙，都要记得尽量抽出时间为胎宝宝唱首儿歌。

选择儿歌的时候，曲目不要太多太杂，曲调要稳定，根据胎宝宝的反应选择最喜欢的几首歌曲，如《小燕子》等。唱儿歌的时间要固定，在胎宝宝有胎动的时候进行，每次 10 分钟为好。

准爸爸唱儿歌的时候要富有感情，但声音也不要过大，准爸爸自己听起来感觉舒畅就可以了。准爸爸不必担心自己五音不全，要大胆地唱，发于爱的声音就是天籁之音。

和胎宝宝说话要抓住时机

在孕早期，胎教主要是通过准妈妈的感受来影响胎宝宝的，但进入孕中期，胎宝宝逐渐具备了自己的作息规律，所以做胎教不能再像以前一样以准妈妈为主了，还要兼顾胎宝宝的需要。准妈妈如果在胎宝宝睡觉或想睡的时候做胎教，很容易会好心办坏事，会让胎宝宝感觉不舒服，烦躁不安，休息不好。

所以，胎教最好在有胎动的时候进行，和胎宝宝说话也是一样的，最好选择有胎动的时候和胎宝宝说话，这时候说明胎宝宝是清醒的。

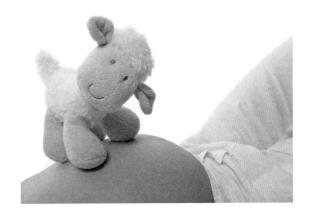

孕 5 月——体味"大肚子"的幸福

准妈妈的生理变化

准妈妈的体重持续增加，至少增加了 4 斤，有的可能会达到 10 斤。子宫不断增大，用手可以摸到，下腹部也愈发隆起，对膀胱的刺激症状渐渐减轻，所以尿频现象基本消失。子宫底的高度仍然在脐部以下，但从 20 周起准妈妈的子宫底每周大约会升高 1 厘米，过不了多久就会到脐部。

乳房比以前膨胀得更为显著，有些准妈妈还能挤出透明、黏稠、颜色像水又微白的液体。臀部也因脂肪的增多而显得浑圆，从外形上开始显现出较从前丰满的样子。

这个月准妈妈可能会出现新的不适，如鼻塞、鼻出血、消化不良、伤风感冒、口干舌燥、耳鸣等，水肿的情况也可能逐渐加重，或出现静脉曲张的情况。但不要随便使用药物，如果身体不适请及时去医院检查。

从这个月起，准妈妈可明显感到胎宝宝的活动。由于这个时候胎宝宝运动量不是很大，动作也不激烈，准妈妈通常觉得这个时候的胎动像鱼在游动，或是"咕噜咕噜"吐泡泡，跟胀气、肠

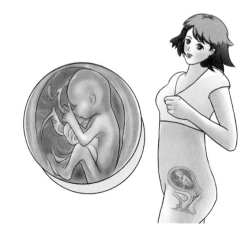

胃蠕动或饿肚子的感觉有点像，没有经验的准妈妈常常分不清。此时胎动的位置比较靠近肚脐眼。

胎宝宝的成长进程

胎宝宝发育迅速，身长已有 16 ~ 25 厘米，体重为 250 ~ 300 克。头重脚轻的身体分成 3 部分，体形逐渐变得匀称。由于胎宝宝的皮下脂肪开始沉积，皮肤变成半透明，但皮下血管仍清晰可见；骨骼和肌肉也越来越结实，胳膊、腿的活动也越来越活跃。

心脏搏动更加有力，可以明显听到胎心音。肺开始正式的呼吸运动，但呼吸的都是羊水而非气体。胎宝宝的大脑虽然尚未产生皱褶，但基本的构造已经形成。神经系统逐渐发达，延髓部分

的呼吸中枢开始发挥作用。耳区负责传递声音的"蜗牛壳"发育完成，可以感觉声音。感觉器官功能也开始迅速发展，味觉、听觉、嗅觉、视觉、触觉等在大脑内都占据了专门的领域。

此时的子宫对不大的胎宝宝来说还比较宽敞，胎宝宝会像鱼一样在子宫里慢慢游动，嘴巴不断开合吞咽羊水，眼珠也不停地转来转去。而且此时的胎宝宝会像新生儿一样时睡时醒，逐渐形成自己的作息规律。

保健指南

孕期近视须排除疾病

孕期激素水平的波动和水分滞留会影响准妈妈的眼睛，可能会使角膜轻微增厚，导致视力障碍。如果准妈妈本来就是近视眼，那么怀孕后情况可能会略微加剧，准妈妈会发现自己的眼镜不适合了。但产后雌性激素水平会下降，视力也会跟着恢复正常。需要提醒的是，准妈妈的视力变化也有可能是糖尿病、高血压等疾病的表现，所以不要掉以轻心，应及时去医院检查，以排除疾病导致的视力问题。

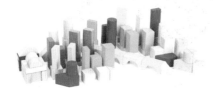

长发必须剪短吗

不少准妈妈在确认怀孕以后，为了胎宝宝健康就把长发剪掉，因为认为长发会消耗更多的营养，会与胎宝宝抢营养。其实，这种担心是完全没有必要的，头发的生长并不会抢去胎宝宝所需的营养。首先，头发所需营养远不如胎宝宝发育所需营养多；其次，准妈妈吸收营养后会先供给胎宝宝再供给母体，即使准妈妈营养不好，也会优先保证胎宝宝的营养；最后，准妈妈剪短发不能减少头发生长的营养消耗，留长发也不会增加头发生长的营养需求。所以，准妈妈不必把长发剪短。

·孕产小护士·

准妈妈剪短头发有什么好处？

准妈妈在怀孕期间抵抗力较差，要尽量避免感冒，长头发在洗头后要等很长时间才会干，容易导致准妈妈感冒，所以剪短头发对怀孕还是有利的。准妈妈的体温比一般人稍高，而在夏天天气炎热的时候，准妈妈也更容易烦躁。如果剪了短发，不仅散热较快，还可使准妈妈的体温不致过高。准妈妈的肚子会向外凸出，如果洗头时身体向前倾，很容易压迫胎宝宝，所以短发比长发更容易清洗打理。

孕期避免烫染发

染发剂中含有铅，铅过量会影响胎宝宝的智力发育。还有报道称，过量使用染发剂对胎宝宝有致畸作用，甚至有致癌作用。另外，准妈妈的皮肤比较敏感，接触染发剂后容易引起头痛和脸部肿胀，眼睛也会受到伤害。

孕中期以后，准妈妈的头发往往比较脆弱，且极易脱落，准妈妈如果烫发会加剧头发的脱落。而烫发中使用的冷烫精，也有害头发。冷烫精中还含有巯基乙酸类物质，有研究认为，这种物质不仅具有刺激性、致敏性，还可能破坏造血系统，更加严重的甚至会诱发膀胱癌、乳腺癌、淋巴癌、白血病等疾病，影响胎宝宝的正常生长发育。所以，准妈妈在孕期最好不要染发和烫发。

香薰精油不能想用就用

香薰精油虽然由中药提炼而成，对正常人无害，但如果准妈妈长期使用，就会对胎宝宝构成威胁，因此准妈妈要谨慎使用香薰精油。

对于准妈妈来说，比较安全的精油原料包括橙花、橘子、红柑、茉莉、茶树、葡萄柚、天竺葵、针叶松等。但即使是这些比较安全的产品，也不能用到皮肤上，只能用于室内芳香。孕期尽量不要随便按摩，如果必须按摩，尽量选择不含精油的按摩油，如杏仁油、橄榄油等。且应在专业医生指导下进行。

准妈妈在购买或使用香薰精油时，最好先看说明并且咨询医生。

白领准妈妈不宜久坐

不少准妈妈担心过量运动会伤害胎宝宝，所以宁愿在工作时长时间坐着。这样的确会让身体的活动量减少，但长期久坐会影响全身的血液循环；而且准妈妈在怀孕期血液黏度较高，不运动的时候，血流量也会减少。同时，如果准妈妈久坐不动，骨盆受压迫使子宫血液循环不畅，会使母体受到伤害而影响胎宝宝健康。因此，准妈妈应该注意随时活动，尤其是怀孕晚期的准妈妈更应注意提高每日的活动量。

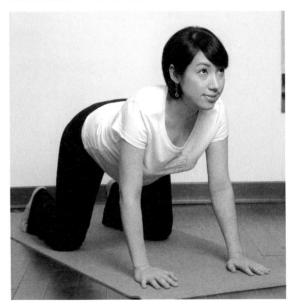

使用电脑时如何保护胎宝宝

电脑因为有辐射，所以准妈妈在使用电脑的时候应注意做一些防护工作。

（1）提醒自己和电脑保持距离。电磁辐射是随着距离的递增而逐渐衰减的，也就是说距离越远，受到的影响越小，准妈妈和电脑之间最好保持距离在 50 厘米以上。

（2）控制使用电脑的时间。使用时间越长，电磁辐射对身体的损害越大。准妈妈每周接触电脑时间不应该超过 20 小时。使用 1 ~ 2 小时后最好站起来走走，同时尽量减少其他电器产品的使用。

（3）电脑周围不要放置太多金属物品，避免电磁波的反射。另外，适当将电脑屏幕调暗些，亮度越小电磁辐射越小。但是要考虑到眼睛的接受程度，以不疲劳为宜。

（4）怀孕前 3 个月的准妈妈在使用电脑的时候最好穿上防辐射服。

（5）每天泡点绿茶，可降低辐射危害。在电脑旁摆上一些绿色植物，吸收辐射的同时可以缓解视觉疲劳。

准妈妈不宜使用风油精

风油精主要由薄荷脑、桉油、丁香酚、樟脑、香精等成分组成，是夏季居家旅游必备药品，具有提神醒脑、驱蚊止痒的功效。但风油精所含的樟脑成分进入人体后，一般正常人体内的葡萄糖磷酸脱氢酶会很快与之结合，使之变成无毒物质，然后随小便一起排出体外，不会发生不良反应。然而，由于生理上的变化，准妈妈体内的葡萄糖磷酸脱氢酶的含量降低，如果准妈妈过多使用风油精，樟脑就会通过胎盘屏障进入羊膜腔内，作用于胎宝宝，严重时可导致胎宝宝死亡、流产。

牙齿无小事

牙齿是保证营养摄取的重要前提，准妈妈因为激素变化的影响，容易发生牙龈炎致牙龈出血等，所以，准妈妈在孕期需要加强牙齿的护理。

（1）准妈妈起床后、进餐后以及睡前都要认真地用软毛牙刷仔细正确地刷牙。

（2）饭后口腔内酸性唾液分泌增多，所以主张使用碱性漱口液中和，因为这种酸性唾液最损害牙釉质，并可为细菌生长提供培养基。

（3）怀孕初期就应该开始牙齿的定期检查，并接受有关孕期牙齿保健指导。

（4）怀孕期间有牙齿需要修补或有感染情况，应及时治疗。轻微的牙科问题，选择妊娠中期进行处理，因为此时准妈妈较少有恶心反应。较大的牙科治疗，最好推迟到产后进行。

选择正确的睡姿

准妈妈不正确的睡姿容易造成孕期失眠，而正确睡姿会使准妈妈安静入睡。

准妈妈的正确睡姿是左侧卧位。因为心脏在左边，所以正常人睡觉时选择右侧卧位是最好的睡姿，这样可以减少对心脏的压迫。但准妈妈恰好相反，因为随着怀孕时间变化，子宫不断增大，甚至占据了整个腹腔，这样会使临近的组织器官受到挤压，子宫不同程度地向右旋转，从而使保护子宫的韧带和系膜处于紧张状态，系膜中给子宫提供营养的血管也受到牵拉，会影响胎宝宝的氧气供给，容易使胎宝宝慢性缺氧。

别给准妈妈睡软床

很多家庭为了让准妈妈睡得更好，特地给准妈妈换了柔软的床垫，实际上这种做法对准妈妈的健康不利。

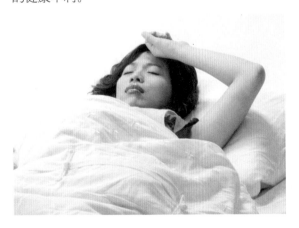

（1）床垫过软，会加重腰部负担。一些准妈妈在怀孕中期会出现严重的腰酸背痛，除了与腹部逐渐增大压迫腰椎有关外，还与久坐久卧造成的神经压迫有关。所以，选择对腰部有一定支撑作用的床垫是减轻腰部负担的明智选择。

（2）准妈妈在怀孕期间经常睡不踏实，需要翻身。过软的床垫就像一个软兜，把人体包裹住。这种情况下想要翻身需要动用更多的力气，对准妈妈来说增加了许多麻烦。

（3）左侧卧是准妈妈最好的睡姿，但准妈妈侧卧在过软的床垫上，后背会出现弯曲，也就是说身体的脊柱会出现中间弧形下沉的情况，每天以这种姿势坚持数小时睡眠会造成脊柱侧弯。

所以，准妈妈最好不要使用过于柔软的床垫，选择相对有一定硬度且有弹性的床垫，能够更好地支撑身体，能让准妈妈保持更健康的睡姿，带给准妈妈更舒适的睡眠。

准妈妈洗澡也有宜忌

准妈妈怀孕以后，随着内分泌的改变，新陈代谢增强，汗腺及皮脂腺分泌更为旺盛，比常人更需要洗澡，以保持皮肤清洁，预防皮肤感染及尿路感染等。但是在洗澡时如不讲究方法，就可能给准妈妈和胎宝宝健康带来影响。

✦ 水温不宜过高

准妈妈洗澡，首先要注意水温，不可过高，因为，温度过高会给胎宝宝的中枢神经系统造成一定程度的损害。研究发现，准妈妈体温较正常高 1.5℃ 时，胎宝宝脑细胞可能停止发育；如上升 3℃，则有杀死脑细胞的可能，而且因此所形成的脑细胞损害，多为不可逆的永久性损害，以致胎宝宝出现智力障碍，严重的可以出现小眼球、唇裂、外耳畸形等，还可引起癫痫发作。值得注意的是，水温越高，持续时间越长，则损害越重。所以，准妈妈洗澡水的温度应调节到 39℃ 以下，应尽可能避免去澡堂洗温水池或盆浴，以免水浸及腹部。

✦ 洗澡要淋浴

准妈妈的洗澡方式也有讲究，提倡站立淋浴，避免坐浴。因为准妈妈怀孕后内分泌发生了多方面改变，使阴道里具有杀灭细菌作用的酸性分泌物减少，自然防御能力降低。如果坐浴，脏水里的细菌、病毒可能进入阴道、子宫，引起阴道炎、输卵管炎，或引起尿路感染，使准妈妈出现畏寒、高热、腹痛等不适，并增加了吃药风险，容易导致胎宝宝畸形、早产。

✦ 洗澡时间不宜过长

洗澡时间不可过长，特别是冬天。在浴室内或浴罩内，温度、湿度较高，氧气供应不足，加之进行热水浴，全身表面血管扩张，会导致准妈妈头部供血不足，出现头昏、眼花、乏力等不适，同时使胎宝宝缺氧、心跳加快，亦可影响胎宝宝神经系统的发育。因此，准妈妈热水洗澡每次以 20 分钟以内为宜。

营养方案

小心吃出孕期肥胖

准妈妈一向是重点保护对象，一旦怀孕了，家人都会给她吃好的喝好的，准妈妈也会无所顾忌地进补。但对准妈妈来说，吃太多未必是一件好事，容易造成孕期肥胖。孕期肥胖会增加分娩的困难，很可能会造成难产，也会增加妊娠并发症的概率。所以，准妈妈在孕期将体重控制在一个合理的范围内，对自己及胎宝宝的健康都是很重要的。

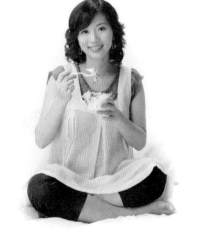

准妈妈在整个孕期会增加 10 ~ 15 千克的体重，其中胎宝宝及胎盘约 3.75 千克，乳房约 1 千克，蛋白质等营养物质约 3.5 千克，子宫约 1 千克，羊水约 1 千克，血液约 2 千克，体液约 2 千克。不过具体增加量存在个体差异，有的准妈妈可能整个孕期只增加 10 千克。体重有可能平稳增长，也有可能呈阶段性增长，某个时期增长快，某个时期增长慢，但只要总体上在增长，就属正常现象。如果体重增加超过了二三十千克，这就是孕期肥胖了。

准妈妈最好把孕期体重的增加控制在不超过 15 千克，体重超标的准妈妈可以考虑适当减少碳水化合物的摄入，用蔬菜和水果补充。为预防碳水化合物摄入过度，准妈妈可以在进餐时先进食蔬果，将碳水化合物含量丰富的谷类食物放后。此外，准妈妈还要注意不要吃太多的甜食。

准妈妈晚餐别吃撑

怀孕后，许多准妈妈白天还在忙于工作，就把晚餐安排得比较丰富，而且大吃特吃，认为这样才有利于营养补充，其实这对健康极为不利。

晚餐既是对下午消耗的补充，又是对夜间休息时能量和营养物质需求的供给。但晚餐后即使有散步的习惯也毕竟活动有限，而晚上和睡眠时人体对热量和营养物质的需求并不太大，一般能维持身体的基础代谢的需要即可。所以准妈妈经常晚饭吃得过于丰盛和过饱，不仅会造成营养摄取过多，还会增加肠胃负担，特别是晚餐后不久就睡觉，更不利于食物消化。

准妈妈晚餐进食宜少，并以清淡易消化的食物为宜，这样有利于消化，也有利于睡眠。

补品真的不可不吃吗

事实上，有些营养素在胎宝宝发育时期是特别需要的，如果准妈妈的健康状况良好并且饮食一向均衡，那么从饮食中获得的营养就已经足够，所以准妈妈补充营养品应视个人状况而定。但不是所有准妈妈都有条件在家里吃上营养丰富的一日三餐，尤其是都市白领，从简单的工作餐中很难获取所需的营养，因此可以通过营养片剂加以补充。

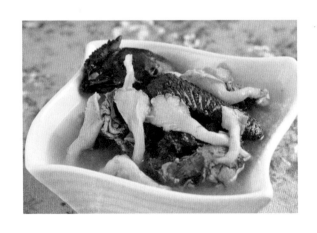

有的准妈妈平日饮食不均衡，有只吃素食等偏食习惯，还有孕吐严重、患有疾病（如缺铁性贫血、胎儿神经管缺损）以及怀多胞胎的准妈妈等，为确保肚子里的胎宝宝能吸收到充足的营养，需要针对某种特定营养素进行补充。补充的时候最好去咨询医生，千万不要乱补。

外出就餐的注意事项

准妈妈外出就餐除了保证营养，还要特别注意饮食卫生。

首先，建议准妈妈自带餐具，不使用餐厅提供的直接和口腔接触的餐具，可以减少污染途径。如果用餐厅提供的餐具，用之前最好用开水烫一下。其次，观察一下就餐环境，如地板、餐桌等，如果一个餐厅连外在的卫生都很差，那么厨房环境、食品卫生就更难保证了。如果有可能，建议看一下厨房卫生。有些餐厅，厨房只用玻璃隔着，顾客可以随时看到厨师做饭的情况，这样的餐厅比较放心。

工作餐怎么吃才营养

职场准妈妈吃工作餐有一定的原则，应该讲究五谷杂粮、平衡膳食，避免吃到对孕期不利的食物。准妈妈此时也不能再由着性子想吃什么就吃什么，应该从营养的角度出发来选择食物，最好不要吃油炸食物、太咸的食物，挑选饮料也需要慎重。健康饮料包括矿泉水和纯果汁，而含咖啡因或酒精的饮料则对健康不利。

如果公司的餐厅又吵又乱，影响了你的食欲，不妨将午餐带到办公室。吃的过程中放点轻松的音乐，尽可能创造一个舒适的就餐环境。

另外，由于很多因素的影响，午餐可能不能满足孕期的营养需求。建议准妈妈自己带些食物，如袋装牛奶、水果、面包等，补充午餐的不足之处。饿了的时候也可以吃一点儿补充能量。

如果单独外出就餐，食物的种类会比较少，建议准妈妈和两三个同事搭档点几个菜，降低成本，避免浪费，同时也能丰富食物的种类。

准妈妈不适合吃火锅

火锅原料多是羊肉、牛肉、猪肉等，还有海鲜、鱼类。这些生肉片中都可能含有弓形虫的幼虫以及畜禽的寄生虫。它们虫体极小，寄生在畜禽的细胞中，肉眼是看不见的。而吃火锅时，人们习惯把肉片放到煮开的汤料中烫一下即吃，这样短暂的加热无法杀死幼虫，进食后可能造成感染。准妈妈受感染后可能会累及胎宝宝，严重的甚至引发流产、死胎、脑积水、无脑儿等，因此准妈妈最好少吃火锅涮肉。即使要吃，也一定要把肉煮透后才能吃。

一周营养食谱推荐

星期一	早餐	豆浆 1 杯，馒头 1 个
	午餐	米饭 100 克，五香牛肉，三色芦笋，番茄蛋汤
	午点	葡萄 10 ~ 15 粒
	晚餐	米饭 100 克，蘑菇炒青菜，清炖鲫鱼
	晚点	玉米面粥 1 碗
星期二	早餐	乌鸡糯米葱白粥，豆包 2 个，煮鸡蛋 1 个
	午餐	蒜蓉空心菜，番茄烧牛肉，西红柿豆腐汤，米饭 100 克
	午点	牛奶 1 杯，腰果几枚
	晚餐	桂花糯米糖藕，糖醋排骨，香菇油菜，面条 1 碗
	晚点	酸奶 1 杯，核桃几枚
星期三	早餐	牛奶 1 杯，全麦面包 1 个
	午餐	花卷 100 克，小米粥 100 克，海米油菜，双椒肉丝，蛋花汤
	午点	香蕉或苹果 1 个
	晚餐	米饭 100 克，腰花土豆，虾腐酱汤
	晚点	牛奶 1 杯
星期四	早餐	馒头 2 个，小米粥 1 碗，肉丝炒榨菜
	午餐	米饭 100 克，肉末番茄烧豆腐，炒黄瓜，冬瓜排骨汤
	午点	苹果 1 个，牛奶或酸奶 1 杯
	晚餐	米饭 100 克，香煎鲫鱼，水晶南瓜，紫菜虾皮汤
	晚点	苏打饼干 2 ~ 4 块，牛奶 1 杯
星期五	早餐	挂面 1 碗，荷包蛋 1 个，骨头汤适量
	午餐	米饭 100 克，盐水鸭，土豆煎蛋饼，虾皮冬瓜汤
	午点	猕猴桃 1 个
	晚餐	米饭 100 克，猪肝炒青椒，番茄蛋汤
	晚点	牛奶或酸奶 1 杯，饼干 1 块，香蕉 1 个
星期六	早餐	小饼 1 个，煮鸡蛋 1 个，桃仁芝麻花生粥
	午餐	米饭 100 克，茄汁鲳鱼，空心菜瘦肉粥，猪肝豆腐汤
	午点	红枣赤豆汤
	晚餐	米饭 100 克，土豆肉丁烩三椒，茄子炒青椒，海带骨头汤
	晚点	牛奶 1 杯，猕猴桃 1 个
星期日	早餐	牛奶 1 杯，麦片 25 克，煮鸡蛋 1 个，全麦面包 1 个，小咸菜 1 碟
	午餐	米饭 100 克，玉米面粥，红烧小排骨炖海带，豆腐干炒芹菜
	午点	生番茄 1 个，核桃 3 个
	晚餐	酸菜鱼，蘑菇炒青菜，米饭 100 克，豌豆苗汤
	晚点	苹果 1 个

情绪管理

害羞也要出门走走

孕中期，准妈妈的腹部逐渐隆起，一些准妈妈会羞怯见人，不愿意见熟人，特别是遇到要好的朋友，会感到很难为情，其实这是不必的。不是有句话说怀孕中的女人最美吗？何必为自己身材的暂时走样而感到不好意思呢？

怀孕不是丑事，不必感到害羞。即使感觉有些不想见人，也要强迫自己出门走走，呼吸新鲜空气，对转换心情也有益处。

另外，参加集体活动，参加好友的聚会，可以大方地告诉同伴自己的情况，这样同伴会在多方面给予你关心和照料。对于不适宜参加的活动项目，大家会自动给你开绿灯，谁也不会让你为难。总之，你会发现，怀孕使你变得比任何人都重要，大家都会给予你一份额外的关怀和爱，你的胎宝宝也处于这种浓浓的友爱之中。

别被千奇百怪的梦境困扰

准妈妈怀孕后都会发现特别多梦，而且梦境逼真、光怪陆离，有些还很恐怖，让准妈妈很纳闷儿，为什么会做这样的梦？有些准妈妈甚至为了梦境忧心忡忡。

其实，准妈妈的梦特别多，主要是因为睡眠质量引起的。怀孕后，准妈妈的睡眠一般较浅，人在浅睡状态下，做梦的概率会增加，也很容易惊醒，所以很容易记住了梦境。

入睡后，准妈妈身体虽然在休息，但精神还可能处于某种紧绷状态下，平时的各种担忧会在睡着的时候以梦的形式出现，而且被夸大、渲染，表现得很逼真。因此，准妈妈不必被不好的梦境困扰，它根本不能预示未来。

准妈妈别钻牛角尖

一些准妈妈遇到事情之后喜欢钻牛角尖，结果越想越坏，越坏越想，周而复始，情绪和脾气变得更差，直接影响自己的身体健康和胎宝宝的生长发育。准妈妈不管遇到什么事情，都应该平心静气，不要钻进牛角尖里拔不出来，要时时告诫自己：不要生气，不要着急，不要发脾气，为了宝宝，要时时处处想开一些。

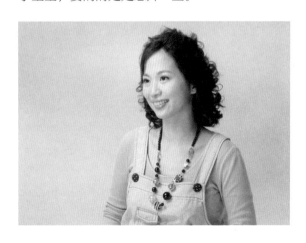

科学胎教

和胎宝宝踢肚皮的互动游戏

准妈妈仰卧在床上，头不要垫太高，全身放松，呼吸均匀，面带微笑，双手轻放在隆起的腹部上，也可将上半身垫高，采取半仰的姿势，双手轻轻抚摸胎宝宝。当胎宝宝踢肚子时，准妈妈可轻轻拍打被踢部位。一般在 1 ~ 2 分钟后，胎宝宝会再踢，这时再拍几下，接着停下来。如果拍的地方改变了，胎宝宝会向改变的地方再踢，注意改拍的位置离原来的位置不要太远，这样可锻炼胎宝宝的运动能力。当胎宝宝已经能够通过胎动和准爸爸、准妈妈互动时，就可以进行这个游戏。闲暇时准妈妈可以每天早晚各进行 1 次，每次 3 ~ 5 分钟为宜。

给胎宝宝讲故事的三部曲

胎宝宝长到 5 个月时已是个能听、能看、会玩、有感觉的小生命了，准妈妈将美好的故事讲述给胎宝宝，只要准妈妈专心地讲，胎宝宝就一定能聚精会神地听。第一，选取一个让自己感到舒服的姿势。第二，选择一个好故事。讲故事的方式有两类，一类是准妈妈自己编的故事，最好是以胎宝宝为主人公的故事；一类是读故事书，最好是图文并茂的儿童读物。可以选择那些内容短小的民间故事、童话故事等，故事的主人公正面形象亦可换成胎宝宝的名字，这样更能进入故事氛围之中，效果能更好些。容易引起恐惧与伤感以及使人感到压抑的故事，如《灰姑娘》《白雪公主》等就不宜选用。第三，讲故事。讲故事时精力要集中，吐字要清楚，声音要和缓，既要避免高声尖气地喊叫，又要预防平淡乏味地读书。

·孕产小护士·玩踢肚皮游戏时应该注意什么？

在进行游戏前，准妈妈应排空膀胱，保持轻松、愉悦的心情，室内的环境应保持舒适，空气新鲜，温度适宜；如果遇到胎宝宝过激的"拳打脚踢"反应，表示胎宝宝不高兴了，准妈妈应立刻停止游戏；有不规则的子宫收缩、腹痛、先兆流产或先兆早产的准妈妈不宜进行此游戏，以免发生意外；曾经有过流产、早产、产前出血等不良产史的准妈妈也不宜进行此游戏。

孕6月——体重和子宫都在快速增长

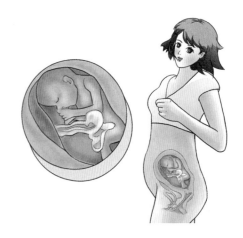

准妈妈的生理变化

进入孕6月后，准妈妈的体重增长开始增速，约以每周250克的速度在迅速增长，下腹明显隆起，因此准妈妈容易感到疲劳，有时候还会腰痛。准妈妈的乳房也发生明显变化，乳房的周围有时会出现一些褐色的小斑点，形成第二乳晕。由于乳房的发育非常旺盛，皮下的静脉往往呈很明显的青筋。

由于子宫的变大和加重而使脊椎向后仰，所以准妈妈的身体重心会向前移。走路的时候要格外小心，在坐下或站起时常感到有些吃力。同时，子宫增大也将胃肠向上推移，胃肠功能下降，所以准妈妈常有上腹饱足感和胃灼热；另外还导致心跳加快，所以准妈妈会感觉心慌气短。

由于汗液和油脂分泌旺盛，准妈妈脸上和身上经常汗津津的，一些准妈妈还会长出少量痤疮，一般在分娩后就会消失。脸上的妊娠斑可能更加明显，面积增大，腹部的妊娠纹颜色加重。一些准妈妈还会有眼睛发干、畏光的问题，这些都是正常现象，不必担心。

胎宝宝的成长进程

胎宝宝的身长和体重继续快速增长，到了6月末，身长将达到25~30厘米，体重达到700克。胎宝宝的身体看上去已经有匀称感了，但皮下脂肪还很少。此时胎宝宝身体各处布满血管，皮肤出现皱纹，皮肤的表面也开始附着胎脂。五官已经发育成熟，视网膜逐渐形成，具有微弱的视力，可以模糊地看见东西。牙齿在这时也开始发育了，主要是恒牙的牙胚在发育。

胎宝宝的脑部继续快速发育，小脑后叶发育，出现海马沟。大脑对各种感官传递过来的信号都有了意识，能够区别苦味、甜味，对视觉、听觉系统接收到的信号都有感受。内脏器官也在不断完善，胰腺开始稳步发育。呼吸功能越来越完善，准妈妈能感觉到胎宝宝的咳嗽了。此时，胎宝宝的活动形式并没有多大的变化。手依旧喜欢抓脐带、触摸四周，会吮吸自己的大拇指，无论从外貌还是举止已经非常像新生儿了。

保健指南

孕期按摩谨慎做

准妈妈的身体难免会有不适，有时会自己找准爸爸帮着按摩或是敲打，一些看似不影响胎宝宝的举动其实会对胎宝宝造成伤害。因为人体的穴位分布比较复杂，如果按摩力度不当或按摩部位不当，则可能会损害准妈妈的身体健康，甚至可能会造成流产。

准爸爸帮准妈妈按摩时，手法应温柔平和，力量要轻重适宜，以准妈妈感觉舒服为宜。用力过猛、刺激太强容易产生相反的效果。有些穴位只要稍微按压就难以忍受，如承山穴，应适可而止。

按摩前应对按摩的局部了解清楚，以免操作时伤害到重要组织。随着胎宝宝的发育，腹部穴位最好少去按摩刺激，可以用热敷来代替。另外，对容易引起子宫收缩的敏感部位，如乳房、大腿内侧也不要加以刺激。

怀孕期间禁止按摩合谷穴和肩井穴。合谷穴位于手部的虎口处，将拇指和食指张开，两指连

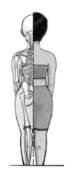 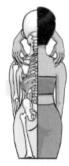 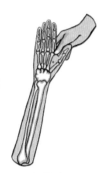

承山穴　　　肩井穴　　　合谷穴

接的凹陷处就是合谷穴，按压此穴会促进催产素的分泌，具有催产作用；肩井穴位于肩上大椎（即第7颈椎）与锁骨肩峰端的连线中点，如果刺激太强容易使孕妇休克，可能对胎宝宝不利。

尿路感染的处理方法

准妈妈在怀孕期间抵抗力比较弱，再加上身体各方面的变化，因此很容易诱发尿路感染。如果准妈妈患有尿路感染，请及时就医诊治，否则不仅危害自己的健康，还会威胁胎宝宝的健康。

（1）每半月或一个月就应该去医院做一次尿液检查，如果确诊患了尿路感染，务必做到早期彻底治愈。

（2）不要有太多顾虑，该用药时还得用，重要的是向医生说明正在孕期，医生会尽量选择对胎宝宝无害的药物。

（3）抗生素是治疗尿路感染最有效的药，但要选择对胎宝宝无害的抗生素。首先考虑使用

氨苄西林、头孢菌素类药物。若能根据尿液细菌培养和药物敏感试验结果选用抗生素则最好，但不可选用对胎宝宝不利的药物(如喹诺酮类药物、庆大霉素、卡那霉素、氯霉素等)。如果找不到合适的西药或反复发作，可以同时辅助用中药治疗，或辅以药膳食疗，以提高和巩固疗效。

产检时别忘检查乳腺

怀孕后，由于激素的变化可能导致准妈妈乳腺增生，分泌液体，这都是正常现象。原本有副乳腺的准妈妈，副乳腺也会增大。但需要注意的是，激素变化还可能导致其他一些疾病，如乳腺炎或乳腺癌，其症状容易被视为正常的反应而忽略。所以，建议准妈妈应该去做一次乳腺检查。轻微的乳腺增生如果不觉得疼痛不必处理，但如果觉得疼痛一定要治疗。因为乳腺检查不在正常的产检项目内，准妈妈可以在做产检时另外挂一个号。现在检查乳腺一般都是超声波，不会对胎宝宝造成不良影响。

记得按时做"糖筛"

糖筛是妊娠期糖尿病筛查的简称，因为妊娠期糖尿病对胎宝宝威胁较大，所以目前"糖筛"是孕期的常规检查项目。有下面这些特殊情况的准妈妈是妊娠期糖尿病的高危人群：

（1）年龄超过 35 岁；（2）孕前有糖尿病或在以往妊娠中患过糖尿病；（3）直系亲属中有人患糖尿病或患过妊娠期糖尿病；（4）生育过体重大于 4 千克的巨大儿；（5）孕前体重超标或孕后体重增加过于迅速和过多。

糖筛的时间一般安排在孕 24 周，准妈妈千万不要和"唐筛"混了，唐氏筛查是筛查唐氏综合征的，一般安排在孕 15~20 周。

腰酸背痛怎么办

许多准妈妈在怀孕期间，会感到腰酸背痛。这是因为重心改变，为了让身体获得重新平衡，只能将身体后倾，而这种姿势加重了腰背部的韧带和脊柱的负荷，导致腰酸背痛，这是一种正常的生理反应，并不是什么疾病，只要注意自我保健，腰酸背痛便可减轻。

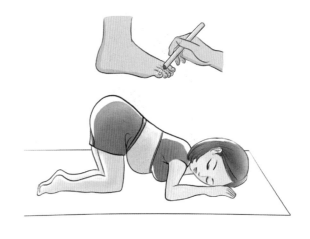

日常生活中，准妈妈要注意保持良好的姿势，站立时骨盆稍向前倾，肩膀稍向后。避免较长时间站立、坐行，要注意劳逸结合，姿势要常变化。

准妈妈不宜长时间看电视

有些准妈妈因怀孕后各种活动减少，便用更多的时间看电视，以消磨时间。这种做法对胎宝宝的健康不利。

电视机在工作时，显像管会不断发出肉眼看不见的射线，对胎宝宝影响是不容忽视的，它往往容易使准妈妈流产或早产，还可能使胎宝宝畸形，特别是对 1 ~ 3 个月的胎宝宝的危害更大。如果要看电视，准妈妈距荧光屏的距离应在两米以上为好。

另外，看电视久坐会影响下肢血液循环，加重下肢水肿，更易导致下肢静脉曲张；电视中的

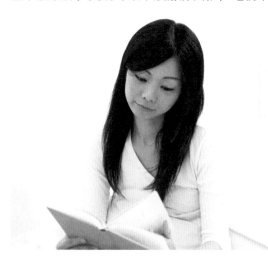

紧张情节和惊险场面，对准妈妈来说可以称为劣性刺激，不利于优生；看电视睡得过晚，妨碍准妈妈的睡眠和休息，这一切对准妈妈和胎宝宝都不利。所以，建议准妈妈少看电视，一次看电视时间不宜超过两小时。

适合准妈妈的音乐、书籍与电影

◉ 音乐

准妈妈选择音乐以宁静为宜，通过欣赏音乐可以调节情绪，产生宁静、舒适的感觉，使胎宝宝也很快安静下来。所以，准妈妈应该选择那些委婉柔美、轻松活泼、充满诗情画意的乐曲。如中国古典乐曲《梅花三弄》，筝曲《渔舟唱晚》；西方古典乐曲《Ａ大调抒情小乐曲》，德国浪漫派作曲家门德尔松的《仲夏夜之梦》；现代音乐，如《让世界充满爱》《好一朵茉莉花》等。

◉ 书籍

读书是一件安静的事情，非常适合准妈妈。从胎教的角度出发，准妈妈宜选择阅读一些趣味高雅、给人启迪、使人精神振奋、有益于身心健康的书籍，从而对胎宝宝有潜移默化的作用。因此，有关胎教、家教、育婴知识的书刊，优美的文学作品等更适合准妈妈。而惊悚刺激类的书籍，或令人伤感的书籍，都不适合准妈妈阅读。

⊛ 电影

准妈妈可以和准爸爸一起看电影，不过最好买些影碟在家里看，不要到影院去。影院人多，空气污浊，而且开场前、散场后声音嘈杂，电影音量也不能由自己控制，胎宝宝很容易受到不良影响。

表现美好感情的温馨电影和轻松快乐的轻喜剧比较适合准妈妈观赏；还有一些经典的动画片，也可以反复看。而比较惊悚的电影如悬疑片、恐怖片最好不要看，准妈妈的紧张心情会使胎宝宝不舒服。

推荐几部适合准妈妈看的电影：包括《罗马假日》《阿甘正传》《天使爱美丽》《天堂电影院》《101只斑点狗》等经典的感人电影，还有《小鹿斑比》系列、《狮子王》《花木兰》《睡美人》《泰山》《冰雪奇缘》《冰河世纪》等经典动画影片，以及《憨豆先生》系列、《宝贝计划》《拜见岳父》等轻松幽默的喜剧电影。

准妈妈也可以自己去发掘好电影，只要是能让自己心情好、情绪积极的电影都适宜选择。

胎位是固定不变的吗

胎位通俗讲就是胎宝宝在子宫里的姿势和位置，胎位并不是一直固定不变的。在怀孕中、晚期，胎位都在不停地变化。母亲的子宫就像一个大游泳池，在怀孕28周以前，由于羊水相对较多，胎宝宝较小，胎宝宝可以自由自在地在里面游来游去，胎宝宝的位置和姿势也容易改变，因此胎位容易变化。怀孕32周以后，由于胎宝宝生长发育迅速，羊水相对较少，胎宝宝的位置和姿势相对恒定，也就是说，胎位相对固定了。但是，也有些胎宝宝很不"安分"，因此胎位还可能发生变化，如由头位转为臀位、横位，也有臀位、横位转为头位的，甚至到了怀孕36周胎位都仍在变化。

胎位不正如何纠正

正确的胎位是胎头俯曲，分娩时头部最先伸入骨盆，也叫头位，这样分娩过程最顺利。但有些胎宝宝不是那么听话，有的是头部仰伸，有的是臀部在下，有的甚至是横位、斜位，造成分娩的困难，这些都是胎位不正。此时，胎位不正可以适当采取措施进行矫正，还有较大的机会转为顺产的胎位。

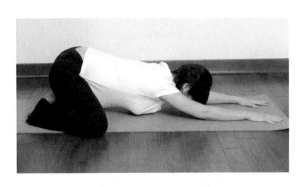

（1）在怀孕 28 周前，可以做膝胸卧位操纠正，每天早晚各 1 次，每次做 10 分钟，连续做 1 周，胎位可以转正。其姿势是，在硬板床上，胸膝着床，臀部高举，大腿和床垂直，胸部要尽量接近床面，但注意做之前要松开裤带。

（2）用艾卷灸两小脚趾外侧的至阴穴，每日 1 次，每次 5～20 分钟，连续做 1 周。注意艾卷离皮肤不要太近，以免烧伤皮肤。

（3）如果以上两种方法都不见效，可以考虑从外部进行倒转，让胎宝宝来个 180 度的翻转，然后用布将腹部包裹起来，维持头位。具体做法是用手在腹壁上摸到胎宝宝的头后，把胎宝宝的头慢慢转到骨盆腔里，再把臀部推上去。当然，这种治疗必须由医生来做，如果自己乱来，有可能会导致脐带缠在胎宝宝脖子上，或发生胎盘早剥。如果胎宝宝的臀、足已经伸入小骨盆，倒转困难，或在倒转时胎心有变化，就不能勉强。

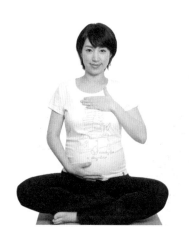

准妈妈出差的注意事项

（1）准妈妈出差前应该和上司沟通好，尤其要和上司说明自己的特殊情况，以免由于误会造成不必要的压力。也许上司不知道你已经怀孕，指派你的出差时间过长或路途过于遥远。因此，及时有效地和上司沟通好，可以使你的工作更加轻松愉快。

（2）出差前要先做好计划，从穿着到住宿都要规划好，出差时的必需品、吃的、喝的都要带全。

（3）准妈妈应该咨询医生，是否适合乘坐飞机。乘坐前，可以告诉乘务人员自己是准妈妈，以便得到更好的照顾。随身携带产检手册、医生和家人的联系方式，万一发生情况以便于就医时向医生提供足够的信息。

（4）准妈妈不要将飞机安全带系在腹部，请系在腹部以上，可以在背后放一个小枕头，这样会感觉更加舒服。但由于长时间坐着会引起脚部水肿，因此每个小时都应该起来活动一下。

（5）怀孕前 3 个月，或进入临产前 1 个月，或准妈妈是高危孕妇，准妈妈如有阴道出血、腹痛等不良现象，最好都不要出差。

换上漂亮、舒适的孕妇装

怀孕期间，准妈妈应当选择质地柔软、透气

性强、易吸汗的衣料，因为怀孕期间皮肤非常敏感，如果经常接触人造纤维的面料，容易引起过敏。天然面料包括棉、麻、真丝等，其中以全棉最为常见。

按季节来分，春秋两季的孕妇装应该以毛织物、针织品及混纺织物为主；夏天应以棉、麻织物居多；冬天的孕妇装应该选择各种呢绒或带有蓬松性填料的衣装。虽然目前孕妇装中化纤面料也不少，但好的孕妇装品牌，绝对会保证接触准妈妈皮肤的贴身部分一定为全棉质地。

现在的准妈妈大多是职场准妈妈，因为要顾虑到职业形象，所以在选择孕妇装的款式时不要太繁复夸张或太可爱，尽量简约、简单，大小合身，以舒适为主。

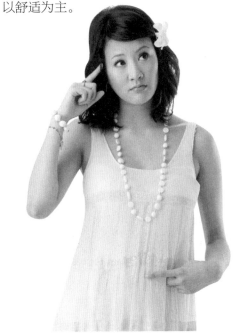

孕妇装应以宽松为原则，尤其胸腹部、袖口处要宽松，这样会使准妈妈感到舒适。另外，怀孕期间准妈妈的体型变化较大，因此衣服的尺码应该比目前的尺码大一些，以免造成不必要的浪费。

午睡，给身体及时充电

准妈妈的睡眠时间应该稍微延长一些，如果你已经习惯了8小时的睡眠，那么怀孕后就应该延长到9小时左右。而这多余的1小时睡眠时间，最好是午睡。不管是春夏秋冬哪个季节，准妈妈都应在午饭半小时后，美美地睡一觉。睡午觉不仅可以补充睡眠，还能有效帮助准妈妈消除疲劳、放松神经。

午睡的时间最好以1个小时内为佳，但不要趴在桌子上睡，会影响血液循环。职场准妈妈可以自备一条毛巾被和抱枕去休息室睡；没有休息室可以去会议室或会客室，用椅子拼接成简单的床。实在没地方，可以找一把闲置的椅子，坐在自己的座位上，把脚架在椅子上，上身靠着椅背休息一会儿。

不可忽视的乳房护理

孕期准妈妈关注的焦点可能全部都会在胎宝宝身上，但千万不能忽视身体其他部位的变化，尤其是乳房，它们也在悄悄地变化着，而且肩负重任。所以乳房也需要准妈妈悉心呵护，只有这样才能保证小宝宝有充足的"粮仓"。

从怀孕5个月起一般就能挤出初乳，这些乳汁平时就会在乳头上结成痂。此时开始要注意乳房的清洁，并在清洁完之后进行适当的乳房按摩，坚持到宝宝出生时，就能顺利地进行母乳喂养了。

（1）**清洗**：每天用温水清洗乳房，如果乳头结痂难以除掉，可以先涂抹一些植物油，待结痂软化后再用清水清洗干净。

（2）**热敷**：用热毛巾对清洁好的乳房进行热敷，并用手轻轻按住。

（3）**按摩**：将按摩油涂在乳房上，用双手手掌在乳房周围轻轻按摩1～3分钟，然后用五个手指轻轻抓揉乳房10～20次。每天坚持按摩能保证乳腺管畅通，促进乳房发育。

（4）**养护**：用温和的润肤乳液洗干净乳房再进行一次按摩，按摩的重点是乳头。用两三个手指捏住乳头然后轻捻，手指要沾满乳液，充分滋润乳头皮肤，可以使乳头皮肤变得强韧，避免哺乳时皲裂。不过，要避免过度刺激引起宫缩。

营养方案

避免高糖饮食

准妈妈如果摄入过多高糖食物，极有可能发生妊娠期糖尿病。妊娠期糖尿病如不及时控制，不仅影响准妈妈的健康，对胎宝宝的生长发育也会构成严重危害。因此，准妈妈应该少吃高糖食物。

喜欢吃甜食的准妈妈尤其要注意，像高糖的蛋糕、面包、糖果等都不能多吃。而现在许多食物，如面包、蛋糕、零食等都宣称是无糖食品，其实这些食物并非无糖，而是没有添加精制糖，如蔗糖、蜜糖等。事实上，制作这些食物的面粉都是碳水化合物，碳水化合物又称为糖类，进入人体后可以升高血糖值。所以，看到"无糖"食品也不能无所顾忌地吃。

高糖水果不可过量食用

准妈妈除了要少吃含有高糖的人工食品外，也要少吃高糖水果。

蜜枣、葡萄干、甘蔗、桂圆、荔枝、柿子都属于高糖水果，要少吃；葡萄、樱桃、橙子、橘子、枇杷、梨、桃子、李子、石榴、柠檬、柚子、

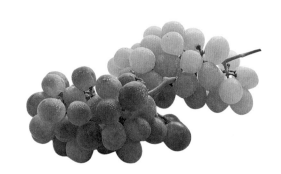

杨梅、苹果、菠萝、西瓜、香瓜、草莓、木瓜、青梅都是含糖量较低的水果，准妈妈宜适当多吃，但也不宜过量。

补钙不能补过头

准妈妈在怀孕 6 个月时常会感到小腿抽筋，很多人认为这是体内缺钙造成的。所以，有的准妈妈就会盲目地选择高钙饮食，大量饮用牛奶，加服钙片、维生素 D 等，造成补钙过度。这种情况会使钙质沉淀在胎盘血管壁中，引起胎盘老化、钙化，分泌羊水减少，导致胎宝宝头颅过硬，让胎宝宝无法充分得到母体提供的营养和氧气，还会增加自然分娩的难度。因此，准妈妈补钙要适当，尤其要注意微量元素之间的平衡，否则很容易顾此失彼。如果准妈妈不知道该如何科学补钙，可以向医生或营养师咨询。

积极预防缺铁性贫血

怀孕后，准妈妈的血容量明显增加，对铁的需求量也相应增加。胎宝宝自身造血以及身体生长发育都需要大量铁，且只能靠母体提供。为了应对分娩时的出血以及婴儿出生后的泌乳，也需在孕期储备一定量的铁。如果身体内铁不足，极有可能会患上缺铁性贫血。

在我们吃的食物中，小麦、黄豆、绿豆、木耳、瘦肉、鸡蛋、动物肝脏、黑芝麻、花生、绿叶蔬菜、紫菜等含铁较多，但在膳食中铁的吸收率极低，只通过普通膳食摄取铁质来满足身体的需求很可能不够，这个时候就需要服用适量的铁营养制剂。

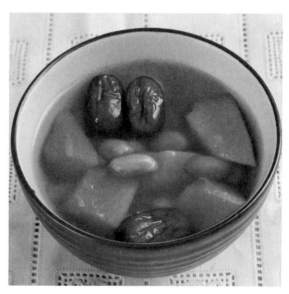

铁制剂在孕中期就可以服用了，常用的口服药是硫酸亚铁，每次 0.3 ~ 0.6 克，每日 3 次，也可服用 10% 枸橼酸铁铵 10 毫克，每天 3 次，或者葡萄糖酸亚铁、右旋糖酐铁等。服用铁剂的时候最好服用维生素 C 100 毫克，有利于铁的吸收。贫血被纠正后还应继续服药 1 ~ 2 个月，此时每天服 1 次即可。不过，准妈妈服用铁制剂最好在医生或营养师指导下进行。

一周营养食谱推荐

星期一	早餐	牛奶1杯，面包2个，煎蛋1个
	午餐	红枣黑豆炖鲤鱼，西芹炒百合，家常豆腐，米饭100克
	午点	酸奶1杯，橘子1个
	晚餐	珊瑚白菜，酸辣黄瓜，鲫鱼丝瓜汤，面条1碗
	晚点	豆浆1杯，番茄1个
星期二	早餐	小饼2个，牛奶粥1碗，爽口白菜
	午餐	糖醋鱼卷，炒青菜，米饭100克
	午点	烤红薯200克
	晚餐	香肠炒油菜，虾皮豆腐汤，米饭100克
	晚点	橘子1个
星期三	早餐	面包1个，荷包蛋1个，番茄1个，牛奶1杯
	午餐	菜肉饺子，黄豆猪肝汤
	午点	酸奶1杯，煮玉米1个
	晚餐	米饭100克，红烧带鱼，炒青菜，羊肉冬瓜汤
	晚点	甜橙1个
星期四	早餐	馒头1个，大麦薏米粥1碗，拌二笋
	午餐	米饭100克，凉拌三丝，香蕉虾仁，玉米排骨汤
	午点	香蕉1个，饼干两片
	晚餐	清蒸鱼，蘑菇炒青菜，豌豆苗汤，米饭100克
	晚点	苹果1个
星期五	早餐	甜豆浆1杯，烧饼或馒头1个
	午餐	花卷，小米粥1碗，鱼香茄饼，肉末芹菜，蛋花汤
	午点	香蕉或苹果1个
	晚餐	米饭100克，腰花土豆，虾腐酱汤
	晚点	牛奶1杯
星期六	早餐	牛奶1杯，烤馒头片，煮鸡蛋1个
	午餐	红烧鲤鱼，蒜蓉莜麦菜，紫菜蛋花汤，米饭100克
	午点	橙子1个
	晚餐	米饭100克，珍珠芋丸，虾米炒芥菜，海带猪骨汤
	晚点	苹果1个，饼干两块
星期日	早餐	葱油饼1个，地瓜粥1碗，清炒菠菜
	午餐	米饭100克，玉米面粥1碗，红烧小排骨炖海带，炒包心菜
	午点	红枣银耳汤，苏打饼干1块
	晚餐	青蒜炒猪肝，菠菜汤，米饭100克
	晚点	柚子200克

情绪管理

上班准妈妈如何调整心态

准妈妈要学会调整心态，加强营养，保证充足的睡眠和休息。如果感到工作疲惫，应诚恳地与周围同事交流，增进与同事之间的感情，适当寻求帮助。准妈妈处于和谐友好、互帮互助的工作环境中，才能保证孕期身心健康发展。

和准爸爸一起短途旅行

在怀孕的整个时期内，最适合旅游的阶段是孕中期。孕早期因为有早孕反应，且易滑胎，所以不适宜出游；孕晚期肚子太大，行动不方便。最佳的出门时间就在怀孕中期的 4～7 月当中。一般来说，怀孕第 6 个月是最适宜准妈妈短途旅

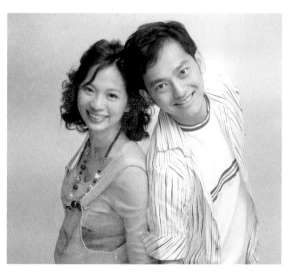

行的时机。这时，胎宝宝渐渐安定，离生产还有一段时间，身体还比较便于活动，不妨选一个好天气，与胎宝宝、准爸爸一起享受一下外出度假的乐趣。

孕期旅行最好不要随团。因为随团旅行行程较紧，容易劳累，不适合准妈妈。对准妈妈来说，最好是安排一个自助旅游，到自己喜欢的地方做一次深度旅行。这样在旅行的时候，可以按照自己喜欢的、适合的节奏游玩，累了可以随时休息。

完美胎教

和胎宝宝聊聊天

父母的声音对胎宝宝的智力发育有着不可替代的作用。父母亲切的语调能使胎宝宝产生一种安全感，并促进大脑的发育，使大脑产生记忆。在日常生活中，准妈妈不妨多和胎宝宝说说话、拉拉家常。

准妈妈可以将每天看到的、听到的情景、趣事，以及家里一天的生活情况讲给胎宝宝听。比如早晨起床和胎宝宝打声招呼，做家务的时候告诉胎宝宝在做什么，以及今天要吃什么菜等。

总之，只要你觉得快乐，就可以对胎宝宝说话，但千万不要勉强自己一直说，如果你觉得累了，不妨停下来，要知道勉强地与胎宝宝说话会影响胎教效果。

根据胎宝宝的性格选择音乐

准妈妈在利用音乐进行胎教时，给胎宝宝听的音乐应该多样化。同时，在选择音乐的时候还应该注意胎动的类型，因为人的个体差异往往在胎儿期就有显露。有的胎宝宝淘气、调皮，也有一些胎宝宝老实、文静。这些既和胎宝宝的内外环境有关，也和先天性格类型有关。

一般来说，应该给活泼好动的胎宝宝听一些节奏缓慢、旋律柔和的乐曲，如《摇篮曲》等；给那些文静、不爱动的胎宝宝听一些轻松活泼、欢快的歌曲，如《铃儿响叮当》等。在一支曲子放了较长时间后，可以更换新的曲子。

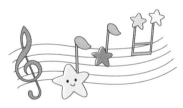

光照胎教有助胎宝宝视觉发展

光照胎教是在胎宝宝视觉发育的特殊时期，利用光源进行刺激，进而促进视觉器官发育和大脑发育。正确的光照胎教可刺激胎宝宝视觉神经通道，促进视觉系统和大脑视觉中枢，使之发育得更好，对胎宝宝以后的视觉、思维、想象以及视觉敏锐性、协调性和专注性都能产生良好的影响。

光照胎教法一般从孕24周开始实施，用普通的手电筒即可，因为此时胎宝宝对光开始有反应。在胎宝宝醒着的时候，用手电筒对准准妈妈腹部胎头所在的位置照射，开始时每次照射30秒左右，然后逐渐延长时间，但不要超过5分钟，每周3次。在结束之际，将手电筒连续开关几次，加强刺激，光照的同时配合对话。当打开手电筒的时候，告诉胎宝宝："妈妈把手电筒打开了，是不是感觉明亮了很多，暖洋洋的，这就是白天的样子，是玩耍的时间，不要偷懒，玩一会儿吧！"当手电筒灭掉的时候，告诉胎宝宝："现在妈妈把手电筒灭掉了，这就是黑夜的样子，黑夜让人感觉宁静，正适合睡觉，不能再贪玩了！"这样可以让胎宝宝正确认识昼夜，形成和成人一样的作息规律。

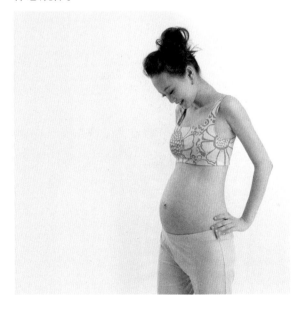

孕 7 月——大腹便便，开始行动不便

准妈妈的生理变化

　　由于子宫的增大，准妈妈的体重持续增加，每周约增加 500 克。腹部隆起更加明显，让准妈妈有了明显的沉重感，身体的动作因此显得笨拙、迟缓。准妈妈此时可能感觉到更多的不适，如腰背痛、骨盆痛、头痛等。而且，长大的子宫还容易压迫下半身，由此开始，静脉曲张、痔疮及便秘这些麻烦可能会不断地烦扰准妈妈。子宫底持续增高，上升到肚脐之上 7 ~ 8 厘米处，整个子宫底高度为 25 ~ 27 厘米。

　　由于身体负荷的加重，新陈代谢消耗氧气量增大，准妈妈的呼吸变得急促起来，在活动时容易气喘吁吁。妊娠纹、妊娠斑加重，皮肤可能会感到瘙痒。准妈妈的头发会有少量的脱发，如果大量脱发可能是因为贫血或营养不足引起的，需要及时去医院诊治。

　　孕 7 月末，胎动的次数会减少，这是因为胎儿长大，子宫限制了他的活动。不过，准妈妈还是应该认真数胎动。

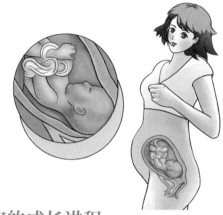

胎宝宝的成长进程

　　孕 7 月，胎宝宝的身长为 35 厘米左右，体重已有 1000 克，几乎已经快占满整个子宫空间。胎宝宝满面皱纹，酷似沧桑的老人，皮肤皱纹会逐渐减少，皮下脂肪仍然较少，有了明显的头发。

　　胎宝宝的大脑发育进入高峰期，沟回逐渐增多，脑皮质面积也逐渐增大，几乎接近成人。胎宝宝的意识越来越清晰，对外面的刺激也越来越敏感。听觉系统继续发育，胎宝宝开始能分辨妈妈的声音。嗅觉形成，逐渐记住了妈妈的味道。眼睑的分界清楚地出现，眼睛能睁开和闭合了，同时有了原始的睡眠周期。

　　准妈妈腹部出现的阵发性跳动不同于胎动，实际上是胎宝宝在打嗝。每天 1 ~ 5 次不等，胎宝宝打嗝是正常现象。

保健指南

早产需要早预防

早产是指妊娠在28足周至37足周前终止者，占总分娩的6%。早产与社会经济因素、孕期疾病与感染、产科并发症及其干预、工作压力和辐射等有一定的关系。所以，早产是可以预防的。

（1）调节好情绪和心态。准妈妈的心理压力越大，早产发生率越高，特别是紧张、焦虑和抑郁与自然早产关系密切。所以，必须要提高警惕，有紧张、焦虑或抑郁情绪的准妈妈应积极通过自我调节或心理辅导、咨询等，使不良心理状态得以改善，恢复健康，平静心态。

（2）积极防治生殖系统感染。生殖系统感染是早产发生的主要因素之一，因为在生殖系统感染时，细菌及其产生的毒素可侵入绒毛膜、羊膜，进而引发早产。所以，在怀孕中晚期，准妈妈必须加强会阴部卫生保健。

（3）形成良好的生活习惯。吸烟、喝酒等不良习惯，不仅可导致低体重儿，还会增加早产发生率。

（4）孕期夫妻的性生活要选择好合适的体位，以免伤害到胎宝宝，在孕晚期尤其需要避免性生活，以防发生胎盘早剥。

（5）孕期需要积极做好保健和监护工作，及时发现孕期疾病并尽早处理。

警惕小腿抽筋

小腿抽筋是怀孕中后期较为常见的症状，一般在夜间睡眠时发作，多与缺钙或受凉有关。偶然发生抽筋问题不大，经常抽筋不仅影响准妈妈的睡眠和休息，还会影响胎宝宝的发育。

防治抽筋的方法是多吃含钙食物，如牛奶、虾皮、骨头汤等，必要时可口服钙剂；平时注意下肢的保暖，多晒晒太阳，尤其是在冬天；入睡前按摩小腿肚，以减轻疲劳；穿着舒适的平跟鞋，以免加重小腿的负担。抽筋时不要紧张，只要用力将脚跟下蹬，尽量伸直腿，抽筋很快就会好转。

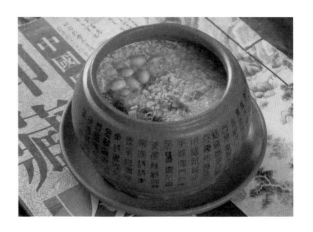

洗头变得很艰难

✦ 短发准妈妈

头发比较短，好洗，可坐在高度适宜、膝盖可以弯成90度的椅子上，头往前倾，慢慢地洗。

❋ 长发的准妈妈

头发太长，最好坐在有靠背的椅子上，请家人帮忙冲洗。如果嫌这样太麻烦，干脆将头发剪短，比较清爽好洗，等生完宝宝后再留长发。

至于怀孕后期的准妈妈，大腹便便，无论长发还是短发都不好洗。这段时期，准妈妈可以让准爸爸帮忙洗头，以增进夫妻之间的感情。

·孕产小护士·湿发怎么处理？

因为准妈妈不宜使用电吹风，所以宜利用干发帽、干发巾来解决这个问题。由于干发帽的吸水性强、透气性好，所以很快就能弄干头发。淋浴后也能马上睡觉，还能防止感冒。不过，要注意选用抑菌又卫生、质地柔软的干发帽、干发巾。

托腹带不是必备品

孕妇托腹带的作用主要是帮助怀孕的准妈妈托起腹部，一定程度上能缓解腰部压力，让胎宝宝顺利进入盆腔，但如果腹壁肌肉比较结实，腰酸背痛比较轻，就没有必要使用托腹带。而有以下情况的准妈妈则最好使用托腹带：

（1）有过生育史，腹壁非常松弛，成为悬垂腹的准妈妈。

（2）多胞胎或胎儿过大，站立时腹壁下垂比较剧烈的准妈妈。

（3）腰酸背痛，以及由于韧带拉长而致骨盆疼痛的准妈妈，托腹带可以对背部起到支撑作用。

（4）胎位为臀位，经医生做外倒转术转为头位后，为防止其又回到原来的臀位，可以用托腹带来限制。

正确购买和使用托腹带

❋ 正确选购托腹带

面料要舒适透气，里面的料子最好是纯棉材质，没有闷热感，也不会让皮肤过敏；尺寸可以随着腹部的增大而调整；伸缩弹性应该比较好，不太硬也不太软，太硬的托腹带如果绑得太松起不了作用，绑得太紧又会觉得不舒服；穿脱方便。

❋ 正确使用托腹带

准妈妈肚子开始有下坠感，脊椎骨容易不舒服，这时起就可以穿托腹带了。怀有双胞胎、多胞胎的准妈妈应该早点儿使用。使用的时候，从后腰到下腹部围一圈，不要绑得太紧，以免影响胎宝宝的发育。准妈妈不用每时每刻都穿托腹带，在准妈妈经常需要走动或站立的时候穿，睡觉的时候一定要将托腹带解下来，让腹部放松。

不去拥挤的公共场所

怀孕后，准妈妈应该尽量不要去公共场所，如商场、农贸市场、游乐场等。这是因为公共场所人比较多，容易使准妈妈腹部受到挤压和碰撞，引发流产或早产的可能；噪声大，对胎宝宝的发育不利；空气差，二氧化碳多而氧气少，准妈妈长期处在这种环境中会感到胸闷气短；拥挤的场合也易传播疾病。

此外，准妈妈最好也不要参加婚丧嫁娶活动，因为这样的活动场面大、人员多，非常耗费精力，这不利于准妈妈的健康和胎宝宝的发育。

预防被宠物意外伤害

很多准妈妈舍不得将宠物送人，所以依旧选择自己养，这也就难免会被宠物的小爪子和小尖牙抓伤、咬伤。那么，准妈妈该如何预防被宠物意外伤害呢？

（1）保持安全距离。准妈妈不要太靠近宠物，以免和它亲昵的时候受到伤害。

（2）给宠物勤剪趾甲。尖尖的趾甲就像锐利的凶器，时时威胁着准妈妈的肌肤安全。定期给宠物修剪趾甲，就算不小心被抓到，也不容易受伤。

·孕产小护士·

准妈妈被狗咬伤了怎么办？

如果准妈妈不慎被狗咬伤，应立即到医院进行清创，然后注射狂犬疫苗及抗狂犬病血清，以保证准妈妈和胎宝宝的安全。现在医学还没有资料证明注射狂犬疫苗会影响胎宝宝发育，如果因为顾虑不良后果，拖延或拒绝治疗，反而会因此付出本可避免的代价。

准妈妈别长时间待在厨房里

有关研究表明，粉尘、有毒气体密度最大的地方，不是在工厂、街道，而是生活中天天都离不开的厨房。因为煤气或液化气的成分均很复杂，燃烧后在空气中会产生多种对人体极为有害的气体，尤其对准妈妈的危害更大。其中放出的二氧化碳、二氧化硫、二氧化氮、一氧化碳等有害气体，要比室外空气中的浓度高出好多倍，加之煎炒食物时产生的油烟，使得厨房被污染得更加严重。更加有害的是，在同时释放的粉尘和煤烟中，均含有强烈的致癌物苯并芘。所以，准妈妈不宜长时间待在厨房里。

不要逞能，适时请家人代劳

准妈妈如果觉得自己的身体已经笨拙，有些事情做起来很费力，那么最好不要做，请家人或同事帮忙。如果已经够不到自己的脚，剪脚趾甲和穿鞋袜的事情就应该让准爸爸来帮忙；需要弯腰捡东西、拿高处的东西，最好也都找家人帮忙。

准妈妈应该学会判断哪些事情自己可以做，哪些事情不可以做，千万不要逞能，以杜绝所有发生危险的可能。

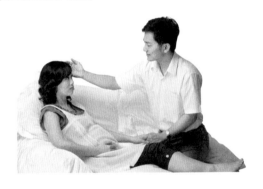

孕期腿肿的生活护理细节

准妈妈怀孕 6 个月后，一般都会出现腿部肿胀的现象，有的肿胀部位不只局限于小腿部，大腿也会肿胀，甚至还会引起身体其他部位的肿胀，这都是正常现象。那么，准妈妈该如何科学护理才能减轻孕期腿肿带来的痛苦呢？

（1）避免长时间站立。

（2）休息或睡觉时适时抬高腿脚，有利于消除肿胀。

（3）夜间睡眠时不要平卧位，采取左侧卧位有利下腔静脉血液回流。

（4）轻度水肿不必过多限制盐和水的摄入，但不要吃太咸的食物。

（5）适当地做散步运动，借助小腿肌肉的收缩力可以使静脉血液顺利地返回心脏。

（6）穿孕妇专用的弹性长筒袜，可适当给腿部加压，缓解水肿。穿弹性袜需要长期坚持，最好每天起床就穿上，晚上睡觉时再脱下。

（7）准爸爸在晚上睡前可以对准妈妈的腿部进行按摩，能够减轻准妈妈酸痛的感觉。按摩时的技巧是，从脚向小腿方向逐渐向上，从而有助于血液返回心脏。

营养方案

准妈妈能喝茶吗

因为茶叶中含有 2% ~ 5% 的咖啡因，大量饮用较浓的茶水，尤其是红茶，对人体会有一定的兴奋作用，从而刺激胎动增加，甚至可能影响到胎宝宝的发育，使其体重减轻。因此，准妈妈不宜喝浓茶。但茶叶中也含有锌、维生素 C 等有益成分，还能调节准妈妈口味。因此，有饮茶习惯的准妈妈可以喝一些淡茶。在茶叶的选择方面，绿茶、花茶都可以考虑，尽量选择纯天然、加工少的茶叶。需要提醒的是，千万不要在空腹时饮用，在饭后 1 个小时喝上一杯稍淡的茶水最好。

夜宵该不该吃

怀孕之后，准妈妈因为胃口不错，又总觉得不能饿着肚子里的宝宝，所以不管是饿还是嘴馋，总想吃夜宵，其实吃夜宵的危害很多，准妈妈应尽量不吃夜宵。

因为依照人体的生理变化，夜晚是身体休息的时间，吃夜宵容易增加胃肠道的负担，使胃肠道在夜间无法得到充分的休息。此外，夜间代谢率下降，多余的热量容易转化为脂肪堆积起来，造成体重过重的问题，还有可能影响睡眠质量。

如果准妈妈真的想吃夜宵，必须先弄清是肚子饿还是一种无意识的习惯。如果纯粹是肚子饿，建议准妈妈最好在睡前 2～3 小时吃完，且避免高油脂高热量的食物，如油炸食物、比萨、各种零食、垃圾食物等。

选择健康的烹调方法

食物在加工过程中，如果烹调方法不健康，很多营养素会被破坏。为了让准妈妈能从烹调好的食物中获得更多营养，就应该选择健康的烹调方法，尽量减少营养素的损失，以提高食物在准妈妈体内的利用率，促进准妈妈的健康。

（1）要做好厨房的通风换气，在烹饪过程中打开抽油烟机，在烹调结束后至少延长排气 10 分钟，并且经常开窗通风。

（2）炒菜时少放油，建议使用不粘炊具炒菜，对食物的营养成分破坏小，产生的油烟也少。

（3）不让油温过高，尽量避免油锅冒烟，这样能让食物中的维生素得到有效保存。

（4）利用天然食物番茄、菠萝的酸甜味制成的酱汁，取代市售的番茄酱、糖醋汁，可以达到减盐、减糖的目的。

（5）家禽肉类必须彻底煮熟再吃；多用开水烹调，保证水质。

如何留住食物中的营养

（1）淘米两遍就可以了，不要使劲儿搓，否则容易造成营养丢失；最好采用焖饭或带水蒸饭，如做捞饭，米汤也应当饮用；煮饭、煮粥、煮豆、炒菜时，都不宜放碱，因为碱容易加速对维生素 C 及 B 族维生素的破坏。

（2）选购新鲜的蔬菜，蔬菜宜先洗后切，不要先切后洗，以减少维生素的损失。

（3）能生吃的蔬菜就生吃，需要烹调的，要急火快炒，避免长时间炖煮；而且要盖好锅盖，防止溶于水的维生素随蒸气跑掉，炒菜时应尽量少加水。炖菜时适当加点醋，既可调味，又可保护维生素 C 少受损失。做肉菜时适当加一点淀粉，既可减少营养素的流失，又可改善口感。

（4）做好的菜品，最好是即炒即吃，这样不仅能品尝到新鲜蔬菜的美味，还可以减少营养素的流失。

（5）肉类可以将它们分成块，并快速冷冻，保证营养物质不会流失，同时还不影响口感。

（6）菠菜炒前焯一下再食用；炒青菜少加水；榨汁不如吃鲜果，因为果汁中少了膳食纤维等营养素。

维生素不能滥补

维生素是维持人体正常代谢和身体健康所必需的一类低分子有机化合物。准妈妈怀孕后由于营养需求量增加，适当补充维生素将有利于胎宝宝的生长发育，但切记不能滥补。比如服用过量维生素 A 会影响胎宝宝大脑和心脏的发育，诱发先天性心脏病和脑积水；服用过量维生素 D 会使胎宝宝血钙增高，导致胎宝宝智力发育低下；大量服用维生素 C 和 B 族维生素则可能导致畸胎；服用过量维生素 E 可造成新生儿腹痛、腹泻和乏力；服用过量维生素 K 可使新生儿发生生理性黄疸，还可以降低口服抗凝血药的作用。

因此，准妈妈盲目大量服用维生素是不正确的，应该在医生的指导下补充。

能够缓解便秘困扰的食物

准妈妈在孕期比较容易便秘，以下食物可以缓解便秘。

（1）富含膳食纤维的蔬菜，如黄瓜、番茄、韭菜、菠菜、芹菜、丝瓜、藕、萝卜、海带等，这些蔬菜可以促进胃肠蠕动，并且会产生较大量的食物残渣，对排便有促进作用。

（2）水果类如香蕉、苹果、猕猴桃、梨、葡萄等能够增加胃肠蠕动，促进消化，对便秘有一定的疗效。

（3）粮食如玉米、红薯、白薯、花生、豆类食品等都含有较高的膳食纤维。

（4）常吃黑芝麻、核桃仁、蜂蜜等养阴润肠食物对防治便秘也有一定的作用。

·孕产小护士·孕妈营养要均衡

建议准妈妈饮食中油腻食物和肉类要适量，别一味追求高蛋白食物，要适当增加新鲜水果和蔬菜的比例。此外，多喝水、养成定时排便的习惯，也有利于准妈妈防治便秘。

一周营养食谱推荐

星期一	早餐	牛奶 1 杯，烤馒头片 2 片，煎蛋 1 个，咸菜少许
	午餐	平菇肉片，香煎豆腐，白菜粉丝汤，米饭 150 克
	午点	橘子 1 个
	晚餐	番茄牛肉饺，蒜蓉空心菜
	晚点	橘子汁 1 杯，香蕉 2 个
星期二	早餐	豆沙包 2 个，牛奶 1 杯
	午餐	胡萝卜烧牛腩，糖醋茭白，菠菜蛋花汤，米饭 150 克
	午点	苹果 1 个
	晚餐	土豆炒猪肝，炒油菜，大米粥 1 碗，花卷
	晚点	核桃 2 ~ 3 个
星期三	早餐	玉米窝头，豆浆 1 杯，煮鸡蛋 1 个，酱菜少许
	午餐	豆干炒芹菜，茄盒，红枣乌鸡汤，米饭 150 克
	午点	西瓜 250 克
	晚餐	清蒸草鱼，黄瓜汤，什锦炒饭
	晚点	牛奶 1 杯
星期四	早餐	馒头，凉拌菠菜，酱牛肉，粳米粥
	午餐	青椒肉丝，番茄炒蛋，冬瓜汤，米饭 150 克
	午点	橙子 2 个
	晚餐	香煎带鱼，素菜面
	晚点	酸奶 1 杯
星期五	早餐	鲜肉包，黑米粥
	午餐	肉末烧豆腐，干煸四季豆，菠菜虾皮汤，绿豆饭
	午点	牛奶 1 杯
	晚餐	鸭子萝卜汤，炒饭
	晚点	香蕉 1 个
星期六	早餐	面包 2 个，酸奶 1 杯，煮鸡蛋 1 个
	午餐	宫保鸡丁，炝芹菜，鸭肉豆腐汤，米饭 150 克
	午点	苹果 1 个
	晚餐	炒茄子，草菇肉丝面
	晚点	牛奶 1 杯，腰果几枚
星期日	早餐	牛奶 1 杯，芝麻烧饼 2 个，煮鸡蛋 1 个
	午餐	清炒卷心菜，萝卜排骨汤，大米饭 100 克，小米饭 50 克
	午点	草莓 4 ~ 5 个
	晚餐	胡萝卜炒肉丝，辣酱拌豆腐，馒头，南瓜粥 1 碗
	晚点	酸奶 1 杯

情绪管理

不要一味沉浸在忙碌中

职场准妈妈往往由于工作太忙或已经养成了职业病，怀上宝宝后依然以工作为主，还要应对孕期身体的各种不适，孕期准妈妈比普通职场女性承受着更大的生理和心理压力。职场准妈妈不要让自己一味沉浸在忙碌之中，要放松自己，让自己心情愉悦，用最好的心态来面对孕期。每隔1 ~ 2小时就先放下手头的工作，活动一下；连续工作4 ~ 5小时后，抽空闭目养神15分钟。办公桌旁放一些绿色的植物或可爱的玩具，来缓解紧张的心情。

准爸爸的压力大怎么办

在对待妻子怀孕这件大事上，准爸爸如果能做个积极参与者，而非旁观者，那么所谓心理或情绪上失调的状况，自然就不会发生或减轻许多。

准爸爸不妨在一个晴朗的午后，陪伴妻子到一家浪漫温馨的餐厅，喝喝下午茶。同时，准爸爸可以拿出纸笔，一起列出从妻子怀孕到产后，照顾小宝宝方面的所有问题。只要夫妻之间有了更多的共识，准爸爸的心理压力自然就不会那么大了。

当然，准妈妈扮演的角色也很重要，要记得与另一半坦诚沟通。让准爸爸清楚地知道在孕期这一特殊时光里，怎么做才会令妻子感到开心舒服，而不是老要"猜猜看"。相信沟通能够改善彼此的心理状况。

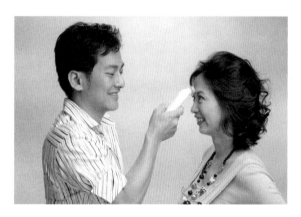

科学胎教

对胎宝宝进行味觉胎教

胎宝宝从第8周时，嘴巴开始发育，怀孕第16周时，胎宝宝舌头上的味蕾已发育完全，能够津津有味地品尝羊水了。在胎宝宝27 ~ 32周时，味觉的神经束已髓鞘化，因此，出生时味觉已发育完善。怀孕期准妈妈的食物可通过羊水成为胎宝宝味觉的一种初体验，进而影响新生儿对相应味道的接受力。因此，在味觉髓鞘完全形成的时候，是味觉干预的最佳时期。

准妈妈口味应该全面，不要偏食某一种口味的食物，不然会对胎宝宝以后饮食的偏好有影响。尽量多吃种类不同的食物，少吃零食类，多吃主食、蔬菜、水果，让胎宝宝的味觉发育有个良好的基础。

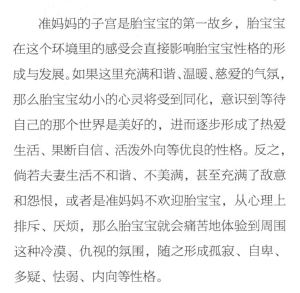

准妈妈要注意言行

准妈妈的子宫是胎宝宝的第一故乡，胎宝宝在这个环境里的感受会直接影响胎宝宝性格的形成与发展。如果这里充满和谐、温暖、慈爱的气氛，那么胎宝宝幼小的心灵将受到同化，意识到等待自己的那个世界是美好的，进而逐步形成了热爱生活、果断自信、活泼外向等优良的性格。反之，倘若夫妻生活不和谐、不美满，甚至充满了敌意和怨恨，或者是准妈妈不欢迎胎宝宝，从心理上排斥、厌烦，那么胎宝宝就会痛苦地体验到周围这种冷漠、仇视的氛围，随之形成孤寂、自卑、多疑、怯弱、内向等性格。

所以，准妈妈应该时刻关注自己的言行，不要给胎宝宝不好的印象。发生矛盾的时候，一定要告诫自己冷静下来，心平气和地去解决这件事情。

到大自然中感受美好

为了促进胎宝宝的感官发育，准妈妈应多接受满足五感的良性刺激。准妈妈与胎宝宝一起游览美丽的自然风光，倾听鸟鸣声、流水声等大自然的旋律，对胎宝宝的感官发育有很好的促进作用。含氧量充足的空气对胎宝宝脑部发育也很有好处。

到大自然中运动，不要爬山、不要走崎岖不平的路，也不要进入河流、溪水中，更不要参加探险项目，最适合的是散步、冥想、赏花等安静平和的项目和游戏。

准妈妈应该充分感受大自然的美好，抛去杂事，将所看到的、听到的、闻到的都和胎宝宝描述一下。边欣赏边描述可以促使准妈妈更加仔细地观察大自然，对大自然的感受也能更深一层。

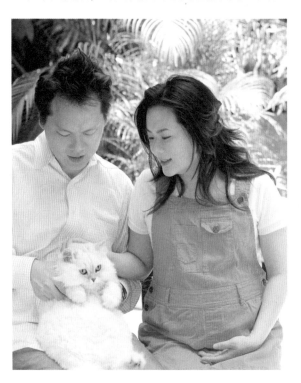

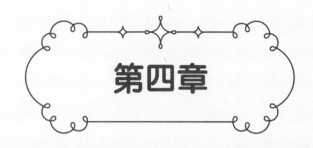

第四章

孕晚期，等待天使降临

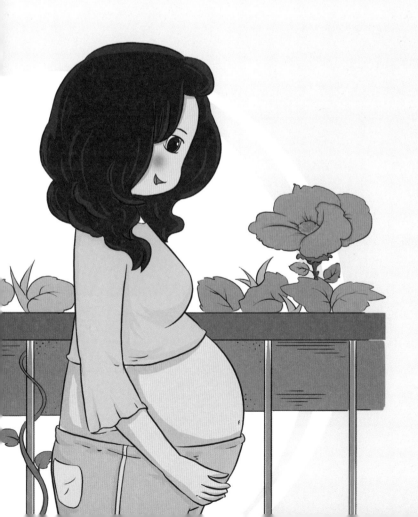

孕 8 月——恐惧感再次到来

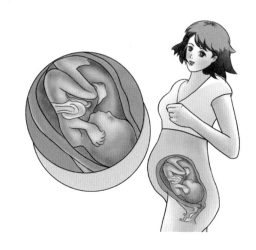

准妈妈的生理变化

孕 8 月，准妈妈的体重可增长 1300 ～ 1800 克，身体越发沉重，肚子大到低下头都看不到脚尖，行动越来越吃力；准妈妈会经常感到很疲劳，而且休息不好，所以常常会感到不耐烦，有时候情绪不佳。准妈妈的子宫底已经到了脐与剑突之间，挤压着胃和心脏，引起食欲不佳、呼吸困难等症状。

从现在起，准妈妈可能会常常感觉到腹部一阵一阵地发紧、发硬，即假性宫缩，一般属于正常现象，不必惊慌失措。宫缩会在身体疲劳时发生得更加频繁一些。因此，妊娠晚期不要过度劳累，注意休息。

胎动减少，子宫内狭小的活动空间让胎宝宝没有兴趣再运动了，可能只有感觉不舒服时才勉强动一下，所以胎宝宝的动作可能会更加少。不过即使没有明显动作和感觉也不要担心，一般只要能感觉到胎宝宝蠕动即可。

胎宝宝的成长进程

本月底，胎宝宝身长将达到 40 厘米，体重会达到 1700 克。大脑发育进入一个特别时期，神经网络已经很发达，神经通路完全接通，神经纤维周围形成了有保护作用的髓鞘，所以神经冲动传递速度更快。胎宝宝逐渐有能力进行复杂的学习和运动，并且意识越来越清晰，能够感觉到外面的光线，因此可以区分白天和黑夜了。胎宝宝的视觉、听觉、嗅觉、味觉进一步发展，已经能对大部分的声音做出反应，眼睛可以自由地睁开闭上，眉毛和睫毛也长全了，指甲也长出来了。

胎宝宝的胎毛减少，皮肤为淡红色，胎脂较多，皮肤也不再是皱巴巴的了。内脏器官功能已经达到了出生后的水平，呼吸和消化功能日趋完善，而且能分泌消化液了。胎位固定，正常位置是头朝下，臀向上的屈曲姿势。如果这个时候早产，只要细心养育，宝宝能够存活。

保健指南

慢慢减少运动量

自孕 8 月起，准妈妈子宫已过度膨胀，宫腔内压力已较高，子宫颈开始渐渐变短，准妈妈身体负担逐渐加重，甚至可能出现如浮肿、静脉曲张、心慌、胸闷等情况。孕晚期开始，准妈妈应适当减少运动量，过于频繁的活动会诱发宫缩，导致早产。准妈妈此时应以休息和散步为主，散步的速度过快或时间过长都不好，时间上以准妈妈不感觉疲劳为宜。

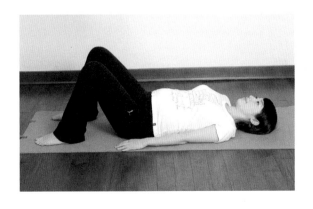

隐形眼镜换成框架眼镜

在怀孕期间，准妈妈的角膜组织会发生轻度水肿，使角膜的厚度增加。而隐形眼镜本身就会阻隔角膜接触空气。孕期如果继续戴隐形眼镜，将导致角膜缺氧，容易引起角膜损伤，使眼睛的敏感度下降，从而出现视力减退、无故流泪、眼睛干涩等问题。有些准妈妈还会出现眼压下降、视野缩小等问题。同时，孕期佩戴隐形眼镜的准妈妈引发角膜炎和结膜炎的可能性将比平时增大。因此，习惯佩戴隐形眼镜的准妈妈，怀孕期间应该换成框架眼镜，并做好眼睛的保健工作。

区分早产征兆与假性宫缩

假性宫缩是一种偶发的子宫收缩，类似于临产前的宫缩，但不是真正的宫缩。假性宫缩一般会随着孕期的不断推进而逐渐趋向频繁，但是直到妊娠的最后几周，假性宫缩可能仍会表现为偶发的、不规则的、无痛的。

在怀孕 37 周前，假性宫缩很难与早产的初期宫缩相区别。为了安全起见，不要随便自行判断是假性宫缩还是早产症状，有以下情况时应该立刻就医检查：

（1）在 1 个小时内出现 4 次或 4 次以上的宫缩，频繁而有规律，并且伴有疼痛。当宫缩频繁且有规律，即使不感觉疼痛也要引起重视。

（2）阴道出血、阴道分泌物增多，阴道分泌物变稀、变黏稠或带血，即使只是粉红色或夹杂一点点血丝，也要去医院诊治。

（3）腹部有下坠感，感觉就像胎宝宝在用力向下推一样，同时后腰有疼痛感，特别是以前没有过腰痛的准妈妈此时更能明显感觉到。

如果孕期已经超过37周，可以等到每次宫缩时间持续20~30秒，而且两次宫缩之间间隔5分钟时，再动身去医院。

尿频是正常的生理现象

孕晚期尿频通常是由于下降到骨盆内的胎宝宝头部压迫膀胱引起的，是正常的生理现象，不用治疗，准妈妈只要注意不要憋尿，及时去厕所就行。如果发现小便混浊，或出现尿痛的感觉，则有可能是尿路感染，应及时就医。

每两周做一次产检

在怀孕的28 ~ 36周期间，需要每两周进行一次产检，检测准妈妈和胎宝宝的健康情况。产检的常规内容没有什么主要的变化，如测量体重、宫高、腹围、心率、血压、胎心，定期测量血尿常规等项目。最主要的是增加了骨盆测量、胎心监护和胎位检查等项目。

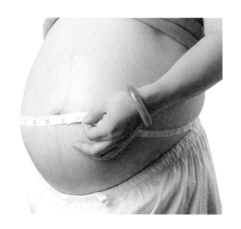

✺ 胎位检查

检查胎位是否正确，胎位不正的话需要及早纠正。

✺ 骨盆测量

骨盆测量是确定准妈妈能够自然分娩的一个重要参考内容，主要测量骨盆内径和骨盆出口。如果骨盆出口太小，胎头无法顺利娩出，容易造成难产。这个时候就可以听医生意见来决定是否剖宫产。

一般来说，骨盆测量安排在孕30周左右，包括骨盆外测量和骨盆内测量。骨盆外测量常测量髂棘间径、髂嵴间径、骶耻外径、坐骨结节间径、耻骨弓角度；而骨盆内测量常测量对角径、坐骨棘间径和坐骨切迹宽度。

✺ 胎心监护

胎心监护是胎心胎动宫缩图的简称，是应用

胎心电子监护仪将胎心率曲线和宫缩压力波形记下来供临床分析的图形，是正确评估胎宝宝宫内状况的主要检测手段。如果胎宝宝有异常，通过胎心监护很容易发现。

胎心监护一般每次做 20 分钟，如果 20 分钟内胎动次数超过 3 次，每次胎动时胎心每分钟加速超过 15 次，说明胎宝宝在子宫内暂时没有明显异常，检测报告会显示 NST（＋），如果报告显示 NST（－），医生会进行相应的处理，有可能需要继续检测 40 分钟或 1 小时。

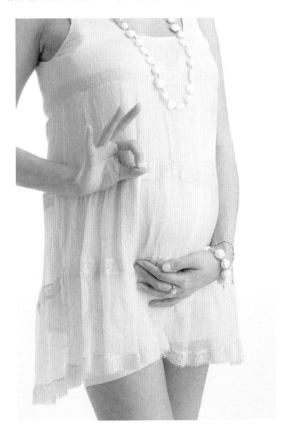

产检时的注意事项

❀ 骨盆测量需要注意的事项

骨盆内测量有一定的疼痛和不适，准妈妈不要因为害怕而拒绝，而应该积极配合。这时可以做深呼吸，放松腹部肌肉。如果太过紧张，腹部肌肉放松不下来，医生的操作难度会加大，测量时间会延长。

❀ 胎心监护需要注意的事项

在做监护前 30 分钟至 1 小时吃一些食物，如巧克力。最好选择一天当中胎动最为频繁的时间进行，避免不必要的重复。选择一个舒服的姿势进行监护，避免平卧位。如果做监护的过程中胎宝宝不愿意动，他极有可能是睡着了，可以轻轻摇晃腹部把他唤醒。如果胎心监护的效果不理想，那么监护会持续下去，做 40 分钟或者 1 小时是非常有可能的，请准妈妈不要太过着急。

充分了解顺产和剖宫产

❀ 顺产

顺产又叫自然分娩，是指在产力的作用下，胎宝宝通过准妈妈的产道自然娩出的过程。从分娩角度来说，我们更主张自然分娩，因为这是对准妈妈和胎宝宝最安全的，胎宝宝虽然受到产道挤压，但这个挤压对胎宝宝是有好处的。

影响顺产的因素主要有3个：

（1）产力：分娩是一个重体力活，需要较大的体力才能完成。准妈妈要有适当的准备，营养合理，精力旺盛，就能适应在分娩过程中的体能消耗，还有可能缩短产程。

（2）产道：通过骨盆测量，医生会给出一个判断，包括骨盆的形态和大小。如果形态、数值均正常，这样自然分娩就有保障。如果骨盆形态异常，数值过小，很有可能会出现难产。此外，软产道正常与否，也是影响顺产的因素之一。

（3）胎宝宝：胎儿在宫内的情况和大小也是能否顺产的一个条件。

剖宫产

剖宫产是在分娩过程中，由于准妈妈和胎宝宝的原因无法自然分娩，而由医生采取的一种经腹部切开子宫，取出胎儿及其附属物的过程。

当出现产道狭窄、胎位异常、巨大儿、胎盘异常、羊水感染、胎儿宫内窘迫、脐带绕颈等不适合顺产的情况时，应进行剖宫产。近年来，剖宫产手术越来越成熟，但也要注意预防产后出血、感染等并发症。

剖宫产的应用在医学上也有严格的适应证，它是绝对不能代替自然分娩的。

选择生产方式应考虑医生的建议

是自然分娩还是剖宫产，医生一般在怀孕36～37周时给出分娩方案，医生的意见有可能与准妈妈自己想选择的分娩方式不同，这个时候准妈妈不应该一直坚持己见，最好尊重医生的意见，避免不必要的危险。

在选择分娩方式前，医院会对准妈妈做详细的全身检查和产科检查，检查胎位是否正常，估计分娩时胎儿有多大，测量骨盆大小是否正常等。如果一切符合自然分娩的要求，医生是不会建议剖宫产的，这时准妈妈最好也不要坚持。虽然现在的剖宫产技术已经很发达，并发症发生率也降低了，但仍然不能与顺产相比；无论从产后恢复还是怀第二胎的情况来看，都是顺产更有优势，且剖宫产的新生儿健康也存在一定的隐患。

本身不适合顺产但想自然分娩的准妈妈也不要过分强求，因为分娩并不是一件你想安全就会百分百安全的事情，如果出现突发情况，会危害产妇及小宝宝的健康。

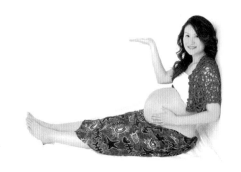

上班准妈妈应注意劳逸结合

怀孕中后期如果太劳累可能会发生胎儿体重太轻、早产、准妈妈身体不适等问题。尤其是那些高龄、有过流产史、患有某些慢性疾病的准妈妈，需要格外注意休息。在怀孕后期准妈妈要避免上夜班、长期站立、抬重物及颠簸较大的工作。在工作中，要注意劳逸结合，一旦觉得劳累，便应停下来休息。此外，中午的时候准妈妈要尽量争取睡个午觉。

通过胎动监测宝宝的健康

除了定期的 B 超检查，准妈妈是没有办法通过眼睛了解生活在子宫里宝宝的状况的，作为胎宝宝传达讯息的方式，胎动是准妈妈了解胎宝宝健康状况的重要渠道，准妈妈需要通过胎动来监测胎宝宝在子宫里的安危状态。如果在一段时间内胎动超过正常次数，胎动频繁，或无间歇地躁动，是宫内缺氧的表现。胎动次数明显减少直至停止，是胎宝宝在宫内重度窒息的信号，准妈妈需要马上到医院检查。

如何数胎动，前面已经介绍过了，准妈妈在记录胎动时需要注意以下情况：

（1）如果在 1 个小时内胎动少于 3 次，就给胎宝宝一些刺激，继续再数 1 个小时，如果仍然小于 3 次，最好去医院咨询医生。

（2）连续记录两个小时的胎动，如果小于 10 次，需要咨询医生。

（3）如果 12 小时的胎动小于 30 次，可以继续观察，小于 20 次就要去咨询医生。

（4）如果胎动突然减少，同比减少 30%，要及时就医。

坐在椅子上做的脚部运动

怀孕中后期，由于身体重量的增加加重了脚部的负担，所以准妈妈应该每天抽出一点时间来做做脚部运动。以下便教准妈妈一套坐在椅子上就能做的脚部运动操。

◉ 足尖翘起运动

准妈妈坐在椅子上，两只脚自然地平放在地面上，深呼吸。足尖尽力上翘，翘起后再放下，反复多次。注意足尖上翘时，脚掌不要离地。

每次时间为 3 分钟，一天可重复多次。

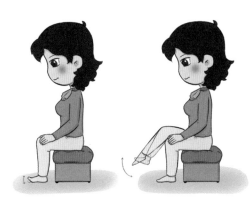

✿ 踝关节运动

准妈妈坐在椅子上，一条腿放在另一条腿上面，下面一条腿的脚底平放地面。

上面的一条腿缓缓活动踝关节数次，然后将足背向下伸直，尽量使膝关节、踝关节和足背连成一条直线。

两条腿交替练习上述动作，运动过程中，要注意调整呼吸，保持最舒服的坐姿。

每次时间为 3 分钟，一天可重复多次。

节制房事更健康

进入孕 8 月，准妈妈的肚子比以前更大了，子宫也明显增大，子宫下降，子宫口开始张开，准妈妈这时会有腰部酸痛的现象，进而影响性欲。这个阶段胎宝宝生长迅速，对任何外来刺激都非常敏感。夫妻间应尽可能避免性生活，以免发生意外。若一定要有性生活，必须节制，并注意体位，还要控制性生活的频率及时间，动作不宜粗暴，要避免刺激敏感部位，还要戴上避孕套以减少感染的概率。这个时期最好采用准爸爸从背后抱住准妈妈的后侧位。这样不会压迫腹部，也可使准妈妈的运动量减少。

需要提醒的是，如果在性生活的过程中出现有规律的子宫收缩、不正常出血、分泌物忽然增加、严重下腹痛等现象，要马上就医。

营养方案

孕晚期宜重点补充的营养素

孕晚期，胎宝宝越长越大，从母体摄取的营养物质也越来越多，因此孕晚期时要增加饮食量，均衡膳食，才能保证胎宝宝的营养需求，也能为将来准妈妈的顺利分娩储存充足的能量。

饮食清淡、不油腻

孕晚期饮食要以清淡营养为主。脂肪性食物里含胆固醇量较高，过多的胆固醇在血液里沉积，会使血液的黏稠度急剧升高，再加上妊娠激素的作用，使血压也升高，严重的还会出现高血压脑病，如脑出血等。饮食的调味也宜清淡些，少吃过咸的食物，以免加重四肢水肿，每天饮食中的盐量应控制在 6 克以下。

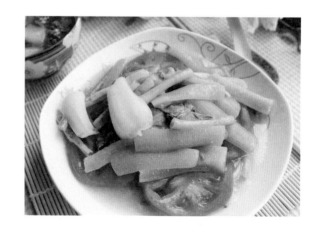

有助预防早产的矿物质

✿ 铜

准妈妈如果缺铜，会降低胎膜的韧性和弹性，容易造成胎膜早破而导致流产或早产。同时，还影响胎宝宝的正常发育，有可能造成胎宝宝畸形或先天性发育不足，并导致新生儿体重减轻、智力低下及缺铜性贫血。

从孕 30 周起，胎宝宝对铜的需求量急剧增加，较此前大约增加了 4 倍，如果不注意补充，容易造成母子双双缺铜。补铜的途径最好以食物为主，如动物肝脏、水果、海产品、紫菜中都含有较丰富的铜，粗粮、坚果和豆类等也是较好的来源。

✿ 镁

有研究发现，镁可以降低早产率，并且减少体重过轻的新生儿比例。

准妈妈比正常人需要更多的镁，但只要均衡饮食，就能够摄入足够的镁。如果准妈妈血液中镁含量稍低，可以吃花生或花生酱补镁；如果吃腻了，还可以吃一些含镁丰富的其他食物，如黄豆、芝麻、核桃、玉米、苹果、麦芽、海带等。如果准妈妈血中含镁量过低，则可在医生指导下服用镁剂。

饮食均衡依然重要

准妈妈更应该注重合理饮食，讲究营养均衡，不仅要多吃一些营养价值高的食物，而且还要注重摄取各种营养。准妈妈要注重饮食的多样化和搭配食用，这样才能使准妈妈获得多方面营养成分，有利自己的健康和胎宝宝的生长发育。例如，在制作菜肴时，准妈妈可以依寒凉与温热性质的不同搭配食材，如炒菜时白菜配韭菜、茴香，或者韭菜配菠菜、辣椒配苦瓜、茄子加蒜等，都是很好的搭配，可以使寒温结合，而且营养全面平衡，有利于人体增加营养。

除了讲究食物搭配外，准妈妈在饮食上还可以混吃搭配，以起到同时吸收多种营养素的作用。例如，可以用土豆炖牛肉，既可以减少牛肉的油腻，又可以获得土豆和牛肉中的营养；蒸玉米面馍时加入黄豆面，可同时获得玉米、黄豆两种食物的营养，味道和质地也大为改善；蒸大米饭加上红豆，以及大米、小米煮二米粥、豆稀饭，白面与玉米面发酵后蒸丝糕，都是很好的搭配，可以同时获得多种营养成分。

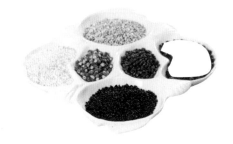

一周营养食谱推荐

星期一	早餐	牛奶 1 杯，咸面包，煎蛋 1 个
	午餐	清蒸鲤鱼，油菜炒木耳，紫菜汤，米饭 150 克
	午点	苹果 1 个
	晚餐	烩炒猪肝，炒西葫芦，馒头，玉米粥 1 碗
	晚点	酸奶 1 杯
星期二	早餐	豆浆 1 杯，香菇白菜肉包
	午餐	土豆烧排骨，烩炒西芹，鸡肝豆腐汤，米饭 150 克
	午点	牛奶荷包蛋
	晚餐	凉拌海带丝，鲫鱼汤，花卷
	晚点	香蕉 1 个
星期三	早餐	菠菜银鱼面
	午餐	麻婆豆腐，番茄烧牛肉，丝瓜汤，燕麦饭
	午点	酸奶 1 杯
	晚餐	鱼香茄子，虾仁馄饨，烧饼
	晚点	西瓜 250 克
星期四	早餐	蔬菜饼，小米粥 1 碗
	午餐	黄瓜炒蛋，辣炒黄鳝丝，小白菜豆腐汤，米饭 150 克
	午点	牛奶 1 杯
	晚餐	清炒莴笋丝，鸡丝油菜粥，烤馒头片
	晚点	橘子 1 个
星期五	早餐	牛奶 1 杯，全麦吐司 2 ~ 3 片，煮鸡蛋 1 个
	午餐	炒藕片，肉末烧豆腐，菠菜牛丸汤，米饭 150 克
	午点	苹果 1 个
	晚餐	木耳烧黄花鱼，白菜汤，小菜拌面
	晚点	酸奶 1 杯
星期六	早餐	玉米发糕，豆香粥，凉拌小黄瓜
	午餐	三文鱼蒸蛋，金针菇炒鸡丝，海带豆腐汤，坚果包
	午点	牛奶 1 杯
	晚餐	番茄炒猪肝，炒西蓝花，冬瓜汤，米饭 100 克
	晚点	芦柑 1 个
星期日	早餐	牛奶 1 杯，芝麻花卷，煮鸡蛋 1 个，咸菜少许
	午餐	蒜薹炒肉丝，炒胡萝卜丝，什锦豆腐汤，红豆饭
	午点	猕猴桃 1 个
	晚餐	三鲜蒸饺，糙米粥
	晚点	酸奶 1 杯

情绪管理

克服对产痛的恐惧感

临近分娩，准妈妈对分娩的恐惧可能与日俱增，准妈妈应该想办法克服对分娩的恐惧。

（1）把对分娩的恐惧转移到别的方面，抱着"船到桥头自然直"的想法。分娩本来就是一个自然的生理过程，是准妈妈和宝宝共同做出的第一次努力。不要把分娩当作一件很严重的事情来考虑，生活中要避免和家人谈论分娩这个话题，也不要听过来人讲她们分娩的惊险经历，这样可以暂时转移对恐惧的注意。

（2）不要提早入院。因为医院中不可能像家里那样舒适，安静和方便；而且准妈妈入院后较长时间不临产，会有一种紧迫感，尤其看到其他一些比自己后入院的准妈妈已经分娩，就会更加焦虑，心情也更紧张。另外，产科病房内的每一件事都可能影响准妈妈的情绪，这种影响有时候对顺利分娩并不十分有利。所以，准妈妈应该稳定情绪，保持心绪的平和，安心等待分娩时刻的到来。如果医生没有建议准妈妈提前住院，就不要要求提前入院等待。

（3）做好分娩准备，包括孕晚期的健康检查，心理上的准备和物质上的准备。一切准备的目的都是希望母婴平安，所以准备的过程也是对准妈妈的安慰。如果准妈妈了解到家人及医生为自己做了大量的工作，并且对意外情况也有所考虑，那么她的心中就应该有底了。

（4）正视分娩的恐惧。全家人要将各种可能遇到的问题事先想清楚，同时找出每个问题的解决方法。做好分娩前的物质和心理准备，这样就不会临时手忙脚乱，也会帮助稳定情绪。

（5）掌握与分娩有关的知识。在怀孕期间，建议准妈妈看一些关于分娩的书，了解整个分娩过程后，就会以科学的头脑取代恐惧的心理。这种方法不但效果好，而且还能增长知识。

产前抑郁，不得不防

怀孕容易让准妈妈的精神变得敏感，情绪波动大，且致使10% ~ 20%的准妈妈在孕期患上产前抑郁症，其主要原因莫过于焦虑，比如担心分娩的痛楚、孩子是否畸形、孩子出生后自己会受到冷落等。如果患上了产前抑郁，抑郁情绪很可能会延续到产后，导致产后抑郁，所以准妈妈务必要注意科学调节情绪。

准妈妈应该想清楚你所担心的事情不过是幻想，并不是事实，将来是否会变成事实也不是现在担心就能解决的问题。所以要尽量放宽心，享受现在的生活。可以多去外面散步，适当运动，以提高身心的自我调节能力。准爸爸和家人也要对准妈妈进行开导，尤其是准爸爸要抽出更多的时间来陪准妈妈，以抵消她心中的忧虑；和她一起学习分娩知识，减少准妈妈对分娩的恐惧。倾听准妈妈的任何倾诉，并进行积极的开导。

科学胎教

适合和胎宝宝一起欣赏的名画

与胎宝宝一起欣赏名画，可以启迪胎宝宝对艺术的感觉和共鸣。准妈妈可以欣赏一些古典名画，如达·芬奇的《蒙娜丽莎》、波提切利的《维纳斯的诞生》、安格尔的《泉》等。风景画也很好，使人遐想联翩，悠然神往。静物写生，不管是油画、水彩画、水墨画，都使人有酣畅淋漓、生动活泼之感。但像一些使人感到惊悸、忧伤和悲哀的美术作品不适合准妈妈欣赏，如列宾的《伊凡雷帝杀子》《伏尔加河上的纤夫》等。在欣赏美术作品的同时，顺便翻阅一下画家传记或美术史书，就更添谈资和雅兴，心情愉悦和若有所得的快感也就不言而喻了。

合理使用胎教传声器

准妈妈使用音乐胎教传声器的目的，是希望胎宝宝更直接清楚地听到音乐，通过音乐的刺激，促进胎宝宝的发育。但胎宝宝的听觉系统还处于发育之中，如果受到高频率、高音量声音的刺激，很容易受到不可逆性的损伤。如果准妈妈在使用

音乐胎教传声器的时候，距离肚皮太近，就可能发生上述损伤。

语言胎教更加重要

由于这个时期胎宝宝的听觉已经相当发达，大脑神经网络也在孕8月时几乎全部完成，因此刺激胎宝宝脑部发育的最佳方式是声音刺激，语言胎教就是其中比较重要的一种，可以为宝宝将来的语言表达能力和理解能力奠定基础。

因此，准爸爸和准妈妈在孕晚期应该将胎教的大部分精力集中在语言上。日常对话是少不了的胎教方式，如可以反复给胎宝宝读童话、讲故事、说笑话等，同一个故事或童话可以变换多种语气和声调来读，也可以让准爸爸和准妈妈轮流读。准爸爸和准妈妈可以观察一下胎宝宝的反应，看看讲到特殊句子时胎宝宝是否会踢肚子作为反应，胎宝宝是否对准爸爸和准妈妈的朗读有不同的反应。如果胎宝宝没有给出明显的反应，也不要气馁，无论如何，胎宝宝都会从中受益。

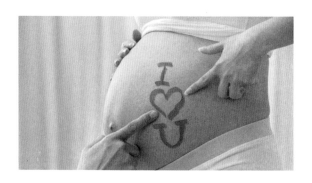

孕9月——不适越来越多

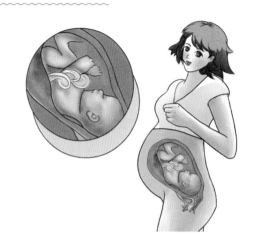

准妈妈的生理变化

准妈妈的体重继续以每周500克的速度增加，其中一半来自胎宝宝的体重增加。因为子宫继续在增长，子宫底高已达剑突下2横指。腹部继续向前突起，加之身体变得更为沉重，所以准妈妈行动更加笨拙，有时一不留意便会引起腰部外伤，很容易使腰椎间盘突出。准妈妈更懒于活动了，所以可能会造成便秘，甚至引起痔疮。

由于胎头下降，压迫膀胱，导致准妈妈的尿频现象加重，经常有尿意。腿脚会肿得更加厉害。

准妈妈现在即将临产的感觉越来越强烈，觉得腹坠腰痛，骨盆后部附近的肌肉和韧带变得麻木，甚至有一种牵拉式的痛。全身的关节和韧带开始变得松弛，外阴也变得柔软而肿胀，这都是为分娩做准备。一些准妈妈的乳房还会分泌出零星的乳汁，是在为产后哺乳做准备。胎动继续减少，但准妈妈仍要坚持数胎动。

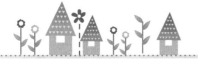

胎宝宝的成长进程

本月末，胎宝宝的身长约为45厘米，体重约为2500克。胎宝宝的身长不会再有多少明显的变化，只是体重仍然明显增加。胎宝宝的骨骼也变得结实起来，头骨很软，而且每块头骨间还有空间，这是为了在分娩的时候头部顺利通过狭窄的产道。头发比以前更多，手腕和颈部四周形成褶皱，胎毛已脱落，胎脂也开始脱落，它们会被胎宝宝吞咽，最后形成胎便排出体外。皮下脂肪也越来越多，皮肤变得光滑，整个身体都变得圆润起来。胎宝宝中枢神经愈发成熟，反应也更加敏捷，在熟睡状态下容易惊醒。

一些胎宝宝的头部已经下降进入骨盆，紧压着子宫颈口。但也有的胎宝宝在分娩的时候才进入骨盆。这个时候医生会格外关注胎宝宝的位置，以确定是否能顺产。医生可以通过 B 超测量出胎宝宝的体重，不过在未来的几周中胎宝宝的体重还会发生变化。

保健指南

准妈妈何时停止工作

各省的产假规定不太一样，大部分为：女职工单胎顺产者，给予产假 158 天，其中产前可以休息 15 天；难产者，增加产假 15 天；多胞胎生育者，每多生育一个婴儿，增加产假 15 天。可见，产假有两周是为产前准备的，因此，怀孕满 38 周的准妈妈就可以在家中休息了，一方面调整身体，另一方面为临产做一些物质上的准备。当然，如果出现早产、妊娠高血压综合征等异常情况，医生建议休息或住院监护时，准妈妈应绝对服从医生的意见而停止工作。

准妈妈在什么时候停止工作好呢？这要因人而异。一般来说，准妈妈健康状况良好，一切正常，所从事的工作又比较轻松，可以到预产期前两周左右再停止工作。有些身体条件好的准妈妈即使工作到出现临产征兆也不为晚。但是，如果准妈妈患有较严重的疾病，或产前检查发现有显著异常，或有严重妊娠并发症，则应提前休息。

健身操慢慢做

怀孕后期，准妈妈做运动一定要注意安全，不能过于疲累；不要在闷热的天气里做运动，每次运动时间最好别超过 15 分钟。

这一时期的运动突出一个"慢"字，所以准妈妈可以在早晨和傍晚做一些慢动作的健身操，如简单的伸展运动；坐在垫子上弯曲和伸直双腿；平躺下来，轻轻扭动骨盆；还有身体仰卧，双膝弯曲，用手抱住小腿，身体向膝盖靠等简单动作。每次做操时间在 5 ~ 10 分钟即可，动作要慢，不要勉强。

胎膜早破应沉着应对

胎膜早破是准妈妈在怀孕最后几个月有可能出现的情况，很多准妈妈由于对胎膜早破还不了解，容易出现惊慌失措的情况，如果处理不当很容易发生危险。

胎膜早破的鉴别

发生胎膜早破时，许多准妈妈常会以为是小便尿湿了内裤，并不知道是胎膜早破。所以，鉴别是否发生了胎膜早破是非常重要的，可以避免细菌沿着阴道上行到子宫里感染胎宝宝，还能避免发生脐带脱垂等并发症。

当准妈妈不确定自己究竟是胎膜早破还是尿液流出时，可以用试纸实验：将试纸放入阴道里，如果是胎膜早破，流在阴道里的羊水会使橘黄色变成深绿色。把试纸拿到医院放在显微镜下观察，可以见到羊水中的小脂肪块和胎毛，这时就可以确定是胎膜早破。

❋ 胎膜早破时的应对方法

（1）准妈妈出现胎膜早破的时候要沉着应对，不要过度紧张和慌乱，应立即用垫子把臀部抬高，以防止胎宝宝的脐带脱落。

（2）注意外阴的卫生，不能再洗澡，可以垫卫生巾在内裤上。

（3）不管准妈妈是否有宫缩或是否已到预产期，一旦胎膜破了都应该及时送到医院治疗。同时，在去医院的途中要让准妈妈躺着，并且保持臀部的抬高，预防胎宝宝的早产。

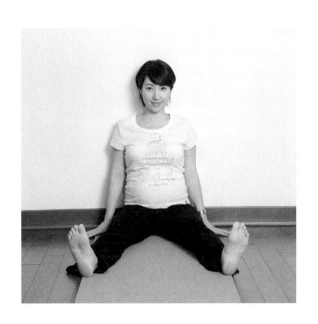

如何减少令人尴尬的漏尿

有的准妈妈到了孕晚期会发现，大笑、打喷嚏、咳嗽、弯腰时常常有少量尿液流出，有时刚上完厕所就发生漏尿。这是因为骨盆肌肉、括约肌都变得松弛了，而子宫对膀胱的挤压更严重导致的。虽然漏尿不可避免，但准妈妈也可以适当采取一些方法来缓解。

（1）准妈妈晚上应控制饮水和避免吃利尿性的食物，如西瓜、蛤蜊、茯苓、冬瓜等。

（2）不要憋尿，该去厕所的时候就去厕所，尿液的积留很容易引起膀胱炎。即使没有尿意，最好在间隔一段时间后去厕所排一次尿。

（3）可以预防性地在内裤里垫些消毒卫生纸，建议不要用护垫，护垫吸水量小，可能起不了多大的作用，而且透气性差，不舒服。

（4）常做提肛运动：吸气时将肛门向上提，呼气时放松，接着再往上提，一提一松，反复进行。站、坐、行均可进行，每次做提肛运动50次左右，持续3～5分钟。这项运动可以锻炼括约肌和骨盆肌肉，有助于增强其弹性，可以减轻漏尿。

练习有助顺产的呼吸法

听过来人讲顺产的经历，准妈妈可能会感到恐惧，害怕自己承受不了这样的疼痛，不过准妈妈们可以通过一些方法来减轻分娩时的疼痛，例如拉梅兹呼吸法。这种呼吸方法是用法国的一位产科医生的名字命名的，它是通过将注意力集中在对自己呼吸的控制上，从而缓和分娩时的疼痛，可以说是一种精神性的无痛分娩。

由于拉梅兹呼吸法主要运用在分娩中，需要尽早练习才能在临产的时候熟练运用。所以，通常准妈妈从怀孕7个月就要开始进行拉梅兹呼吸法的训练，可由准爸爸陪伴进行，效果会更好。下面便介绍拉梅兹呼吸法的5个步骤。

基本姿势

在客厅地板上铺一条毯子或在床上练习，室内可以播放一些优美的胎教音乐，准妈妈可以选择盘腿而坐，在音乐声中，准妈妈首先让自己的身体完全放松，眼睛注视着同一点。

第一阶段——胸部呼吸法

应用时间：在分娩开始的时候，此时宫口开3厘米左右，子宫每5～6分钟收缩1次，每次收缩30秒。

操作方法：先由鼻子深深吸一口气，随着子宫收缩就开始吸气、吐气，反复进行，直到阵痛停止才恢复正常呼吸。

胸部呼吸是一种不费力且舒服的减痛呼吸方式，每当子宫开始或结束剧烈收缩时，准妈妈可以通过这种呼吸方式准确地给家人或医生反映有关宫缩的情况。

第二阶段——轻浅呼吸法

应用时间：胎宝宝一边转动，一边慢慢由产道下来的时候。这时的宫口开至3～7厘米，子宫的收缩变得更加频繁，每2～3分钟就会收缩1次，每次持续50～60秒。

操作方法：随着子宫收缩，采用胸式深呼吸，当子宫强烈收缩时，采用浅呼吸法，收缩开始减缓时恢复深呼吸。

首先让自己的身体完全放松，眼睛注视着同一点。准妈妈用嘴吸入一小口空气，保持轻浅呼吸，让吸入及吐出的气量相等。呼吸时要完全用嘴呼吸。当子宫收缩强烈时，需要加快呼吸，反

·孕产小护士·

常练习拉梅兹呼吸法效果佳

拉梅兹分娩呼吸法强调分娩是一种正常、自然、健康的过程。通过一系列的学习与持续的练习，使每位准妈妈在情绪上、理智上、心理上及生理上都有所准备。采用拉梅兹呼吸法时，最重要的是需要准妈妈充分了解分娩过程中自身的身体变化及胎宝宝的状态，这样才能使拉梅兹分娩呼吸法发挥最大作用。

之就减慢。注意呼出的量需与吸入的量相同。一次轻浅的呼吸时间可持续 20 秒，慢慢延长，直到可以达到 60 秒。

✹ 第三阶段——喘息呼吸法

应用时间：当宫口开至 7 ~ 10 厘米时，子宫每 1~2 分钟就会收缩 1 次，每次维持 1 分钟甚至更长，胎宝宝马上就要临盆，达到了产程最激烈、最难控制的阶段。

操作方法：准妈妈先将空气排出，然后深吸一口气，接着快速做 4 ~ 6 次的短呼气，感觉就像在吹气球，比轻浅式呼吸还要浅，也可以根据子宫收缩的程度调节速度。练习时由 1 次呼吸练习持续 45 秒慢慢延长至 1 次呼吸练习达 90 秒。

✹ 第四阶段——哈气运动

应用时间：阵痛开始，准妈妈想用力将宝宝从产道送出，但是此时医师要求不要用力，以免发生会阴撕裂，需等待宝宝自己用力挤出来。

操作方法：阵痛开始，准妈妈先深吸一口气，接着短而有力地哈气，如浅吐 1、2、3、4，接着大大地吐出所有的"气"，就像在很费劲地吹一样东西，直到不想用力为止，练习时每次需达 90 秒。

✹ 第五阶段——用力推

应用时间：此时宫口全开了，新生儿头部露出产道，准妈妈需要用力将宝宝娩出。

操作方法：准妈妈此时要长长吸一口气，然后憋气，马上下巴前缩，略抬头，用力使肺部的空气压向下腹部，同时完全放松骨盆肌肉。需要换气时，保持原有姿势，马上把气呼出，再迅速吸满一口气，继续憋气和用力，直到宝宝娩出。当胎头已娩出产道时，准妈妈可使用短促的呼吸来减缓疼痛。每次练习时，至少要持续 60 秒用力。

练习减轻阵痛的放松法

✹ 意想锻炼法

让自己保持一种舒适的姿势，深吸一口气并屏住呼吸 5 秒钟，口中默默从 1 数到 5，然后呼出，集中呼吸并重复 2 ~ 3 次，直至完全松弛。做这个动作时，可以回想一下过去愉快的事情，有助于你使用想象克服思想障碍，以便能更多地学会控制自己，这种方法在分娩时非常有用。

✹ 精神松弛

你可以给自己放上一段轻松惬意的音乐，随着音乐的节奏，紧闭双目，想象自己正置身于清澈的蓝天下或平静的大海之中。与此同时，让自己进行规律、缓慢的呼吸。分娩前进行这样的练习有助于清除思想上的焦虑、担心和其他杂念，当你全神贯注做呼吸运动时，口中要十分缓慢、均匀地默念"吸气、屏住、呼气"。每次呼气、吸气都要集中精力，倾听自己的呼吸声。

✤ 全身松弛法

仰卧，取舒适位置或用软垫垫着。闭目，注意力集中在右手，收紧一会儿后放松，手掌朝上。觉得手有沉重感和热感时，朝地板或软垫方向按压肘部，放松。此时通过你的身体右侧、前臂和上臂向肩部收紧。耸肩之后放松。重复做身体在上侧的运动，你的手、手臂和双肩将有沉重感和热感。双膝翻向外侧，放松臀部，向地板或软垫轻压背下部。放松，让松弛气流进入腹部和胸部，使肌肉有沉重感和热感。呼吸应开始慢下来，此时放松颈部和颌骨，连同唇部、颌骨下垂，舌头放在口腔底部，面颊放松。

临产征兆有哪些

预产期到了，预示着准妈妈快要临产了。但预产期只是宝宝出生的大概时间，实际临产日期可以提前或延后 1 ~ 2 周，所以不能仅凭预产期来判断宝宝的出生时间，应根据准妈妈临产前的一些征兆来确定是否上医院待产。

✤ 破水

阴道突然流出清亮的液体，有时含胎脂或胎粪，称为"胎膜破裂"。破水通常发生在规律宫缩开始后，胎宝宝娩出前。破水的准妈妈应立即去医院，以防脐带脱垂危及胎宝宝。通常破水后24 小时内会自然临产。

✤ 见红

临产前阴道内常常会流出一些混有血的分泌物，即见红。见红的血量较少，大约在见红后24~48 小时内，分娩发动。如果血量较大，超过平时月经量，不应认为是临产征兆，应考虑妊娠晚期出血。

✤ 腹部轻松感

初产妇在临产前的 1 ~ 2 周，胎儿先露部逐渐下降，进入骨盆，宫底明显降低，准妈妈会感觉上腹部较以前舒适，呼吸轻快，食欲增加，食量增大。

✤ 大小便次数增多

胎儿下降，压迫准妈妈的膀胱和直肠，所以小腹觉得坠胀，尿频、漏尿现象严重。

✤ 肚子下降

肚子最高点下移，并且下方变得比较大。

✤ 感觉胎宝宝要掉出来了

准妈妈如果感觉胎宝宝好像要掉下来一样，说明胎宝宝头部已经沉入骨盆，这种情况一般发生在分娩前的 1 周或数小时。

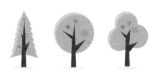

真性临产与假性临产

临产征兆最直接的现象就是阵痛，阵痛是由于子宫收缩导致，但不是腹部一疼就真的要分娩了。有的阵痛不过是"忽悠"着准妈妈玩儿，这种阵痛被称为假性临产，而真正预示准妈妈分娩的则被称为真性临产。没有经验的准妈妈容易把假性临产当成真性临产，虚惊一场，所以准妈妈应该学会辨别。

❀ 假性临产

一般假性临产没有规律，疼痛出现的时间和维持的时间都不一定，休息一下或运动一下痛感便会消失，不会越来越痛。疼痛的部位只限于子宫的局部，一般在子宫的下方。更关键是假性临产不伴有见红或黏液增多的情况。假性临产是由于子宫压力太大或胎动导致。

❀ 真性临产

真性临产的阵痛很有规律，有固定的时间间隔，随着时间的推移，间隔越来越小，每次宫缩持续 30 ~ 70 秒。镇痛不会因为休息或活动而停止，只会越来越痛，阵痛的部位遍及整个子宫。此时，宫缩与阵痛的节奏一致。宫缩开始时，即腹部发硬时，阵痛开始；阵痛结束时，宫缩也停止，腹部又变软。此外，真性临产一般会伴有进行性宫颈管消失、宫口扩张和胎先露部下降。

待产包里都装些啥

随着怀孕时间的推移，离宝宝出生的时间越来越近了，到产前一个月，准妈妈就应该准备待产包了。不过要提醒准妈妈，千万不要盲目准备待产包，要有针对性地采购，不必要的东西尽量别买，以免浪费。

❀ 住院证件

孕妇保健手册、医保卡、夫妻双方身份证、户口本、结婚证、现金（6000 ~ 8000 元）、献血证（如果有的话）。

❀ 日常用品

手机、充电器、数码相机、摄像机、笔记本、MP3 或 MP4（缓解紧张情绪）。

❀ 妈妈用品

待产时候的营养补充：巧克力、水、饮料、点心等。

卫生用品：卫生巾（最好买超长夜用的）、护垫、卫生纸等。

吃饭与洗漱用品：水杯、饭盒、饭勺、筷子、一次性杯子若干、可转弯的吸管若干、小量杯，小勺子（入院后购买）、大齿木梳、衣架、护肤品（选择随身携带型）、毛巾（3 条，1 条洗脸、1 条洗上身、1 条洗下半身）、牙刷、牙膏、漱口水、小镜子、洗脸盆、泡脚盆、拖鞋、吸奶器等。

妈妈衣服：哺乳文胸、内裤 4 ~ 5 条或一次性纸内裤两包（全棉的，买最大号的）、防溢乳垫（两片，一次性）、孕妇帽、防风的衣裤、鞋、束腹带 1 根（剖宫产需要，顺产不需要）、厚袜子（分娩时用）等。

◉ 婴儿用品

奶瓶、奶粉、奶瓶刷、湿巾或卫生纸（擦屁屁用）、消毒锅、婴儿包被、婴儿衣服 2 ~ 3 套、尿布、尿不湿各 1 套、洗脸盆、小毛巾、大浴巾、护臀膏、婴儿沐浴用品、婴儿护肤用品、纱布（建议多带）、帽子等。

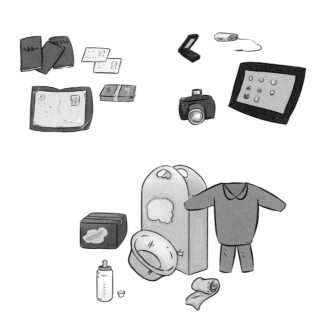

营养方案

分娩不可缺少维生素 C

最新研究显示，补充足够的维生素 C 可以降低准妈妈在分娩时遇到的危险，主要作用在于降低胎膜早破的概率。补充了足够维生素 C 的准妈妈胎膜早破率比未补充维生素 C 的准妈妈要低 5%，因为维生素 C 可以帮助加固由胶原质构成的胎膜。

所以，准妈妈在怀孕晚期应注意补充维生素 C，多吃富含维生素 C 的水果和蔬菜，如橙子和西蓝花等。因为每天补充维生素 C 100 毫克便可，而 250 毫升的橙汁一般就含有 100 毫克的维生素 C，所以可以每天喝一杯橙汁。不过，维生素 C 不可和海鲜同时食用，如果过量很可能会中毒。

适当补充维生素 B_1

维生素 B_1 不足，容易引起呕吐、倦怠、肌体无力，严重时会影响分娩时的子宫收缩，导致难产，或者宝宝出生后患上先天性脚气病。

维生素 B_1 含量丰富的食物有谷类、豆类、干果、酵母、硬壳果类，准妈妈每天补充维生素 B_1 的量应该达到 1.5 毫克，可以吃些粗粮，如小米、绿豆、燕麦等，日常主食加工不要太精细，就能满足准妈妈对维生素 B_1 的需求。

米酒也是酒，准妈妈别喝

米酒是以蒸或煮熟的糯米饭发酵制成的，既香又醇，有些地方有让准妈妈喝米酒的习惯，认为能给准妈妈增加营养，补益身体，有利于胎宝宝发育，但其实不是这样的。因为米酒也含有酒精，酒精进入准妈妈体内后，可通过胎盘对胎宝宝的健康造成损害。研究表明，酒精可使胎宝宝出生时体重减轻、抵抗力差，严重者可致畸。所以，准妈妈最好别喝米酒。

饮水过多对准妈妈不利

水是人体必需的营养物质，约占人体总量的大部分。它能够参与人体其他物质的运载和代谢，调节身体内各组织间的功能，并有助于体温的调节。准妈妈和胎宝宝都需要水分，所以孕期的需水量比孕前会明显增加，准妈妈每天必须从饮食、饮水中获得足够的水分。不过，准妈妈饮水也要有一定限度，并不是多多益善。

水分摄取过多就不能及时排出体外，多余的水分会滞留在体内，引起或加重水肿。一般来说，准妈妈每天可以喝 1 ~ 1.5 升水。当然，这也不是绝对的，要根据不同季节、气候、地理位置及准妈妈的饮食等情况酌情增减，但不要超过两升。特别是妊娠晚期，更应该控制饮水量，每天 1 升以内为宜，以免对准妈妈及胎宝宝造成不良影响。

需要提醒的是，准妈妈不能觉得口渴了才喝水，有时不渴也要喝水，如果等到口渴了再喝水说明体内已经缺水，准妈妈喝水应该以不缺水、不过多喝水为宜。

适量增加蛋白质的摄入量

到了孕晚期，胎宝宝的脑细胞迅速增殖，很需要蛋白质的支持，同时胎宝宝自身也开始储存一些蛋白质，这些蛋白质都要从母体吸收；而准妈妈要为分娩储存能量及为产后的乳汁分泌提供储备，所以准妈妈应该在孕晚期适量增加蛋白质的摄入，应每天比孕前多摄入 20 ~ 25 克，每日摄入量达到 80 ~ 90 克，其中动物蛋白要占到总量的 2/3。一个鸡蛋含 5 ~ 7 克蛋白质，50 克瘦肉或 300 克牛奶中约含 9 克蛋白质，40 克干黄豆、200 克豆腐、200 克主食含蛋白质 13 ~ 16 克，准妈妈可以按照这个参考补充蛋白质。

积极预防营养过剩

为了让准妈妈和胎宝宝得到最好的照顾，许多家庭都是铆足了劲儿给准妈妈补充营养，但这样真的好吗？孕期营养过剩对准妈妈和胎宝宝都不好，容易导致妊娠期高血压、妊娠期糖尿病等妊娠并发症和巨大儿，同时也增加了分娩的危险性，所以为了母子健康，准妈妈要合理、适量进补。

从饮食结构上来说，要避免孕期营养过剩，准妈妈应避免摄入过多的脂肪和糖类。要少吃含脂肪的食物，尤其是动物性脂肪，如肥肉、猪油等，可以多吃一些含植物性脂肪的食物。肉类中含有脂肪较少的如鸡肉、鱼肉等。含糖和精制糖的主食类食物要少吃，甜食也要少吃。此外，还要注意不能毫无节制地吃零食，这样也容易造成肥胖。

产前焦虑吃什么好

孕晚期压力大，一些准妈妈容易产生焦虑心理，这时就要时刻提醒自己放松，保持好心境，还可以吃一些有助于缓解临产焦虑情绪的食物来放松。

（1）含有 B 族维生素和维生素 C 的食物。B 族维生素可以调整内分泌系统，稳定情绪；维生素 C 可以协助制造肾上腺皮质激素，对抗精神压力。富含 B 族维生素的食物有酵母、深绿色蔬菜、低脂牛奶及豆类等；富含维生素 C 的食物有樱桃、柠檬、哈密瓜、葡萄等。

（2）含有钙及镁的食物。钙或镁都可以稳定情绪，富含钙的食物包括牛奶、豆腐等，富含镁的食物包括香蕉、豆类制品、土豆、菠菜、葡萄干等。

（3）含色氨酸的食物。色氨酸进入人体生成 5- 羟色胺，对大脑有镇静作用。这类食物包括奶制品、鸡肉、牛肉、蛋类、鱼类、坚果类等。

少量多餐，缓解胃部不适

孕晚期由于胎儿生长、子宫压迫胃部，致使准妈妈消化能力减弱。如果一次吃得太多，胃部就可能会消化不良或感到有灼烧感，尤其是在晚上，胃灼热会很难受，甚至影响睡眠。

为了缓解胃部的压力，准妈妈应该以少食多餐为原则，餐次每日可增至 5 餐以上。这时期的膳食应选择体积小、营养价值高的食物，如动物性食品等，减少营养价值低而体积大的食物，如马铃薯、甘薯等。对一些纯热能食物，如白糖、蜂蜜等甜食宜少吃或不吃，以防降低食欲，影响蛋白质等营养素的摄入。

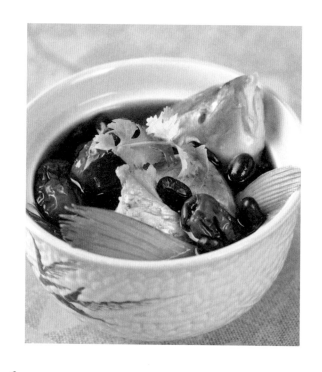

一周营养食谱推荐

星期一	早餐	豆浆 1 杯，煮鸡蛋 1 个，面条 1 碗
	午餐	柏子煮猪心，海带排骨汤，米饭 100 克
	午点	牛奶 1 杯，开心果几枚
	晚餐	肉炒百合，红烧海参，口蘑鸡片，红枣枸杞粥
	晚点	酸奶 1 杯，钙奶饼干两片
星期二	早餐	牛奶 1 杯，白糖 10 克，麻酱烧饼 2 个，芝麻酱 10 克
	午餐	米饭 150 克，肉末雪里蕻，素炒油菜，鲫鱼汤
	午点	鸡蛋羹
	晚餐	米饭 150 克，炒鳝鱼丝，素炒菜花，紫菜汤
	晚点	橘子 1 个
星期三	早餐	煮鸡蛋 1 个，豆浆 1 杯，煮玉米棒 1 个
	午餐	米饭 100 克，虾皮萝卜丝，小白菜豆腐汤，什锦蜂窝豆腐
	午点	咸切片面包 25 克，番茄 1 个
	晚餐	炝莴笋，荞麦面条
	晚点	牛奶 1 杯
星期四	早餐	花卷 50 克，甜牛奶，煮鸡蛋 1 个
	午餐	素锅烤鸭，香椿拌豆腐，海米冬瓜汤、馒头
	午点	新鲜水果汁 1 杯
	晚餐	海带烧肉，炝芹菜，米饭 100 克
	晚点	莲子羹
星期五	早餐	牛奶 1 杯，蒸鸡蛋羹，杂粮馒头 1 个
	午餐	米饭 150 克，清炖鸡，炒青菜，鸡肝豌豆苗汤
	午点	黄瓜汁 1 杯
	晚餐	青椒肉丝，丝瓜鸡蛋汤，芹菜拌海米，米饭 100 克
	晚点	牛奶 1 杯
星期六	早餐	煮鸡蛋 1 个，豆浆 1 杯，麦麸面包 1 个
	午餐	米饭 150 克，丝瓜鸡蛋汤，白斩鸡，苦瓜炒肉丝
	午点	花卷 30 克，番茄 1 个
	晚餐	米饭 100 克，小白菜汤，凉拌海带，芹菜炒牛肉
	晚点	牛奶 1 杯
星期日	早餐	煮鸡蛋 1 个，牛奶 1 杯，燕麦粥 50 克
	午餐	米饭 150 克，韭菜炒肉，鲫鱼豆腐汤
	午点	桃子 1 个
	晚餐	米饭 100 克，冬瓜汤，炒木耳卷心菜，芹菜炒香干
	晚点	牛奶 1 杯

情绪管理

过来人的经验辨证听

准妈妈向过来人打听怀孕生产的经验虽然可取，但也不能全都相信。因为毕竟这些所谓的经验都是妈妈们的个人体验，不具有普遍性，也不一定科学，所以准妈妈应该区别对待这些经验之谈，不要盲听盲从。

对于比较消极的经验，比如产痛、养儿辛苦等容易给准妈妈造成心理压力的话，要"左耳听，右耳出"，不要太放在心上。这些痛苦与辛苦都是伴着快乐的，只有经历过才能有体验。准妈妈应该多和积极开朗的妈妈相处，她们看事情一般都会从好的方面着眼，也会从鼓励的角度出发，准妈妈的心情也会受到感染愉悦起来。

别急着卸下"重担"

怀胎十月，临近分娩，体内的负担很快就能卸下来了，许多准妈妈就开始肆意放松，殊不知这种放松是要不得的。怀胎十月，重在分娩的这一刻。而且分娩之后，才是养育宝宝的第一步，这时候如果抱着生下来就什么事情都没有的心态，那面对如何养育宝宝时会有更大的心理压力。准妈妈应该保持平和的心态，对迎接新生儿和养育新生儿都要做好心理准备。

科学胎教

童年趣事也是胎教好素材

准妈妈小时候的事情可以讲给胎宝宝听，这也是很好的胎教素材。因为想起自己的童年，多数人感觉特别的温馨、美好，感情也很丰富。准妈妈可以挑选那些让自己高兴、好玩的事情讲给胎宝宝听，而那些让自己觉得伤心或委屈的事情就没有必要讲了，以免影响自己的心情。准妈妈可以找一个舒服的姿势，设计一下开头。每次讲一个小故事，不要讲太多，以免影响胎宝宝休息。

讲童年趣事时可以结合着照片进行，告诉胎宝宝自己那时多大了，穿什么衣服，心情怎么样等，讲的时候可能会发现自己也不由自主笑起来，这对准妈妈和胎宝宝都有好处。

让胎宝宝感受美丽

美育胎教法就是指根据胎宝宝意识的存在，通过准妈妈对美的感受而将美的意识传递给胎宝宝的胎教方法，主要包括音乐美、形象美和自然美3大部分。

音乐美要求乐曲安静、悠闲，同音乐胎教；形象美要求准妈妈形象优美，注意仪表仪态；自然美则是建议准妈妈多到大自然中游览风景，陶冶情操，升华精神境界。我们的生活中并不缺乏美好的东西，只要准妈妈善于发现美，哪里都是美的。准妈妈如果常常沉浸在美好的感觉体验中，胎宝宝也能感觉愉悦，并逐渐养成一种乐观的性格。此外，准妈妈可以欣赏一些绘画、书法、雕塑及戏曲、影视文艺作品，接受美的艺术熏陶，准妈妈可以把内心的感受描述给腹中的胎宝宝听。

唱歌比听音乐胎教效果更好

很多准妈妈都会选择听音乐来对胎宝宝进行胎教，其实准妈妈唱歌比听音乐效果要好。听音乐只能让胎宝宝单纯地感受音乐，得不到来自音乐的信息，胎教效果有时并不理想。另外，音乐播放设备的质量、音响效果如果不好，还会严重影响胎宝宝的健康。

（1）有研究发现，准妈妈经常唱歌，对胎宝宝相当于一种"产前免疫"，可为其提供重要的记忆印象，不仅有助于胎宝宝体格生长，也有益于智力发育。

（2）唱歌可以避免听音乐时的心不在焉，可以优化人的心境，让准妈妈保持愉悦的情绪，传达给胎宝宝的不仅是音乐，还有准妈妈浓浓的爱。

（3）唱歌结合了语言胎教与音乐胎教两种胎教方式，寓教于唱地与胎宝宝沟通，可以促使其发育过程中产生积极的心理变化，还能培养胎宝宝的音乐感受力和语言理解能力。

有的准妈妈担心自己五音不全，影响宝宝将来的乐感，其实这是没有必要的，因为五音不全不会遗传。准妈妈每天可以给胎宝宝哼唱几首歌曲，要轻轻哼唱。唱给胎宝宝听时，准妈妈应该心情舒畅，富于感情，就像对着尚未谋面的可爱的宝宝，倾诉一番母爱柔情，从而达到母子心音的谐振。相信胎宝宝在准妈妈肚子里也会感觉"世界多美好"。有乐谱识别基础的准妈妈也可以想象自己腹中的小宝宝会唱歌，从音符开始，教一些简单的乐谱给胎宝宝，通过反复教唱，使胎宝宝产生记忆印迹。

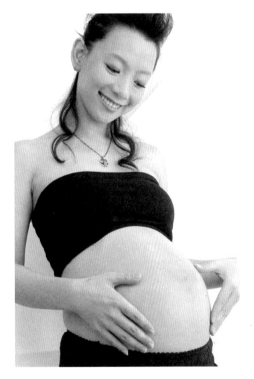

孕10月——分娩倒计时

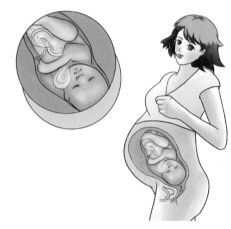

准妈妈的生理变化

　　孕10月，准妈妈的体重达到最高值。子宫底高30～35厘米，胎宝宝的位置有所下降，腹部凸出部分有稍减的感觉，胃和心脏的压迫感减轻，呼吸变得比较轻松，但对膀胱和直肠的压迫感却大为增强，所以准妈妈的尿频现象加重，阴道分泌物也增多。准妈妈的身体为生产所做的准备已经成熟，子宫颈和阴道趋于软化，容易伸缩。子宫收缩频繁，开始出现临产征兆。

　　准妈妈的心情既紧张又焦急，既盼着宝宝出生，又恐惧分娩的痛苦。这个时候准妈妈应该充分休息，另外要密切关注自己的身体变化，及时发现临产征兆，随时准备入院，迎接宝宝的到来。

　　现在准妈妈需要特别注意避免胎膜早破。通常只有当宫缩真正开始、宫颈不断扩张时，包裹在胎宝宝和羊水外面的胎膜才会破裂，流出羊水，之后胎宝宝就降生了。但是也有还没真正开始分娩胎膜就破了的情况，所以准妈妈一定要多加注意，否则阴道里的细菌会进入子宫，危害胎宝宝的健康。

胎宝宝的成长进程

　　本月胎宝宝的体重达到3200～4000克。正常情况下，胎宝宝头部已经嵌入准妈妈的骨盆内，活动比较受限。胎宝宝的皮下脂肪继续增厚，身体显得更加光滑。头发长出2～3厘米，内脏、肌肉、神经等都非常发达，已经完全具备生活在母体之外的条件。准妈妈要保证胎宝宝有足够的营养和正常的出生体重。

　　大多数胎宝宝都是在孕40周出生，但能够准时在预产期出生的胎宝宝却很少，大约只有5％，其他的都是在预产期的前两周或后两周出生，都属正常。不过，如果推迟两周以后，胎宝宝还没有出生的迹象，那就需要通过催产让胎宝宝尽快出生了。现在，羊水已经由清澈、透明变混浊了，这是因为胎宝宝体表的绒毛、胎脂脱落了，此外还有其他分泌物，被排泄进羊水里。此外，胎盘的功能也在退化，等到胎宝宝出生后，它就彻底完成自己的任务了。

保健指南

每周做一次产检

怀孕的最后一个月属于孕晚期，是孕期的重要时期，需要每周都做一次检查。孕晚期的检查要观察准妈妈的身心变化，胎宝宝在子宫内生长发育是否良好，了解胎宝宝的胎位是否正常，准妈妈骨盆是否够大，为决定分娩方式做好准备。

如果准妈妈这个时候出现了较为严重的妊娠并发症，继续妊娠风险较大，医生可能会建议剖宫产，以保护母子平安。

另外，这段时间医生一般都会再安排多次 B 超检查。B 超可以让医生更加明了羊水及胎宝宝功能情况，避免胎宝宝发生意外。

充足睡眠有利分娩

充足睡眠对准妈妈健康十分重要，也影响到腹中胎宝宝的身体状况。有调查显示，临产前一个月内夜间睡眠少于 6 小时的准妈妈，分娩过程比睡眠 7 小时以上的准妈妈长；另外，睡眠少于 6 小时的准妈妈剖宫产概率大。这个时期的准妈妈还是应采用左侧卧位的姿势睡觉。由于身体沉重加重了腿部肌肉的负担，会使腿部抽筋或疼痛，所以睡觉前可以按摩腿部或将脚垫高。

此外，由于快要临产了，许多准妈妈在精神上有很大的负担，所以会导致失眠。其实不必为此烦恼，要减轻心理负担，用积极的心态去面对分娩。如果实在睡不着，可以看看书，或聊一会儿天。转移一下注意力，心平气和自然能够入睡，这样才能保证睡眠的质量。

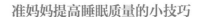

·孕产小护士·

准妈妈提高睡眠质量的小技巧

午餐后少吃含咖啡因的食物；晚餐后尽量少喝水，减少夜间上厕所的次数；睡前吃些小点心，避免夜间肚子饿或恶心作呕；把卧室布置得舒适，保持睡前心情愉悦，养成良好的睡眠习惯。

练习分娩时的用力方法

分娩过程分为三个阶段，每个阶段用力重点各有不同。

◉ 第一阶段：均匀呼吸，不用力

第一阶段也叫开口期，从子宫有规律地收

缩开始，到子宫口开全。初产妇往往要经历12～14个小时的阵痛，这一阶段子宫收缩的频率较低，收缩力量较弱，其主要作用是使子宫口开大。

在此阶段应注意有意识地锻炼腹式深呼吸。宫缩时，深吸气，吸气要深而慢，呼气时也要慢慢吐出；宫缩间歇期，最好闭眼休息，以养精蓄锐。

◉ 第二阶段：用尽全力，屏气使劲

第二阶段从宫颈口开全至胎宝宝娩出。此阶段子宫收缩快而有力，几乎是一两分钟一次，每次持续50秒左右。

宫口开全后，当宫缩开始时，准妈妈应双腿屈曲分开，两手抓住手柄，用力向下压，时间越长越好，以增加腹压，促进胎宝宝娩出。宫缩间歇时，充分放松休息，以便下次宫缩时再用力。但要注意的是，胎头露出后，宫缩强烈时，准妈妈不要再向下用力，同时应张口喘气，以解除过高的腹压，以免造成会阴严重裂伤。宫缩间歇时，产妇稍屏气向下用力，使胎头缓缓娩出。

◉ 第三阶段：再次用力

此阶段也叫胎盘娩出期，胎宝宝娩出后，宫缩会有短暂停歇，约相隔10分钟，又会出现宫缩以排出胎盘，这个过程需要5～15分钟，一般不会超过30分钟。

准妈妈应提前练习用力方法，最好从怀孕第10个月初开始。每天练习2~3次。

准妈妈最好不要单独外出

到了孕晚期，准妈妈不要单独一个人外出，如果一定要单独外出，要随身携带手机。一个人外出如果遇到意外或不方便自己处理的事情，尤其是恰巧要分娩了，那会带来许多麻烦。所以，这个时候不管准妈妈去哪里，身边都应该有人陪着。

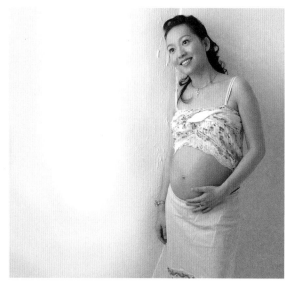

重新计算一下预产期

有些准妈妈因为月经周期不规律，或者周期较长，所以初期计算的预产期可能并不准确，此时需要重新计算一下，用其他的方法进一步确认

预产期。可以找出怀孕最初 3 个月内所做的超声波检查的 CRL 值（胎儿头臀长度），以此推算预产期，精确度也比较高。因为前 3 个月胎宝宝的成长不太会受到后天人为因素（如准妈妈的身体状况等）的影响。

把握入院的最佳时机

究竟什么时候去医院待产比较好？这是准妈妈比较烦恼的问题。太早去医院待产，怕准妈妈过于紧张，等真正分娩时反而耗尽了体力，影响顺利分娩，而且会增加住院费用；过晚入院，则又怕前段的产程没有医生的监护，会出现危险。医生一般建议，出现临产征兆后，尤其是宫缩很规律的时候再入院。但当预产期已经过了，而临产征兆却一直没有出现，也不能继续等待，以免发生过期妊娠，可以在预产期后 2～3 天做检查，根据医生决定是否入院。

一些准妈妈在怀孕前或怀孕期间患有慢性病，或在产前检查中发现妊娠异常，都应该住院分娩，而且应提前数天住院待产。如准妈妈患有高血压、心脏病、肾炎、糖尿病、妊娠高血压综合征及骨盆狭窄、前置胎盘、胎盘早剥等；初产妇年龄小于 20 岁或大于 35 岁；准妈妈体重小于 45 千克或大于 85 千克；准妈妈有过死胎、死产、新生儿死亡史；胎儿发育迟缓、巨大胎儿、胎位不正等。

超过预产期应及时入院

如果超过预产期 1 周还没有分娩征兆，应积极做检查。检查后，医生会根据胎宝宝大小、羊水多少，结合胎盘功能测定结果和胎宝宝成熟度，或通过 B 超来诊断妊娠是否继续。

如果胎心监护正常，胎盘和羊水正常，那么就可以耐心等待临产征兆出现，不必住院，准妈妈可以做一些运动来促进分娩，如散步、做一些慢动作体操等。

如果确诊为过期妊娠，应及时入院催产，否则会因为胎盘功能下降而发生危险。常用的催产方式是阴道给药和静脉注射两种方式。一般情况下，给药几个小时就可发生宫缩反应。如果催产失败，就要实施剖宫产。

严禁房事，避免意外

如果说孕 8～9 月还可以进行性生活，那么孕 10 月就要绝对禁止性生活。因为到了孕 10 月，子宫口很容易张开，因为性生活导致细菌感染的可能性空前提高，所以要绝对避免性生活，夫妻亲热仅限于温柔的拥抱和亲吻。

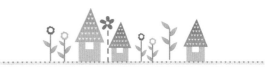

营养方案

为分娩储备充足能量

分娩十分耗费体力，所以准妈妈要注意为分娩储备足够的能量。在怀孕最后 1 个月，准妈妈一定要合理安排饮食，多吃些含有蛋白质和碳水化合物的食物，因为它们是提供能量的主要物质。但这并不代表要毫无节制地吃。在这个时候如果摄入过量的热量，很容易出现巨大儿，造成难产。碳水化合物每天不要超过 500 克，蛋白质要尽量优质，鸡蛋、牛奶、瘦肉、鱼类、豆制品要适当食用，蛋白质每天不要超过 100 克。

维生素 E 有助缓解临产紧张

维生素 E 具有促进血液循环的作用，保证人体所需的营养和氧气被输送到身体各处。不仅可以帮助准妈妈解除疲劳，还有益准妈妈缓解临产前的紧张情绪，使紧张的肌肉得以放松。所以，在分娩前，准妈妈应该多吃富含维生素 E 的食物，如胚芽米、坚果类、黄绿色蔬菜等。

临产前的饮食计划

从阵痛开始到正式分娩，经历的时间最长，一般都在 12 小时以上，这期间能量消耗是持续而巨大的，所以需要持续而足够的补充。

临产前的饮食可以少食多餐，一天安排进食 4 ~ 5 次。饮食以富含蛋白质、维生素等易消化的为好，如鸡蛋汤、牛奶、酸奶等，但不能暴饮暴食，否则会加重胃肠道的负担，引起消化不良、腹胀、呕吐等状况。所以，准妈妈产前不可过多吃鸡蛋，每顿吃 1 ~ 2 个鸡蛋即可，可再搭配些其他营养品。另外，产前还要注意补水，可以直接喝水或吃水分比较多的水果。

临产时，大块固体食物和豆类食品要少吃，因为都比较难以消化。

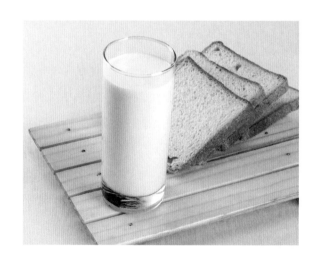

产前吃巧克力好不好

准妈妈只需在临产前吃上 1~2 块巧克力，就能在分娩过程中，产生出很多热量。让准妈妈在临产前适当吃些巧克力，对准妈妈和胎宝宝都是十分有益的。

一周营养食谱推荐	星期一	早餐	煮鸡蛋1个，花卷，拌黄瓜
		午餐	米饭100克，清蒸鲈鱼，冬瓜汤，菜花炒胡萝卜
		午点	香蕉1根
		晚餐	炒青菜，芹菜鱼丝，烧鳝段，荞麦粥
		晚点	牛奶1杯
	星期二	早餐	馒头100克，炒鸡蛋，凉拌蔬菜一盘，甜牛奶
		午餐	炒米饭，肉丝豆芽青菜汤，红烧鲫鱼
		午点	橘子1个，苏打饼干20克
		晚餐	米饭100克，红烧带鱼，鸡丝汤，炒菠菜
		晚点	牛奶1杯
	星期三	早餐	煮鸡蛋1个，小米粥1碗，牛奶1杯
		午餐	拌黄瓜，椒盐排骨，蒸鲈鱼，米饭100克
		午点	雪梨1个
		晚餐	米饭100克，青椒肉丝，芹菜炒肉，西红柿紫菜汤
		晚点	番茄1个
	星期四	早餐	粳米菠菜粥，馒头2个，肉丝炒榨菜
		午餐	山药瘦肉乳鸽煲，豆焖鸡翅，凉拌芹菜叶，米饭100克
		午点	香蕉苹果猕猴桃沙拉
		晚餐	砂仁炖鲫鱼，烩腰片，海参烧木耳，牡蛎粥，米饭100克
		晚点	酸奶1杯
	星期五	早餐	糯米百合粥，煮鸡蛋1个
		午餐	木耳煲猪肚，瑶柱鲜芦笋，玻璃肉，米饭100克
		午点	雪梨1个
		晚餐	香蕉鸡肉粥，排骨番茄汤，葱香孜然排骨，米饭100克
		晚点	酸奶1杯
	星期六	早餐	小饼2个，牛奶粥1碗，爽口白菜
		午餐	红枣黑豆炖鲤鱼，清汤芦笋，鳝鱼猪蹄汤，米饭100克
		午点	苹果胡萝卜柳橙汁
		晚餐	鲫鱼枸杞汤，芡实炖鸭，干贝乌骨鸡，米饭100克
		晚点	香蕉1个，苹果1个
	星期日	早餐	馒头1个，海米菠菜粥1碗，蚝油生菜
		午餐	芝麻肉蛋卷，奶香鸡脯油菜，黑豆鲫鱼汤，米饭100克
		午点	奶昔1杯
		晚餐	海带拌土豆丝，黄花猪心汤，花生炖猪蹄，米饭100克
		晚点	牛奶1杯，腰果几枚

情绪管理

保持心绪平和

分娩来临的焦虑、睡眠不足产生的疲劳和渴望怀孕结束等情绪混杂在一起，准妈妈容易陷入忧郁情绪，此时应稳定情绪，保持心绪的平和，安心等待分娩时刻的到来。

准妈妈可以在家人的陪同下适当去外面走走，保持充足的孕期营养和休息，睡好觉，做到"三个不"，即对今天不生气，对昨天不后悔，对明天不担心，要用爱心和信心迎接宝宝的到来。

和准爸爸一起期待宝宝的降生

越临近分娩，准妈妈越会觉得日子漫长，处于紧张的备战状态，整天心神不宁。建议准妈妈和准爸爸一起来迎接宝宝的降生，准爸爸可以给准妈妈照相，为即将结束孕期留下一些纪念。准爸爸和准妈妈也可以好好享受一下最后的二人世界，一起待在家里听听音乐、看看电影。

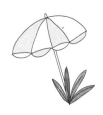

科学胎教

好心情就是好胎教

胎教其实不应仅仅局限在听音乐、讲故事，更有用的胎教其实是准妈妈在怀孕期间能经常保持心情愉悦。研究显示，准妈妈的精神和情绪，可以通过神经、体液的变化，直接影响胎宝宝的血液供应、呼吸、胎动等方面的变化。宁静祥和的情绪有助于准妈妈分泌健康激素和酶，起到调节血液量和兴奋神经细胞的作用，可以改善胎盘的供血状况，增强血液中有益成分，使胎宝宝向着理想的方向发育成长。相反，如果准妈妈情绪过度紧张、悲痛、忧虑，大脑皮层的高级神经活动和内分泌代谢功能就会发生改变，造成胎宝宝发育缺陷。

准妈妈应对胎宝宝给予博大的爱心，并加强自身修养，学会自我心理调节，要善于控制和缓解不良情绪；而准爸爸及家人也要多给准妈妈美的熏陶，为准妈妈创造一个安静、舒适、清洁的生活环境。

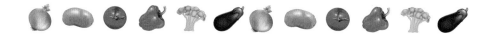

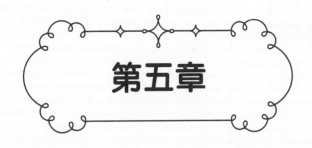

第五章

分娩期，痛与喜悦来得那么猛烈

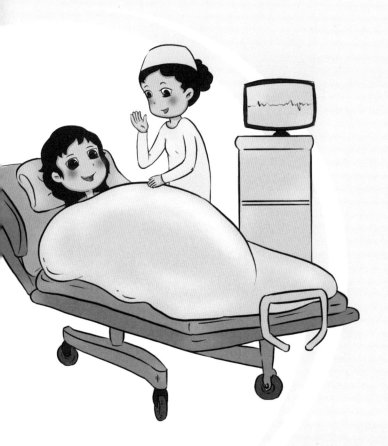

分娩常识知多少

顺产的优点和缺点

❋ 顺产的优点

顺产又叫自然分娩，顺产对于产妇本身和新生儿有许多的优势。

（1）产后恢复快，生产当天就可以下床走动，一般 3 ~ 5 天可以出院，花费较少。

（2）产后可立即进食，可以喂哺母乳。

（3）除会阴外，没有其他伤口。

（4）并发症少。

（5）对婴儿来说，经过产道的挤压，将胎宝宝呼吸道内的羊水挤出，出生后不容易产生湿肺、窒息以及吸入性肺炎。胎宝宝胎头受压后，呼吸中枢活跃，出生后能迅速正常呼吸。

（6）避免麻醉剂的伤害。

❋ 顺产的缺点

（1）分娩前的阵痛持续时间很长，不过这个可以通过无痛分娩解决。

（2）有可能影响阴道松弛，导致骨盆器官脱垂的后遗症。

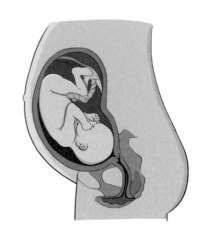

（3）顺产会伤害到会阴组织，容易造成感染或外阴血肿等情况。产后也有可能因为子宫收缩不好而造成出血，如产后出血得不到控制就需要紧急处理，严重者需要切除子宫，甚至危及生命。

（4）顺产过程中，胎宝宝经过产道时可能会遇上一些突发状况。

顺产的三大产程

自然分娩的过程从规律的子宫收缩开始，到胎宝宝胎盘娩出为止。第一次生育的准妈妈（以下称为初产妇），需要 16 ~ 18 个小时来完成这项工作；如果不是第一次（以下称为经产妇），也需要 10 个小时左右。一般来说，分娩过程分为三个阶段，也叫"三大产程"。

❀ 第一产程

准妈妈开始出现规律性的子宫收缩（阵痛），所经历的时间长短会因人而异，一般产妇大约需要 14 个小时，初产妇 10 ~ 16 个小时，经产妇只需 6 ~ 8 个小时。在这期间，准妈妈至少要经历 200 次阵痛。当子宫颈口全开（约 10 厘米）时，产程的第一阶段即宣告结束。此阶段子宫收缩的目的是让子宫颈变薄、变软，以便促使子宫颈张开，好让胎宝宝的头部能够通过。在这个阶段，准妈妈要多注意休息，抓住间隙进食，并试试转移注意力，这时可以走动、摇摆身体等。

❀ 第二产程

从子宫颈全开到胎宝宝出生的阶段，大约经历 1 个小时，不应超过两个小时。此时子宫的收缩频率减少，但持续的时间会增长。此产程的突出表现是胎宝宝的头部先露出。由于胎头压迫盆底组织，准妈妈有排便感，并不自主地产生屏气并向下用力的动作，用力时还会排出少量粪便，这属正常情况，准妈妈不必在意。在这个阶段，准妈妈要注意调整呼吸，认真应用拉梅兹呼吸法，并跟着医生指示用力。

❀ 第三产程

第三产程是指从胎宝宝娩出到胎盘娩出的阶段。宝宝产出后，子宫仍会持续轻微地收缩，以便让子宫逐渐缩小，来帮助胎盘从子宫壁脱落。

需要 6 ~ 30 分钟，胎盘完全从子宫壁脱落后，医生会用手轻轻拉脐带将胎盘拉出。根据妈妈的要求，也可注射催生素，催生素能加速胎盘的娩出，还能降低产后大出血的概率。

在此阶段妈妈的两脚尽量张开，身体不要乱动，以便医生进行操作。

胎盘娩出后，在产房观察两小时，观察出血情况，如无异常就可以回病房休息了，这时候要好好跟宝宝接触一下，对亲子关系的建立非常有益。

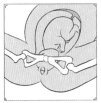
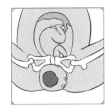
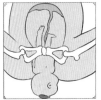

1. 胎头移动到阴道口时，盆骨底受其挤压，产妇外阴部位膨起；

2. 胎儿头顶露出，头部娩出过程中，产妇阴道会有刺痛和麻木感，这是正常的；

3. 头部娩出；

4. 婴儿身体滑出母体。

哪些准妈妈适合剖宫产

现在越来越多的准妈妈选择剖宫产，这对宝宝而言当然会有所影响，所以在身体健康允许的情况下，准妈妈应尽量选择顺产。当然，有些准妈妈因为身体原因更适合选择剖宫产。

（1）35岁以上的高龄准妈妈。

（2）胎位异常，如横位、臀位。

（3）有多次流产史或不良产史的准妈妈。

（4）胎宝宝的头过大，准妈妈的骨盆无法容纳胎头。

（5）胎宝宝体重超过4千克，或出现宫内缺氧、脐带脱垂等。

（6）准妈妈的骨盆小或是明显狭窄、畸形等。

（7）羊水混浊、子宫脆弱最好也选择剖宫产。

（8）产前出血，这可能造成生产过程中出血不止，所以应该做剖宫产手术。

（9）准妈妈患有严重的妊娠高血压综合征等疾病，无法承受自然分娩。

（10）前一胎是选择剖宫产的准妈妈，如果再次怀孕，分娩也要选择剖宫产。

（11）如果准妈妈怀的是双胞胎，在各项检查中都正常，并且胎宝宝的胎位都是正常的，就可以尝试一下顺产。如果是三胞胎或更多胎的准妈妈，应该选择剖宫产。

高龄准妈妈只能选择剖宫产吗

如果准妈妈的年龄超过35岁就属于高龄准妈妈，现在高龄准妈妈选择剖宫产比例较高，这是因为随着女性年龄增长，子宫肌层退化，这种生理改变使得分娩过程中神经冲动传递减少，肌肉收缩减弱，可能难以产生有效宫缩而造成宫缩无力。高龄准妈妈的并发症，如妊娠高血压的发病率也比适龄孕妇要高，使得自然分娩安全系数下降。所以，许多高龄准妈妈对自然分娩缺乏信心，害怕经自然分娩失败后再行剖宫产。另外，对于临床产科医生来说，高龄准妈妈顺产时的助产分娩技术水平要求极高，难免要承担风险，所以也宁愿选择对高龄准妈妈实施剖宫产分娩。

不过，高龄准妈妈只能选择剖宫产吗？这不是一定的，需要根据准妈妈和胎宝宝的情况而定。如果准妈妈和胎宝宝的情况正常，并且准妈妈有信心可以顺产，那么还是可以选择顺产分娩的。

如果高龄准妈妈选择顺产，就要定期去做产检，做好孕期保健工作，并积极预防妊娠并发症的发生，还要调整好心态，树立顺产的信心。

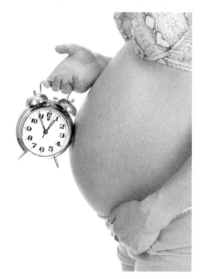

令人生畏的会阴侧切

调查显示有近八成的准妈妈都对会阴侧切感到恐惧，不仅是因为害怕疼痛，而且也害怕影响日后的生活。那么，会阴侧切到底是什么呢？

会阴指的是阴道与肛门之间的软组织，当婴儿的头快露出阴道口时，在会阴附近给予局部麻醉，然后用剪刀剪开会阴，使产道口变宽，以便于胎宝宝的产出，这就是所谓的会阴侧切。不少自然分娩的准妈妈都免不了会阴侧切。

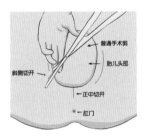

会阴侧切的原因有两个：一是为了避免准妈妈会阴部撕裂伤。现在很多准妈妈都是头一胎，会阴相对比较紧，会阴体也比较长，如果遇到胎宝宝个头偏大，组织坚韧或发育不良、炎症、水肿或急产时，会阴未能充分扩张，胎宝宝的头娩出时很可能会把准妈妈的会阴撕裂。撕裂伤口往往不平整，而且伤口比较大，不利于产后复原。二是为了减少分娩对母婴的威胁。分娩产程太长可能会引起宝宝缺氧、窒息等，侧切是保护胎宝宝的重要手段。如果妈妈患有高血压和心脏病等，为了减少准妈妈的体力消耗，也要侧切以尽快缩短产程。

其实，会阴侧切只是顺产当中一个极小的手术，几乎所有的准妈妈根本意识不到侧切的进行，因为顺产的疼痛已经远远超出了侧切，而且熟练的医生切得很快。在胎宝宝产出后立即进行侧切缝合，整个过程约20分钟，大部分人会说比较疼，但因为刚经历了生产的剧痛，且麻药劲还没过，因此疼痛基本能够忍受。缝合后不需拆线，会被身体自行吸收。

有人担心会阴侧切会影响日后的小便和性生活，其实这种担心是没有必要的，等侧切的伤口完全愈合后，不会对小便和性生活有任何的影响。

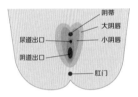

顺产必须做会阴侧切吗

其实，并不是所有顺产的准妈妈都需要进行会阴侧切，只有在必要时才会采取，医生会权衡利弊，充分考虑母婴安全再做出决定。通常出现以下情况，顺产的准妈妈才需要进行会阴侧切：

（1）会阴弹性较差、阴道狭小或阴部有炎症、水肿等情况时，胎宝宝娩出时很可能发生会阴部严重撕裂，这时最好做侧切。

（2）当准妈妈在临产时出现异常或需要实施产钳助产、胎头吸引器助产时，必须做会阴侧切手术。

（3）子宫口已经开全，胎头位置较低，但是胎宝宝有明显的缺氧症状，胎宝宝的心率发生异常变化，或节律不齐，并且羊水混浊或混有胎便，这时必须做会阴侧切。

（4）35岁以上的准妈妈，或者合并有心脏病、妊娠高血压综合征等，为了减少体力消耗，确保母婴的安全，当胎头下降到会阴部时，就要进行会阴侧切术。

（5）胎宝宝较大，胎头位置不正，准妈妈产力不强，胎头被阻在会阴部时，必须做侧切。

在分娩的过程中，还会遇到一些情况，医生会做出会阴侧切决定，准妈妈最好配合，不要拖延时间。

这些食物有助提升产力

分娩是一项重体力活，准妈妈的身体、精神都经历着巨大的能量消耗，所以可以吃一些能够提供较高能量的食物。

（1）巧克力、蛋糕、甜味孕妇奶粉等甜食，这些甜食含糖量较高，能够较为快速地释放出高能量，准妈妈可适当食用。

（2）容易消化的高能量食品，如粥、蜜糖、小馒头、面包片、鸡蛋等，可以持续提供能量，可在阵痛间隙吃。

（3）红牛等氨基酸饮料及参汤等有一定的提神助力的作用，一般能在饮用后20～30分钟

开始显效。耗费了很多力气已经筋疲力尽的准妈妈，可以食用这类食物来补充能量。

无痛分娩是否对宝宝有害

无痛分娩其实就是在分娩中应用镇痛技术，减轻疼痛或让疼痛消失，如麻醉镇痛、针灸镇痛、电击镇痛等。此外水中分娩、导乐分娩也都是无痛分娩。

无痛分娩一般采用的是硬膜外麻醉，医生在准妈妈的腰部硬膜外腔放置药管，药管里面麻醉药的浓度约相当于剖宫产的1/20至1/10，因此进入母体血液、通过胎盘的概率微乎其微，对胎宝宝不会造成什么影响，更不会影响胎宝宝的大脑健康。相反，准妈妈严重疼痛时，会释放一种

· 孕产小护士 ·

不是所有的准妈妈都适合无痛分娩

背部皮肤感染，使麻醉无法实施；患有败血症、凝血功能障碍者；有产道异常、胎位不正、前置胎盘、胎心不好、羊水异样等异常情况者；患有心脏病且心功能不全者；持续性宫缩乏力，使用催产素点滴后仍无明显变化者；这些情况都不适合进行无痛分娩。

叫儿茶酚胺的物质，对新生儿的血液和氧气供应可能产生影响。而无痛分娩可减少胎宝宝缺氧的危险。此外，它还能减少准妈妈的分娩恐惧与产后疲倦，同时使医护人员有更多时间照顾准妈妈和胎宝宝，一旦发现异常，可以及时治疗。

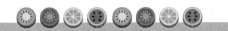

·孕产小护士·无痛分娩怎么进行？

真的没有危险吗？

无痛分娩的全过程是由麻醉医生和妇产科医生合作完成的，正常的无痛分娩在产房里面进行就可以了，不需要进入手术室操作。当准妈妈的宫口开到两三指的时候，医生就会给药管里面放药。大约在给药10分钟后，准妈妈就感觉不到宫缩的强烈阵痛了。医生打一次药，药效大约持续一个半小时，甚至更长的时间。有了疼痛的感觉就继续打药，如此反复直到分娩结束。

尽管麻醉医生会采取措施预防、避免各种意外的发生，但硬膜外技术毕竟是复杂的治疗方法，麻醉意外仍可能发生。准妈妈要正确认识，无痛分娩是存在一定风险的。

无痛分娩是否真的不痛

无痛分娩并非绝对无痛，只是让疼痛减少。准妈妈如果疼痛阈值低，就算采用了无痛分娩还是会痛。

准妈妈想要"无痛分娩"就要思虑周全，比如医院是否具备镇痛条件，效果怎么样，自身会有什么不适，对宝宝会有什么副作用。准妈妈可以把自己的疑虑都写在纸上与准爸爸进行商量，不要在不了解的情况下盲目进行选择。如果准妈妈决定采用镇痛服务，应该早些提出，如果提出过晚，你会发现产程已经到了不能做麻醉的时候了，因为你马上要用力生产了。如果麻醉医生有其他急诊病人，产妇等待的时间将延长。

准爸爸全程陪同的意义

目前，准爸爸进入产房陪同生产已经不是神话了。当然，这也要求准爸爸身体健康、心理条件足够成熟。准爸爸进入产房，对于准妈妈分娩有很多好处：

（1）准妈妈和准爸爸共同面对分娩，准妈妈心情会更稳定，对阵痛的忍受能力会相对提高，有利分娩过程的顺利进行。

（2）准爸爸参与整个分娩过程，有助于医患之间的互相了解。如果发生分娩困难或胎儿窘迫，需紧急处理时，医生可以马上与准爸爸商量做出决定并及时处理。

（3）准爸爸如果了解分娩，可以参与指导准妈妈呼吸和用力，并且随时告知分娩进程，让准妈妈看到希望。

（4）分娩是怀孕的最后也是最辛苦的阶段，准爸爸参与之后会更加珍惜及感恩妻子的付出，对于日后的夫妻相处及宝宝教育更有利。

在准爸爸进入产房前，必须穿上隔离衣，戴上帽子、口罩，穿上鞋套才可进入。准爸爸陪产过程中，站的位置尽量靠近准妈妈头部左右两侧，避免影响医护人员接生。也要小心避免碰触所有消毒过的无菌绿色包布，以免发生感染。准爸爸可以给准妈妈做小范围的按摩，如手和脚，可以辅助安抚准妈妈的情绪。宝宝出生后，爸爸可以拍摄短片，作为私藏纪念。另外，宝宝出生后爸爸不要立刻走开，最好陪伴在妻子身边，预防产后大出血。如果准爸爸对分娩知识一窍不通，就不要瞎指挥，更不要干扰或试图指挥医生工作，比如不同意医生使用产钳等，避免给医护人员带来麻烦。

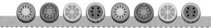

·孕产小护士· 哪些准爸爸不宜进产房陪产？

第一，准爸爸身体要健康，没有罹患传染病，没有心脏病，没有晕血症，如果准爸爸在产房出现了不良情况反而给医生添麻烦；第二，准爸爸心理承受能力要强，因为分娩是一个漫长的过程，而且是一个特殊的过程，有些准爸爸因为陪产后留下阴影，会恐惧产后性生活。所以，准爸爸进产房陪产不要强求，要根据自己的实际情况来决定，否则只会适得其反。就算准爸爸不陪产，也不代表他不爱自己的妻子和宝宝。准妈妈请给予理解。

顺　产

正确用力有助缩短产程

顺产与否，与准妈妈是否正确用力有很大的关系。准妈妈只有在适当的时候用力，才能做到既不浪费力气，又能保证胎宝宝的正常分娩。

用力的方向

分娩中用力方向很明确，用力形成的腹压必须顺着产道的方向才有用。将手掌放在会阴部然后用力，如果方向正确，手掌就会有压迫感，如果用力不当手掌就毫无感觉。而分娩时用力方法正确，手掌感受到的压迫感会十分均衡，如果只感觉手掌的一部分受到推挤，就表示方法错误，需要重新调整。

用力的有效性

分娩时用力是随着宫缩进行的，1次宫缩约持续 60 秒，在这 60 秒内用力 3 次才有效。产程越长，耗费的力气就越大，有效用力的好处也就越明显。用力时要吸足气后暂停几秒再用力。做深呼吸，空气吸入胸部后，暂时憋住，几秒后再像排便时一样，向肛门的方向用力，这个时候紧闭嘴唇，直到最后都不要让空气漏出来。无法再继续憋气时，就开始吐气，接着马上再吸气、用力。

用力的时间

第二产程是最耗力气的时候，准妈妈应该在子宫口开全后，会阴膨胀、宫缩时正确用力，以增加腹压协助宫缩力促进分娩。当宫缩间歇时，准妈妈应该安静休息，以恢复体力。也就是说，准妈妈应该让腹压和宫缩力配合得当，这样会使胎宝宝娩出时间明显缩短。

当胎头下降到很低的时候，最适宜运用腹压。这时候医生也会例行检查并嘱咐准妈妈运用腹压。分娩时准妈妈应该注意，如果宫口未开全，即使有剧烈的排便感必须使劲时，也千万不要用力，以免造成分娩后期乏力。应该在宫缩时张大口呼吸，放松全身肌肉，不能屏气使劲。

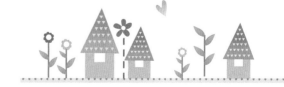

正确的姿势让分娩事半功倍

❋ 仰卧分娩的正确姿势

两脚充分张开，膝盖弯曲，后脚跟尽量靠近臀部。两手向后举，抓住床头的栏杆或两侧的把手。下颌要贴近胸口，如果向上抬起就不能有效用力。先呼吸再屏气，几秒后像排大便一样向肛门方向逐渐用力。

❋ 仰卧时抱住双腿的用力法

举起双脚，双手从外侧抱住膝盖的内侧，双腿尽量靠近下腹部的两侧，并充分地张开。双手不可握在一起，而要各自握拳，双腿才能充分张开。用力的同时，使下颌贴近胸口，双腿尽量张开。

如果双腿没有充分张开，反而并拢在一起，或是吸足气后马上用力，用力效果自然不佳。若原本应贴近胸口的下颌向上突出，或用力时支撑腿部的力量比抱住腿部的力量强，使得臀部下滑，都不能达到良好的效果。

产痛时切勿大喊大叫

有些准妈妈对分娩异常恐惧，精神十分紧张，临产后正常的子宫收缩所引起的疼痛对她来说，都会成为难以忍受的异常疼痛。产程开始不久，宫口刚刚开大，若准妈妈就已经忍不住大喊大叫、辗转反侧、乱踢乱动、拒绝饮食、不能睡眠、处于高度紧张的状态，这是非常有害的。

（1）准妈妈大喊大叫丝毫不能减轻疼痛，精神过度紧张，反而会增加对疼痛的敏感，使疼痛增加。

（2）准妈妈大吵大闹只会消耗体力，而且会破坏准妈妈的正常用力，使产程延长。

（3）准妈妈的大喊大叫往往会使自己吞入大量气体，引起肠胀气而影响胃肠功能，以致不能正常进食，随时出现呕吐、排尿困难等症状，进而影响子宫收缩的协调。如果子宫收缩乏力或子宫口迟迟不能开大，会使产程停滞，还可能导致胎头不能按正常分娩机制顺利下降或内旋转，造成难产。

所以，准妈妈在临产的时候要做好自我调节，配合医生的指导，才能保证产程的顺利进展。

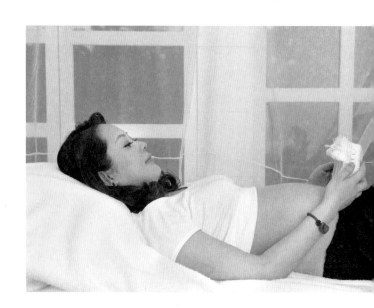

如何保存产力

在第一产程的时候，准妈妈一定要保存体力，如果第一产程宫缩的时候大喊大叫，或拒绝吃东西，这样就会过度消耗准妈妈的体力。第二产程准妈妈就不会很顺利通过，所以第一产程保存体力对于第二产程是非常有用的。

放松心情，养精蓄锐。宫缩开始后，因为过分紧张会造成全身用力。这时离分娩至少还有10个小时，要想办法缓解紧张的情绪，尽量使全身放松，不要过分消耗体力。另外，当准妈妈子宫颈口小于3厘米时，不要过早卧床，要勤于活动；卧床休息时要抓紧宫缩的间隙尽量多睡觉，保存体力，迎接分娩。

补充营养，备足后劲。宫缩间隙可以多吃些能量高的食物。

不要憋气，保障为胎宝宝供氧。有时候宫缩难忍，一些准妈妈就用憋气的方法来减少痛苦，

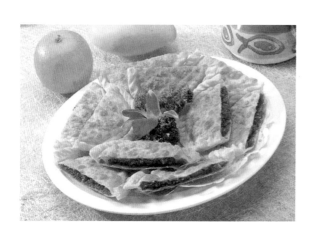

这是非常有害的。如果憋气的时间长了，不能保障为胎宝宝供氧，会危及胎宝宝的生命。当剧烈疼痛时，要尽量全身放松，深深地慢呼吸，配合呼吸的节拍，用手心在腹部轻轻按摩，或用拳头放在腰部使劲地压迫，可以缓解疼痛。

不要憋尿。膀胱里有尿会影响分娩，一旦有尿意了要去厕所。即使上了产床，也不要憋尿，只要有尿应马上告诉助产士。

胎头吸引术是怎么回事

胎头吸引术是助产术的一种，是指分娩的时候，胎头娩出困难或产妇和胎儿有异常情况，需要尽快结束分娩，这时可以用胎头吸引器吸住婴儿的头部，然后将其慢慢拉出。

由于胎头吸引术使用的是负压吸引，所以婴儿出生后头部经常会有血肿。一些准妈妈担心会影响宝宝的智力，其实不必担心。头颅血肿是因为宝宝颅骨骨膜下血管破裂，血液积留在骨膜下所致，不会影响颅骨内脑组织。血肿一般不需要特殊处理，经过数周之后会完全被吸收。需要注意的是，不要揉搓血肿的部位，以免造成血肿扩大。如果宝宝血肿处的皮肤有所损伤，应该立刻处理，以防感染。

剖宫产

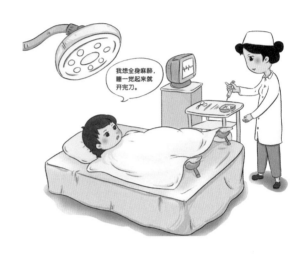

剖宫产最好提前决定

剖宫产毕竟是手术，对产妇的生理和心理都有比较大的影响，所以应该提前做好决定，医生也好提前做准备，以保障母婴的平安。

有些准妈妈在顺产的时候由于疼痛或其他原因临时改为剖宫产，这对准妈妈的身体不利。这种情况下很容易导致准妈妈子宫裂伤，产后伤口感染，甚至引发大出血等产后并发症。如果是由于难产而采用剖宫产补救，这更增加了手术的难度和风险。而面对准妈妈这种紧急剖宫产，虽然能够凭借现在发达的设备及医生高超的技术使母婴化险为夷，但由于准备不足，还是容易给准妈妈和宝宝带来一些伤害。所以，为了母婴安全，准妈妈应该提前选择好分娩方式，最好不要在生产的时候又临时更改，增加生产的危险性。

手术前的准备工作

如果选择剖宫产，准妈妈应该提前进行一些准备，以让生产更加顺利。

（1）安排生产时间。如果没有特殊的非提早剖宫产不可的情况，医生通常会建议安排在妊足月剖宫产，准妈妈如果要特别选定日子生产，应提前告知医生，同时请医生评估是否合适，一般由医生提出他方便的手术时间，准妈妈再从中选择合适的时间。

（2）准备生产用品。因为已经知道大概的生产时间，准妈妈可以事先将待产时的用品及产后需要的用品都准备好。可在预定剖宫产的前一天和医生联系确定，于预定的时间至医院待产。

（3）做好心理准备。医生会在术前给出手术方案，并要求家人或本人签字，这时候准妈妈和家人对手术的焦虑将达到最高值，甚至感到恐惧。了解是减少恐惧的最好办法，准妈妈可以多看一些书籍，多跟医生咨询，准妈妈了解越多，恐惧感就会越轻。

（4）需要剖宫产的准妈妈应该提前一天住院，以便有充裕的时间做检查。包括采血、做心电图、胸透，以确定准妈妈是否贫血、肝功能是否正常、心脏功能是否正常等。

（5）禁食。麻醉最严重的并发症就是呕吐及反流，使胃内容物误吸入气管内，引起机械性气道阻塞，导致病人死亡。因此，准备剖宫产的准妈妈在手术前禁食是非常必要的。通常需要准妈妈在手术前4个小时就开始禁食，包括水和饮料，以防止在手术中发生不测。手术前夜的晚餐

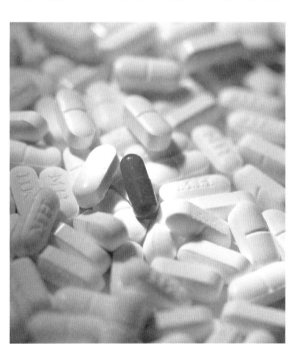

也要清淡，午夜 12 点以后不要再吃东西，以保证肠道清洁，减少术中感染的概率。

全身麻醉与局部麻醉

剖宫产有全身麻醉和局部麻醉之分。全身麻醉会在分娩过程中感觉不到任何疼痛，局部麻醉会感觉少许的疼痛。

✦ 局部麻醉

一般来说，局部麻醉危险性较低，但需要准妈妈配合。而分娩时一般以局部麻醉为主，其中又以硬膜外麻醉和腰硬联合麻醉为主。

腰麻及硬膜外麻醉都属于半身麻醉，需要准妈妈侧躺并弯腰，呈煮熟的虾子状，半身麻醉打完后准妈妈的腹部及下肢麻木且无法施力，但意识清醒，所以准妈妈可以参与生产的过程，并在第一时间听到宝宝的哭声，这是全身麻醉没办法做到的。

半身麻醉因麻醉药物是作用在准妈妈的神经，直接抑制疼痛的传导，因此可以达到良好的止痛效果，对宝宝几乎没有影响。不管对准妈妈或胎宝宝来说，半身麻醉都是比较安全的，所以生产所采用的麻醉方式多以半身麻醉为主。

但并不是所有的准妈妈都适合半身麻醉。当准妈妈无法配合时，不宜进行半身麻醉；准妈妈如有凝血方面的问题，如身上出现不明原因的瘀

血或出血点，或抽血检查发现凝血异常，都不适应半身麻醉。施行半身麻醉时，若凝血异常而形成大血块，会压迫脊髓，如不幸发生时，需紧急手术将血块清除，以免对脊髓造成永久性的伤害。但如果凝血功能是正常的，则几乎不会发生此并发症。

🍋 全身麻醉

全身麻醉有"睡一觉起来就开完刀"的优点，有些过分紧张的准妈妈会以此为由，希望剖宫产时接受全身麻醉。全身麻醉是将麻醉药物，包括镇静安眠药及肌肉松弛剂通过静脉注射，待准妈

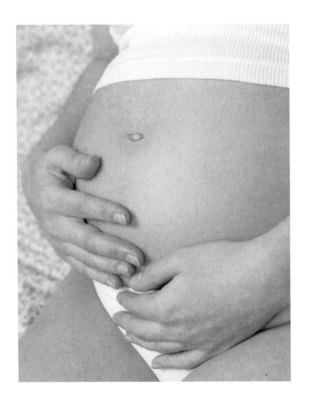

妈睡着后进行气管内插管，之后以吸入性麻醉药物为主，手术进行多久吸入性麻醉药就维持多久，所以其实不容易发生手术中醒来或手术过后醒不过来的情形。

全身麻醉的危险性比较高，一些药物会通过胎盘进入胎宝宝体内；如果气管内插管失败，准妈妈不能换气，胎宝宝就有缺氧的危险；全身麻醉后，准妈妈会失去一些保护机制，如果准妈妈呕吐，可能会将呕吐物吸入肺部而导致吸入性肺炎。所以，准妈妈尽量不要选择全身麻醉。

全身麻醉有其适应证，因其麻醉诱导较快，一些产科急症，如准妈妈大出血、胎宝宝严重窘迫、胎盘剥离、脐带脱出等需立即把胎宝宝娩出者，则全身麻醉较适合，如果准妈妈有主动脉瓣狭窄或二尖瓣狭窄等心脏病，因其特殊生理变化，全身麻醉也较为适宜。

🍋 麻醉效果

全身麻醉醒来时就表示麻醉药物已代谢掉，故伤口马上感到疼痛；而局部麻醉并不会因手术结束而失去麻醉效果。

麻醉效果取决于药物的作用时间，一般约两个小时，之后麻醉药慢慢退去，伤口渐渐痛起来，之后可给予止痛药来止痛，所以我们会说全身麻醉是"先乐后苦"，局部麻醉是"先苦后乐"。

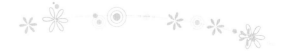

产后疼痛来自哪里

　　无论采用全身麻醉还是局部麻醉，真正疼痛从剖宫产手术之后才开始。首先，护士会挤压子宫排出恶露，如果麻醉药这个时候已经失去效果，由此带来的疼痛将是分娩后的第一痛，不过挤恶露的时间不长，所以这种疼痛还能忍受。另外，剖宫产后需要注射宫缩针，以促进子宫收缩，子宫收缩也会引起疼痛，此时可以使用镇痛泵或麻醉药镇痛，但疼痛阈值低的妈妈还是觉得无法忍受。相比之下，刀口的疼痛还在其次；还有妈妈在翻身、走路、上厕所、弯腰、大笑、咳嗽的时候，也可能会感觉到剧烈疼痛。剖宫产的刀口长好以后，在一年内的阴雨天可能还会感觉隐隐痒痛。

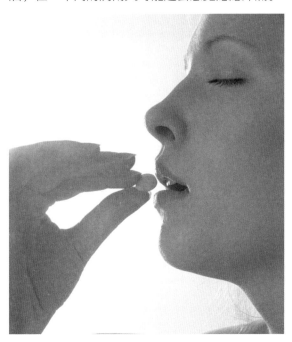

产后饮食三部曲

✸ 第一阶段，剖宫产术后 6 小时禁食

　　因为手术后胃肠道正常功能被抑制，肠蠕动相对减慢，如果进食过多，肠道负担加重，不仅会造成便秘，而且产气增多，不利于康复。所以，剖宫产后 6 小时内要禁食，即使嘴唇干裂也不要喝水，可以用棉签蘸水滋润。

✸ 第二阶段，6 小时后饮食有讲究

　　6 小时后可以进食一些流质食物，如米汤、菜汤等。另外，可以吃一些排气类食物，如萝卜汤，以促进胃肠蠕动，但不要食用难以消化的食物，如牛奶、豆浆、糖类、黄豆、淀粉等。

✸ 第三阶段，排气之后可以吃半流质食物

　　当妈妈排气后，饮食可以由流质改为半流质，食物宜富有营养且易于消化，如蛋汤、粥、面条等。然后根据妈妈的体质，饮食再逐渐恢复到正常。术后不久的妈妈，应禁忌过早食用鸡汤、鲫鱼汤等油腻肉类汤和催乳食物，可在术后 7 ~ 10 天再食用。此外，产妇饮食宜荤素搭配，营养均衡。

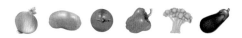

产后 24 小时的护理细节

剖宫产术后的护理很重要，所以家人千万不要忽视。

（1）术后 6 小时内，新妈妈不能用枕头，应该平卧，将头偏向一侧，防止误吸呕吐物。6 小时后就可以用枕头了，也可稍稍将床头抬高便于恶露排出。为避免恶露弄脏床单，要记得经常检查、更换一次性床垫。

（2）要帮助新妈妈多做翻身动作，增加床上活动量，可以促进胃肠活动。新妈妈可以根据

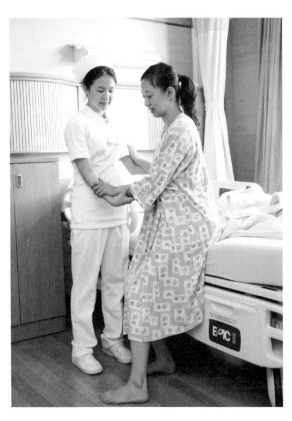

自己的感觉选择舒服的体位，最好每隔半小时左右换一次体位。

（3）术后数小时后，麻醉药的功效一般会消退，新妈妈会感觉疼痛。新妈妈可以向医生反映情况，医生会在手术当天或当天夜里用一些止痛药物。但在术后第二天开始，新妈妈最好不要再用止痛药了，因为它会影响新妈妈的身体健康，尤其是影响胃肠功能的恢复。

（4）产后要尽早开奶，最迟不要超过半小时。喂奶间隔不超过 3 小时。宝宝的吸吮可以促进子宫收缩，减少子宫出血，使伤口尽快复原。躺在床上喂奶时，旁边的人可帮忙扶一下宝宝的小脑袋。正确的喂奶次序是：先更换尿布→喂母乳→视情况添加配方奶粉→拍背→侧卧。

（5）术后 24 小时撤掉导尿管后，需要新妈妈下床走动、上厕所小便。如果小便无法排出，应及时通知医生做检查。

（6）要注意阴道出血情况，保持会阴清洁，勤换卫生巾。新妈妈出汗较多，尤其是在晚上，要多准备几套睡衣勤更换。

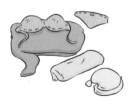

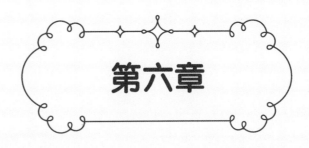

第六章

产褥期，坐个幸福的月子

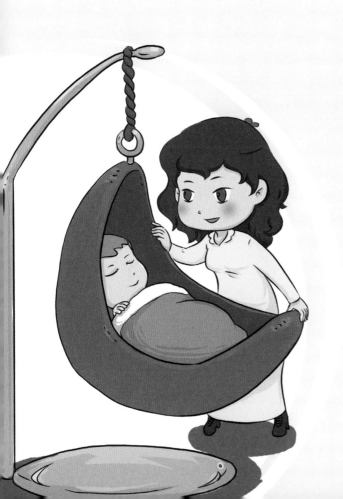

顺产妈妈

产后的生理变化

子宫

在新妈妈分娩的时候，子宫的重量已经达到平常的20倍（还不包括里面的胎宝宝），子宫的容量也会达到怀孕前的1000倍以上。但在生下宝宝后的几分钟内，子宫就会开始剧烈地收缩，就像握紧拳头一样。子宫平滑肌也会和分娩时一样收缩，这会让新妈妈感觉腹部绞痛，这被称为产后宫缩痛。

在分娩后的2～3天，胎膜浅层细胞发生退行性变，坏死脱落，形成恶露的一部分，深层保留的腺体和间质细胞迅速增殖，成为新的子宫内膜。到1周后，新妈妈的子宫的重量会降到约500克，大约是分娩时子宫重量的一半。两周后，子宫重量会减少到只有300克，并且完全缩回到骨盆中。在4～6周后，子宫的重量会恢复到怀孕前的水平，大约50克。我们把这个过程叫"子宫复旧"。

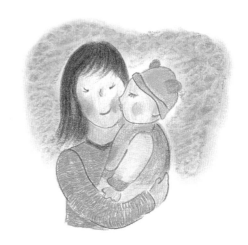

子宫复旧的过程包括子宫体肌纤维的缩复、子宫颈的复原、子宫内膜再生等变化。除了子宫体由大变小外，子宫内膜也需要一定的时间恢复。子宫颈在分娩时发生最大程度的扩张，宫颈口可扩大到直径10厘米，约在4周之后，子宫颈可以完全恢复正常。

顺产对子宫影响较小，所以相对于剖宫产来说恢复较快。

乳房

受垂体分泌的催乳素的影响，怀孕晚期的准妈妈就开始分泌初乳，产后1～2天逐渐增多，乳汁的分泌量随宝宝的需要逐渐增多，产后6个月后逐渐减少。

新妈妈在产后 24 小时左右开始感觉乳房发胀、变硬，最初的初乳颜色发黄，含有免疫性物质和胡萝卜素，非常有营养，易于消化吸收，并且可以增加宝宝的免疫力。产后 1 周，乳汁颜色变白，变为成熟乳。宝宝对乳头的吸吮可以促进新妈妈分泌乳汁，还可以促进子宫复旧。

另外，新妈妈的乳房可能有下垂现象。有些新妈妈以为乳房下垂是由于哺乳造成的。其实，乳房的变化是怀孕造成的，并不是哺乳的缘故，只要用合适的乳罩支撑，并注意锻炼胸大肌，新妈妈乳房下垂的状况是可以逐渐改善的。

肠胃

怀孕期间，由于子宫的增大，迫使胃向上移位，而且由于孕激素的影响，胃肠蠕动逐渐减少，排空时间也减慢，胃肠功能受到限制。分娩后，子宫骤然缩小，胃、小肠及大肠开始恢复正常位置，功能也逐渐恢复。但由于分娩时疲劳，以及卧床太久等缘故，此时肠蠕动减缓，常有中度肠胀气的情况，因此新妈妈会出现食欲欠佳的症状。又由于进食少、水分排出较多，直接导致肠内干燥，加上腹肌及骨盆肌肉松弛，以及会阴伤口疼痛等原因，又常常会造成新妈妈便秘。所以，新妈妈宜多喝汤，多吃蔬菜，以保持大便通畅。

恶露

恶露是指产后从阴道流出的排泄物，主要由血液、脱落的子宫蜕膜组织、黏液等组成。正常情况下，恶露持续 4 ～ 6 周，总量约 500 毫升，有血腥味，但不稠。根据产后时间的不同，恶露的量和成分也随之发生变化。

一般在产后 3 天内为血性恶露，量多色红，

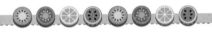

·孕产小护士· 产后要绑腹带

在怀孕期间，子宫的增大对内脏造成挤压，而产后子宫立刻变得空虚，之前被抬起的内脏随即下垂，同时由于体内的体液比孕前增长了近 1/3，细胞也相对增大，更加重了内脏的下垂。所以在产后，新妈妈宜绑腹带以促进内脏复位。除了睡觉时，早晨起床、午饭时和晚饭时都要用束缚带才能使形体迅速恢复，以预防胃下垂。腹带的材料宜挑选棉质或麻布的，不要绑得太紧以免影响血液循环。

含有大量血液，有时有小血块、黏液及坏死的蜕膜组织，有血腥味。随着子宫内膜的修复，出血量逐渐减少。3～4天后变为淡红色，形成浆液性恶露，量少色淡，内含少量血液，宫颈黏液相对增多，含坏死蜕膜组织及阴道分泌物和细菌。2～4周变为白色或淡黄色，形成白色恶露，含大量白细胞、坏死蜕膜组织、表皮细胞及细菌，量更少，不再有血，一般持续3周。

通过观察恶露的性质、气味、量及持续时间，可以了解子宫复原情况，判断子宫有无感染。如果血性恶露持续两周以上，且量较多，常提示胎盘附着处复原不良或有胎盘胎膜残留。如果恶露持续时间长且为脓性，或有臭味，表示有宫腔内感染。如果伴有大量出血，子宫大而软，常提示子宫复旧不良。

伤口

分娩时，因为胎宝宝通过阴道，阴道壁被撑开，会出现肿胀并有许多细小的伤口，分娩后1～2天排尿时感到刺痛，1周后恢复。一般情况下，扩大了的阴道产后1天就能缩紧。

分娩后，阴道扩大，阴道壁肌肉松弛，张力降低。阴道黏膜皱褶因为分娩时过度伸张而消失。产褥期内，阴道肌张力逐渐恢复，但不能完全达到孕前水平。黏膜皱褶在产后3周左右开始重新出现。

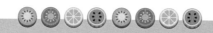

· 孕产小护士 · 顺产新妈妈怎么喂养宝宝？

（1）摇篮式：这是一种经典的顺产妈妈母乳喂养姿势，它需要新妈妈用臂弯托住宝宝的头部。坐在有扶手的椅子或其他高些的平面上，以避免身体向宝宝倾斜。把宝宝放在大腿（或大腿上的枕头）上，让宝宝可以侧面躺着，脸、腹部和膝盖都直接朝向妈妈。把宝宝下面的胳膊放到妈妈胳膊的下面。这种方式最适合顺产分娩的足月宝宝。

（2）交叉式：这种姿势也叫交叉摇篮式，它与摇篮式的不同之处在于：宝宝的头部不是靠在妈妈的臂弯上，而是靠在妈妈的前臂上。如果妈妈用右侧乳房喂奶，就用左手和左臂抱住宝宝，使宝宝的胸腹部朝向妈妈。用手指托住宝宝头部后侧及耳朵下方，引导宝宝找到乳头。这种姿势可能更适合很小的宝宝和含乳头有困难的宝宝。

在分娩过程中，由于长时间的压迫与扩张，使盆底肌肉和筋膜过度伸展，弹性降低，同时可能伴有部分肌纤维断裂。如果没有严重的损伤，产后1周内，水肿逐渐消退，组织的张力逐渐恢复。如果产后过早运动，特别是体力劳动，就易引起阴道壁膨出或子宫脱垂，新妈妈应特别注意。

日常护理

顺产妈妈应争取早下床

尽早下床活动能够使新妈妈的体力和精神都得到较快恢复，并随着活动量的增加，能促进食

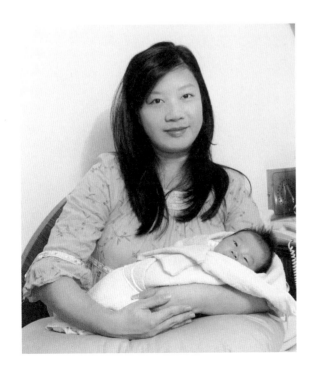

欲，这有助于乳汁的分泌，促进肠道的蠕动，使大小便通畅，有利于防止便秘、尿潴留和肠粘连的发生。

由于产后血流缓慢，极易形成血栓，新妈妈尽早下床活动能促进血液循环与组织代谢，防止血栓的形成，同时还有利于子宫复旧和恶露的排出。另外，还能锻炼肌肉，加强腹壁肌肉的收缩力，使分娩后腹壁松弛的情况得到改善，有助于新妈妈早日恢复苗条身材，防止产后肥胖的发生。

顺产妈妈在产后8~12小时，就可以自己到厕所解大小便并可以在室内行走活动，但应以不感到疲惫为宜。产后24小时，可以做一些简单的活动，如抬头、伸臂、抬腿等，还可以做收缩肛门及憋尿的动作，以便促进盆底肌肉张力的恢复。

对一些有较严重心脏病、肾脏病的新妈妈，以及月子里生病的新妈妈来说，需要注意休息，宜晚些下床活动。

下床活动要注意哪些事情

新妈妈下床前，最好先在床上坐一会儿，适应一下，然后再慢慢起身，或者请家人、护士从旁协助。新妈妈在分娩时，出血、出汗较多，并且饮食不足，因此在产后第一次下床时，容易因为体虚而头晕，如果猛然起身，常会出现摔倒的情况。

保持会阴清洁

自然分娩时，新妈妈的阴道会留下一些伤口，有的是产程中用力不当，有的是会阴侧切，新妈妈要注意保持会阴清洁。这些伤口一般都可在 3 ~ 5 天愈合，每天要用温水冲洗两次，大小便后要用清洁的水清洗外阴，以保持伤口的清洁干燥，以防止感染。另外，每天要用 0.1% 的苯扎溴铵溶液（新洁尔灭）擦洗外阴，每天至少 1 次。注意勤换卫生护垫，勤换内衣裤，以免湿透后浸湿伤口，发生感染。

如何护理会阴伤口

（1）采取舒适的体位。产后应向会阴伤口的对侧坐或右侧卧位，一方面可以使产后恶露尽量不触及伤口；另一方面可以改善局部伤口的血液循环，促进伤口愈合。

（2）缓解肿胀疼痛。对于那些会阴伤口局部有肿胀、硬结的新妈妈，可以用 1:5000 高锰酸钾溶液冲洗或浸泡会阴 15 分钟，每天两次，以促进会阴伤口愈合、消肿，缓解局部肿胀不适。

（3）及时咨询医生。当会阴伤口明显疼痛或出现异常分泌物时，应警惕伤口是否感染，必要时需请医生检查和治疗。

（4）平时多做提肛运动，躺着、坐着，随时随地都可以进行。这样既有助于促进盆底肌的收缩，又能够早日恢复阴道的紧致。

（5）当发生便秘时，不要屏气用力，可以用开塞露帮助通便。

（6）避免摔倒或大腿过度外展，这样都会使伤口再度裂开。

（7）伤口拆线当日要格外注意，因为伤口裂开多发生在伤口拆线当天。拆线后的几天内，避免做下蹲用力动作，如在排便时，宜先收敛会阴和臀部后再坐在马桶上，屏气用力常常是会阴伤口裂开的原因。

（8）多吃新鲜蔬菜水果，多喝清淡少油的汤饮，不吃辛辣刺激食物以保持排便通畅。

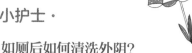

·孕产小护士·

如厕后如何清洗外阴？

如厕后的新妈妈可以打开会阴冲洗器，将其注入煮沸后的温水，身体微微向前倾，挤压冲洗器，冲洗方式为由前向后冲洗，一直到将分泌物冲洗干净为止。需要注意的是，只能洗外阴，不可洗阴道内部，以免造成细菌感染。大便后使用卫生纸切忌由后向前擦，应该由前向后擦。

乳房胀痛的应对方法

新妈妈在分娩后的 2 ~ 3 天，乳房会逐渐开始充血、发胀，分泌大量乳汁。如果乳汁分泌过多，又未能及时排出，就会出现涨奶。如果涨奶时间过长可能会引起乳腺炎，所以应该及时排出过多的乳汁。

（1）让宝宝尽早吸吮是解除乳房胀痛的最好办法。产后 30 分钟就开始让宝宝吸吮乳头，此时虽然还没有明显的乳汁排出，但吸吮动作可以促使腺管开放，并及时将乳汁排出，减少乳汁郁积。给宝宝哺乳时，一定要注意排空双侧乳房。如果宝宝吸不完乳汁，应该及时挤出。这样，既能减少涨奶的情况，又能促进乳汁分泌。

（2）双手挤奶。洗净双手，握住整个乳房，均匀用力，轻轻从乳房四周向乳头方向进行按摩挤压，乳汁排出后新妈妈会立感轻松。在挤压时，如果发现某个部位涨奶现象更明显，可进行局部反复按摩。尽管挤奶使新妈妈感到乳房胀痛，但切不可因怕疼痛而不进行及时处理。这样只会加重涨奶，继而引发乳腺炎。

（3）吸奶器吸奶。先用毛巾热敷乳房，以促进乳汁通畅，再用吸奶器吸奶。用吸奶器吸奶时手法要轻柔，负压不要过大，并随时变换角度。当乳房和乳头有疼痛时，应该停止吸奶。吸奶的同时可以进行乳房按摩，通过刺激与压力促进乳腺管的开放，将过多的乳汁挤出来。

（4）用冷敷法可缓解乳房胀痛。用冷水或冰水敷在乳房的周围可以止痛，并暂时收缩血管，减少乳汁的分泌，为乳房按摩或挤奶赢得时间。

（5）佩戴合适的乳罩将乳房托起，以利于乳房的血液循环，从而减轻疼痛。

（6）如果乳房胀痛严重或出现局部红、肿、热、痛等，需要及时到医院就诊。

卧室怎样布置才舒心

由于产后新妈妈的身体比较虚弱，所以居室的选择与布置要格外注意。

❀ 选择合适的房间

新妈妈的居室需要保温、舒适，要选择阳光和坐向好的房间。这样，夏天可以避免过热，冬天又能得到最大限度的阳光照射。房间的采光要明暗适中，最好有多重窗帘等遮挡物随时调节采光。房间的通风效果要好，不要接近厨房等油烟多的房间。另外，房间布置色调要明亮，但不能

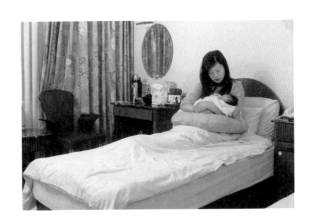

太花哨，颜色不要太强烈，否则会刺激宝宝的视力。窗帘等房间内用品的颜色以淡色为宜。

⬢ 提前做好清洁卫生和消毒

新妈妈和宝宝在月子里几乎整天都在屋子里度过，所以做好清洁卫生很重要，可以对家具、地板进行消毒，彻底通风，保持卫生间的清洁卫生。新爸爸和家人不要在房间里吸烟。

⬢ 屋内的摆设有讲究

新妈妈的床和婴儿床都应该离开窗户一段距离，以免被风直接吹到。床上的用品以棉质的为好，保证吸湿性和透气性。如果需要开空调或电扇等，床不能正对着空调或电扇风口。另外，最好不要在屋内摆放植物，可能会让宝宝过敏，也会降低房间内的氧气浓度。

⬢ 保持合适的温度

房间里一定要保持适宜的温度、湿度。冬天温度要保持在 18 ~ 25℃，湿度要保持在 55% ~ 60%。夏天温度要保持在 23 ~ 28℃，湿度要保持在 30% ~ 60%。建议在产妇房中放置一个测试温度和湿度的仪器。

⬢ 保持安静

要保持室内安静，不要大声喧哗。要避免过多亲友入室探望或过多的人来回走动，以免造成空气污染和影响新妈妈的休息。

洗头、洗澡的注意事项

许多新妈妈由于不注意卫生清洁而造成产褥感染，特别是产后头几天汗腺很活跃，新妈妈容易大量出汗，乳房发胀还溢出奶水，下身还有恶露，全身发黏，身上的卫生状况很差，极容易引起局部感染，这就要求新妈妈应该比平时更注意卫生，要多洗澡、洗头、洗脚。不过，新妈妈洗头洗澡也是有讲究的。

一般顺产的新妈妈如果身体恢复好，24 小时后就可以擦洗；春夏季产后 3 天、秋冬季产后 1 周可以洗澡。剖宫产和会阴切开后的新妈妈在伤口未愈合前不能淋浴，如果非要淋浴，伤口要用医用纱布保护，浴后更换新的纱布，以防伤口感染。

新妈妈洗澡的时候一定要选择淋浴，不要选择盆浴，以免用过的脏水感染伤口。每次淋浴时间以 5 ~ 10 分钟为宜，浴水温度 34 ~ 36℃，浴室温度不低于 20℃。洗澡前避免空腹，以防低血糖头晕。洗澡后应及时擦干全身，然后迅速穿上干净的衣服及袜子。伤口消毒后，覆盖无菌敷料。

产后洗头的水温不要太凉，37 ~ 40℃为好。用温和的洗发液，不要用指甲抓头皮，顺着头发方向轻轻洗，洗完后可用浴巾擦干，避免着凉，头发未干不要马上睡觉。

产后第一天就要刷牙

民间传统说法认为，新妈妈在坐月子时不能刷牙、漱口，认为刷牙会引起牙痛，并会造成牙齿松动、脱落。其实，这种说法毫无科学根据，如果月子里不坚持刷牙、漱口，会给母婴健康带来危害。

新妈妈由于分娩后需要补充营养，因而甜食比平时吃得多，面食、糖类的摄入量也较平时增加，食物及残渣在牙缝和口腔内残留的机会较多，更会促进细菌或病毒的生长繁殖，这样牙齿就可能被腐蚀、蛀坏，造成牙龈炎、牙周炎、龋齿等口腔疾病。另外，口腔内的细菌或病毒还可通过血液进行传播，引起急性乳腺炎、子宫内膜炎，甚至盆腔炎等。新妈妈大多有亲吻宝宝的习惯，这样很容易将口腔中的细菌或病毒通过接触传播到宝宝口中，引起宝宝口腔感染或全身疾病。所以，新妈妈从产后的第一天开始就要刷牙、漱口。

新妈妈产后3天内宜用指刷，方法是：将右手食指洗净，用干净纱布裹缠食指，再将牙膏挤于指上，犹如使用牙刷一样来回上下揩拭，然后用食指按摩牙龈数遍。

保证每天的充足睡眠

睡眠缺乏会影响新妈妈生活的方方面面，所以保证充分睡眠是非常重要的。有研究发现，如果新妈妈产后睡眠不足，很容易增加体重，而且不利于身形的恢复，还会影响情绪，所以新妈妈必须保证每天有充足的睡眠，至少要睡8~10个小时。

（1）睡觉之前最好不要吃巧克力、甜点及喝饮料等。新妈妈可以喝一点白粥以起到暖身、暖胃、催眠的功效。

（2）卧室的灯光对睡眠也很重要，可以调节新妈妈的情绪而有助于睡眠。新妈妈在睡前将卧室中的其他灯都关掉而只保留一个台灯或壁灯，灯光最好采用暖色调，其中暖黄色效果会比较好。

（3）新妈妈可以在睡前做点能让自己放松的事，如洗个澡、静静地读会儿书等。

（4）临睡前不要进行体育锻炼，容易造成过度兴奋，以至于难以入眠。

（5）白天不要和宝宝一起睡觉，因为宝宝每天要睡约15个小时，而新妈妈只需要睡8~9个小时。如果白天睡太多肯定会影响夜晚睡眠。假如确实疲劳，每天可以在同一个时间休息10~20分钟。

（6）准备睡觉前，可以试着叫醒宝宝给他喂奶。如果是用奶瓶喂奶，冰箱里要准备一些空

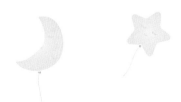

瓶子，还要准备一个装满热水的水瓶，这样可以减少夜间负担。如果是母乳喂养，可以和新爸爸轮流照顾宝宝，当宝宝过了6周以后，新妈妈可以将乳汁挤出来，这样新爸爸可以替新妈妈喂奶。

妈妈装要舒适、得体

月子里的衣服应该以棉、麻、毛、丝、羽绒等制品为宜，因为这些纯天然材料柔软舒适，透气性好，吸湿、保暖。内衣内裤也要选择吸湿性较好的棉质品，外衣长裤应注意宽松柔软，易于散热。夏季里的月子装以纯棉的为主，袜子也一样。夏天在户外晒太阳的时候可以选择短袖上衣，但平时最好还是穿长衣长裤和袜子，尤其是淋浴后，也不要经常挽起袖子和裤管。冬天坐月子则要选择具有保暖功能的衣服、帽子和袜子。

衣服的款式应该宽松，以能活动自如为好，不宜穿紧身衣、牛仔裤，不利于血液循环，特别是乳房容易受到挤压。

由于新妈妈的新陈代谢旺盛，出汗比较多，所以衣服要勤换、勤洗、勤晒，以防疾病。内衣更是如此，内裤需要一天一换。

月子里的鞋子要软，以布鞋为佳，不要穿高跟鞋及硬底鞋，以防产后足底及足跟痛，或下腹酸痛，更不要赤脚，以免脚底受凉对身体不利。

饮食调养

月子里的饮食原则

以前的老观点一般认为，在坐月子期间，新妈妈吃得越多，营养越好，其实并非如此。新妈妈虽然需要补充营养，但和普通人一样也有讲究，不然就会营养失衡，不但无益，对新妈妈和宝宝还会造成危害。总的来说，新妈妈在坐月子中的饮食应该营养均衡，结构合理。

✳ 食物品种多样化，注意荤素搭配、粗细搭配

进食的品种越丰富，营养越均衡全面，尤其要吃含蛋白质、钙、铁比较丰富的食物，如牛肉、鸡蛋、牛奶、动物肝肾及豆类和豆制品，也可以用猪骨头、猪蹄煮汤喝，因为其中含钙较多。主食也不能过于单一，不能只吃精米、精面，应该

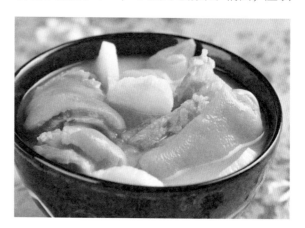

粗细粮搭配。每天食用一定量的粗粮，主食搭配些燕麦、小米、红豆、绿豆等，这样既可以保证各种营养素的供给，还可以使蛋白质起到互补作用，提高蛋白质的营养价值。同时也要注意多吃蔬菜、水果、海产品，这样才能保证某一种营养不会缺失。

◉ 少食多餐

新妈妈分娩后，身体十分虚弱，食欲也不佳，因此建议采取少食多餐的方式，以减轻肠胃负担，同时也有利于营养的吸收。每天可以吃 5 ~ 6 次，每餐尽量要营养全面，不宜吃垃圾食品。

◉ 食物口感要松软，易消化

无论是粥、饭还是菜都要比正常情况下更松软些。肉类、蔬菜都要尽量熟烂，苹果等水果可以榨成汁喝。少吃油炸的食物和坚硬的带壳食物，因为许多新妈妈产后有牙齿松动的情况，过硬的

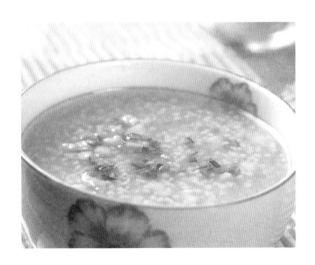

食物一方面对牙齿不好，另一方面也不利于消化吸收。

◉ 补充水分

乳汁的分泌是新妈妈产后对水的需求量增加的原因之一。此外，新妈妈大多出汗较多，体表的水分挥发也大于平时。因此，新妈妈饮食中的水分可以多一点，如多喝些汤、牛奶、粥等。

哪些食物应忌口

坐月子是新妈妈身体恢复和调养的重要阶段，所以在饮食上要有所禁忌。如果新妈妈饮食不注意忌口和调节，或过饥、过饱，或偏食、挑食，或过冷、过热，或过食辛辣厚味、滋补过度，都会损伤脾胃，引起各种病症。

◉ 忌生冷、过硬、不易消化的食物

生冷食物会影响牙齿和消化功能，损伤脾胃；且生冷食物不利于恶露排出。所以，新妈妈月子里应忌食生冷食物。除蔬菜、水果外，雪糕、冰激凌、可乐和其他冷饮都应当少食或不食，特别是在夏天。

新妈妈月子里的肠胃功能较弱，而且运动量又小，所以应避免食用坚硬、油炸、油煎和肥甘厚味的食物。这些食物不容易消化吸收，对新妈妈的身体健康不利。

✸ 忌过咸、过辣、过鲜的食物

辣椒、花椒等性燥热的食物容易引起上火，增加身体的不适，不应多吃；过咸的食物可引起新妈妈体内水钠潴留，易造成浮肿，并易诱发高血压病，但也不能忌盐，适量即可；太鲜的食物含有较多的味精，而过多的味精会减少体内锌的含量，导致锌缺乏。

✸ 忌油腻、过饱

产后新妈妈的脾胃功能较差，特别是在分娩后的半个月内，所以饮食应该清淡。另外，也不要吃得过饱，否则会影响消化功能。

✸ 忌过量滋补

许多新妈妈产后都会大补，但食用滋补品也要有节制。如人参虽然可以大补元气，但并不是所有新妈妈在产后都能服用。如果在分娩后过早、过多服用人参汤，可以促进血液循环，加速血液流动，影响新妈妈受损血管的自行愈合，造成流血不止，甚至大出血。因此，月子里新妈妈服用人参等滋补品要谨慎，可在医生指导下进行。

产后第一餐怎么吃

顺产新妈妈产后稍微休息一下就可以吃第一餐，主要以易消化的流食或半流食为主，如牛奶、藕粉、鸡蛋羹、小米粥等。如果胃肠消化情况较好，从第二餐便可以正常饮食。但需注意要将汤内浮油去除，以免乳汁内脂肪含量过高，引起宝宝腹泻。分娩时做会阴侧切的新妈妈，术后一周内最好吃含膳食纤维较少的食物(即无渣食物)，以防形成硬便而不利于伤口愈合。

产后第一周：排恶露，修复伤口

产后第一周是新妈妈排恶露、修复伤口的黄金时期，产前的水肿及身体多余水分也会在此时排出，而新妈妈在分娩过程中又消耗了大量的体力，肠胃功能较差，对食物的消化吸收功能尚未恢复。所以，新妈妈产后第一周的饮食应该富于营养，有足够的热量，且容易消化吸收。

✸ 第一周推荐的食物

①猪肝：猪肝具有补气养血的作用，含有丰富的维生素 B_1 和铁，很适合新妈妈产后第一周食用，不过每天不能吃太多，以 100 克为佳。此时不宜给新妈妈喝鸡汤、鸽子汤等，因为此时的新妈妈乳腺尚未畅通，如果过早喝催乳汤，容易引起涨奶、乳腺炎等。

②主食和蔬菜：主食可以吃薏仁饭，因为薏米有排水消肿的效果。蔬菜主要吃青菜、芹菜、豆芽、胡萝卜、蘑菇、木耳等，能帮助润肠通便、促进排毒，可以防止便秘。粥可以喝小米粥或糯

米粥。小米的营养价值很高，能帮助新妈妈恢复体力，恢复胃肠功能。糯米性味甘平，有良好的补中益气功效。

③ 红糖水：红糖水中含有大量的铁质，有助于补血和排出恶露，非常适合新妈妈产后第一餐食用。但红糖水不能喝得太久，以产后 7 ~ 10 天为佳，以后则应多吃营养丰富、多种多样的食物。

④ 鸡蛋：新妈妈如果感觉消化情况较好，第二餐就可以开始吃些鸡蛋了。鸡蛋含有丰富的营养，可以帮助新妈妈恢复体力，维护神经系统的健康。但每天不要吃太多鸡蛋，以 2 ~ 3 个为宜，分两餐食用。白水煮蛋和蒸蛋羹都是不错的选择。

❂ 第一周推荐的汤品

① 生化汤：由当归、川芎、桃仁、干姜、炙甘草组成，有利于恶露的排出，一般顺产的新妈妈可以在产后 3 天开始服用生化汤，剖宫产的新妈妈最好推迟到产后 7 天以后再服用，连服 5 ~ 7 帖，每天 1 帖，每帖 3 份，早、中、晚三餐前温热服用。不过，服用生化汤应在医生指导下进行，因为并非所有新妈妈都适合服用，有发热、虚火旺盛的新妈妈不宜服用生化汤。

② 四物汤：四物汤是中医补血、养血的经典药方，由当归、川芎、芍药、生地四味药组成。喝完生化汤后，再喝四物汤，补血的效果会更好。但同样并非所有的新妈妈都适用四物汤，服用前应咨询医生的意见。

产后第二周：增进食欲，催乳

这一阶段盆腔和子宫逐步恢复，新妈妈的伤口基本愈合，恶露排出从多到少，下床活动也比较方便。经过上一周的精心调理，新妈妈的胃口明显好转。新妈妈也已经开始哺乳，所以要注意吃一些催乳的食物。

❂ 第二周推荐的食物

① 第二周以清补为主，主要是补气养血，可以多吃些补血和补充维生素的食物，如胡萝卜、菠菜、金针菜等。推荐的补血菜品有麻油炒猪心、大枣猪脚花生汤、鱼香猪肝等，如果加入少许枸杞、山药、茯苓等可同时补充维生素。

② 催乳的食物。母乳中有 70% ~ 80% 为水分，所以母乳充足的要诀就在于水和蛋白质的摄取，如进食鸡、鸭、肉、鱼类等，烹调方式最好

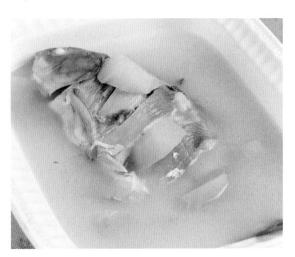

是炖或煮，食用时同时喝汤，既增加营养，还可以补充水分，促进乳汁分泌。但乳汁的量并不是与新妈妈喝汤量的多少成正比，所以不必为了乳汁的充足而一个劲地喝汤。

比较能催乳的食物有猪蹄、花生、鲫鱼、牛奶、鸡蛋等。猪蹄和花生都是催奶的好原料，花生不仅能保持乳腺畅通，还兼顾养血止血的功效；猪蹄富含胶原蛋白，在催乳的同时还能帮助新妈妈保持胸部曲线，非常适合新妈妈食用，如黄芪猪蹄汤。鲫鱼汤一直被视为催奶佳品。烹调鲫鱼汤时，炖的时间不宜过长，应使鱼肉保持鲜美，并让新妈妈把鱼肉也吃光。

◉ 第二周推荐的汤品

八珍汤是由当归、川芎、白芍药、熟地黄、人参、白术、茯苓、炙甘草等八味药组成，不仅能促进新妈妈排出恶露，还有良好的益气补血功效。新妈妈宜在医生的指导下服用。

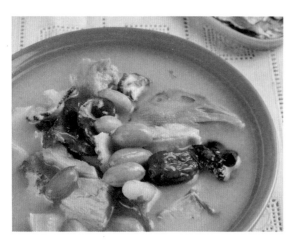

产后第三、第四周：恢复身体，调理宿疾

经过产后第一、第二周的调养，受损的生理功能已有显著的恢复，产后第三、第四周应该继续增强体力和抵抗力，调理宿疾，恢复身体正常生理功能。从产后第三周开始可以吃一些温补的食物或补品，如每天喝杯温热的大枣红糖水，或在进餐时喝乳鸽汤，这些食物益气补血，又容易消化吸收。哺喂母乳的新妈妈每天需要消耗较多的热量，这时还要摄取充足的蛋白质，以提升母乳的营养，进入产后第四周，要继续强化第三周食物。新妈妈从产后第四周开始可以多吃一些能促进新陈代谢、去除多余脂肪的食物。月子里虽然要进补，但并不是说每天只吃肉类，适量的蔬菜和水果都是有益的。

产后第三、第四周推荐的食物有乌鸡、大豆、坚果、黄豆芽、莲藕、菌菇类等。大豆中含有丰富的植物性蛋白质、钙和维生素 A、B 族维生素等；坚果类食物如杏仁、花生、核桃、芝麻等，在富含高品质蛋白的同时还含有大量的维生素 E，可以帮助新妈妈让乳房组织更富弹性；黄豆芽中含有大量蛋白质、维生素 C、纤维素等；莲藕中含有大量的淀粉、维生素和矿物质；银耳、黑木耳、香菇、猴头菇等食用菌类，含有丰富的纤维素。

喝催乳汤有讲究

喝催乳汤也是有讲究的，开始饮用的时间、饮用的剂量都需要注意。新妈妈喝催乳汤只有遵循一定的原则，才能健康、有效地分泌出更多的乳汁。

✺ 时间

对于开始饮用催乳汤的时间，新妈妈要注意观察自己的情况。在宝宝刚刚娩出后，母体会分泌初乳，它的营养价值是最高的，这时泌乳量还没有到达顶峰，可以让宝宝反复吮吸乳头，看乳汁的分泌量会不会有所增加，产后几天主要以疏通乳腺管为主，这时宝宝需要的奶量也不大。如果新妈妈通过宝宝的吮吸，泌乳量有所增加，可以暂时不急着喝催乳汤，等 10 天以后再喝。

✺ 量

新妈妈饮用催乳汤的量要视自己的情况而定。如果新妈妈营养良好，身体状况比较健康，初乳的分泌量较正常，可以视情况减少饮用量，时间方面也可以往后延迟。因为过多过早地饮用催乳汤会导致乳汁分泌量大增，宝宝吃不完，致使乳汁积聚在乳腺内，严重时会使乳房出现肿块。反之，则要求新妈妈多饮用催乳汤，以免小宝宝的"饮食"出现问题。此外，催乳汤属于高热量食物，饮用过多会导致消化不良，所以要适可而止。

不宜多吃的调味品

✺ 不宜多吃味精

味精的主要成分是谷氨酸钠，在肝脏中的谷氨酸丙酮酸转氨酶的作用下，转化成人体需要的氨基酸。它对成年人没有什么危害，但对 12 周以内的宝宝不利。如果妈妈吃过多的味精，谷氨酸钠就会通过妈妈的乳汁进入宝宝体内，与宝宝血液中的锌发生特异性结合，生成不能被身体吸收利用的谷氨酸锌，随尿液排出体外，从而导致宝宝缺锌，出现味觉减退、厌食等症状，还会造成智力减退、生长发育迟缓等不良后果。新妈妈在用乳汁喂养宝宝时，至少在 3 个月内应少吃或不吃味精。

✺ 不宜吃太多的醋

新妈妈是可以吃醋的，但要注意少量饮用，醋可以促进胃酸分泌，少量服用可以增加食欲，但大量服用会对胃黏膜造成损伤。

✺ 少吃葱姜

一般认为，月子里的饮食尽量不放调味料，这种观点是不正确的。从科学角度来说，月子里调味料（如葱、姜、大蒜、花椒、辣椒、黄酒等）的使用应少于一般人的量，但并不是不放。放各种调味料除能调剂胃口、促进食欲外，对新妈妈身体康复也很有益。从中医观点来看，产后宜温不宜凉，温能促进血液循环，寒则凝固血液。在月子里身体康复的过程中，有许多余血浊液（恶露）需要排出体外，产伤也导致血液瘀滞，如果食物中加用少量葱、姜、花椒、辣椒粉及黄酒等性味偏温的调味料，则有利于新妈妈体内瘀血及恶露的排出。

有助新妈妈恢复的调料

✳ 香油

香油含有丰富的维生素 E，具有促进细胞分裂和延缓衰老的功能。香油中含有丰富的亚麻酸、棕榈酸等不饱和脂肪酸，容易被人体吸收和利用，以促进胆固醇的代谢，并且有助于消除动脉血管壁上的沉积物。同时，还有增加子宫收缩，促进恶露排出的功效。

✳ 黄酒

"坐月子"喝黄酒，在一些中医书籍中有记载。黄酒（俗称米酒）能"通经脉，厚肠胃，散风寒"，又能"通行十二经脉"，产后服用最为适宜。黄酒能避风寒，不但能预防产后关节痛等病，而且能通经活血、温补脾胃，还有生乳作用。不过，黄酒中含有酒精，新妈妈不宜多喝。

有助新妈妈睡眠的食物

（1）富含 B 族维生素的食物。B 族维生素中的维生素 B_{12}、维生素 B_6、维生素 B_2 以及叶酸等，都有助于改善新妈妈的睡眠质量。富含 B 族维生素的食物有全麦食品、绿色蔬菜、猪肉、牛奶、牛肉、蛋类、花生等，月子饮食中加入这些食物，可以帮助新妈妈有效改善睡眠情况。

（2）富含色氨酸的食物。色氨酸被人们称为天然的安眠药，因为它是大脑制造血清素的原料，能让人的脑神经得到充分的放松，并使人心情愉悦，从而减少神经活动而引起睡意。富含色氨酸的食物有水果，其中香蕉中的色氨酸含量最高；坚果，其中以南瓜子、葵花子、芝麻为首选；豆类及豆制品，其中豆腐、黄豆的含量较高；鱼、肉、奶类食物中也含有丰富的色氨酸。

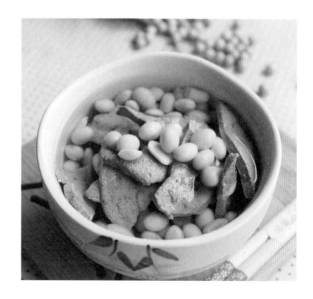

（3）富含钙的食物。这类食物有稳定神经和改善睡眠的作用，如果新妈妈的钙质摄取不足，就非常容易出现失眠及肌肉酸痛等症状。含钙丰富的食物有牛奶、芝麻、豆类、虾皮等。

不宜只喝月子水

月子水顾名思义就是坐月子期间喝的水。在商家的宣传单里，月子水即蒸发出酒精的米酒水，专供新妈妈在坐月子期间饮用，能防止身材走样。其实这种说法是毫无根据的。

新妈妈分娩时气血大耗，容易出汗，加上坐月子期间居室一般都注意保暖，这样一来，新妈妈就更爱出汗了，此时如果不注意补水，新妈妈就会缺水。月子水在产后喝一些的确有好处，可以补血行气，促进血液流通，避免产后身体气血两虚。但由于这种水是热性的，饮用过多会导致上火。所以，新妈妈在坐月子期间应保持正常的饮水，而不是用月子水代替正常饮水。

不宜吃太多红糖

新妈妈分娩后，一般要喝些红糖水，这是必要的，但如果摄入红糖过多，则会影响健康。

红糖营养丰富，释放能量快，营养吸收利用率高，具有温补性质。新妈妈分娩后，由于丧失了一些血液，身体虚弱，需要大量快速补充铁、钙、锰、锌等微量元素和蛋白质。据研究测定，300 克红糖含有钙质 450 毫克，含铁质 20 毫克及一些微量元素等。红糖还有活血化瘀的作用，可以促进子宫收缩，加快恶露排出，促使子宫早日复原。新妈妈分娩后，元气大损，体质虚弱，吃些红糖有益气养血、健脾暖胃、驱散风寒、活血化瘀的功效。不过，新妈妈千万不要以为吃红糖多多益善。因为过多饮用红糖水，会损坏牙齿。红糖性温，如果新妈妈在夏季过多喝了红糖水，必定加速出汗，使身体更加虚弱。

此外，喝红糖水时应煮开后饮用，不要用开水一冲即饮，因为红糖在贮藏、运输等过程中，容易滋生细菌，喝了不卫生的红糖水易引发疾病。

运动保健

宜开始做产褥操

◉ 产褥操开始的时间

正常分娩的健康妈妈，在分娩后的第二天就可以下床活动，同时也可以开始做产褥操了。因为经过分娩后一天的休息，新妈妈的体力、精神已经基本恢复，此时做些轻微的体操，对于促进血液循环及早日恢复各脏器的生理功能非常有益。

对于产程长、体力衰弱、手术分娩的新妈妈，则应根据新妈妈的体质和恢复情况，安排进行产褥操的时间及运动量。如做过会阴侧切或剖宫产的新妈妈，必须推迟至分娩后的第3日才可稍稍活动，待拆线后伤口不感到疼痛时，再做产褥操。出现分娩后发热、严重的心血管疾病、大出血、肾脏疾病、会阴严重裂伤等情况的新妈妈，则不适合做产褥操。

如果新妈妈在做操时出现明显气短、心慌、头晕等现象，就要立即停止锻炼。新妈妈应慢慢从轻微活动开始，逐渐增加到自己能适应的程度，不要强求。

腹式呼吸

产后第2天，新妈妈可以做腹式呼吸产褥操，有利于收缩腹部肌肉，有益恢复松弛的腹部。

平躺仰卧，双腿屈膝，双手交叠放在肚子上，这时候用鼻子深呼气使腹部凸起来，稍微憋一会儿，然后再慢慢呼气，使腹部凹下去。

每次做4～5次，每天做5～6次。

头部运动

产后第3天，新妈妈除了继续做腹式呼吸产褥操，还可以开始进行头部运动，以放松颈部和背部的肌肉。

平躺仰卧，手放在身体两侧，将头尽量压向胸部，再复位。每次做4～6次，每天4～5次。

手脚运动

产后第4天，可以增加手脚运动，有利于恢复双臂和脚部力量。

平躺仰卧，伸直双臂，手握拳再慢慢张开，五指尽量分开。

平躺仰卧，双腿伸直，双脚并拢，脚尖伸直，然后向前、后用力伸。

每次做5～6次，每天3～4次。

腹肌运动

产后第5天，可以增加腹肌运动，有利于恢复松弛的腹部。

平躺仰卧，两膝及臂弯曲，以两肘及两足为支撑，拱起后背，然后收缩腹部肌肉，再慢慢恢复。

每次做8～10次，每天3～4次。

骨盆运动

产后第6天，可以增加骨盆运动，有助于恢复骨盆肌肉力量。

平躺仰卧屈膝，全身肌肉放松，深吸气，收缩臀部及下腹部肌肉，抬高臂部及下背部上下摇摆3次，轻轻放下。

每次9～10次，每天5～7次。

胸部运动

产后第7天，可以增加胸部运动，以促进血液循环。

平躺仰卧位，双臂张开向左右垂直平放与肩同高。由胸前向上举起双手使其逐渐靠近至与肩同宽，放下双臂平放于身体左右两侧置于原位。

每次 10～12 次，每天 3～4 次。

❁ 会阴收缩运动

产后第 8 天，可以增加会阴收缩运动，以帮助会阴伤口恢复。

平卧或侧卧，吸气紧缩阴道及肛门周围肌肉，屏住气，持续 1～3 秒再慢慢放松吐气，重复 5 次。

❁ 腿部运动

产后第 10 天，可以增加腿部运动，包括抬腿及屈腿运动。

平躺仰卧，双手平放并将两腿伸直，轮流抬高双腿约 45 度。屈腿时将一腿屈起，足背下压，大腿屈曲尽量贴近臀部，左右腿交替进行。

❁ 胸膝卧位运动

产后第 13 天，可以增加膝胸卧位运动，以帮助子宫恢复正常位置。

身体呈跪伏姿势，头侧向一边，双手伏于床上，双腿分开与肩宽，大腿与地面垂直。

最初可做两分钟，以后增加至 8 分钟。

❁ 提肛运动

产后第 14 天开始，可以增加提肛运动，预防子宫、阴道、膀胱下垂。

平躺，嘴闭紧，缓缓吸气，同时收缩会阴部和肛门，维持此姿势数秒钟，然后还原。

每次 4～8 次，每天两次。

❁ 仰卧起坐运动

产后第 14 天开始，可以增加仰卧起坐运动，以促进子宫及腹部肌肉收缩。

平躺，双手放头后，上身坐起，肘部尽量向膝盖靠近，反复几次，每日 10 次。

❁ 屈膝抬臀运动

产后第 14 天开始，可以增加屈膝抬臀运动，收缩阴道肌肉，预防子宫、阴道、膀胱下垂。

平躺、弯起两腿呈直角，抬高臀部，挺起身体，肩部支撑，两膝并拢脚分开，同时收缩臀部肌肉，重复几次。

每次 4～8 次，每日两次。

产后运动的注意事项

（1）虽然许多新妈妈着急想要恢复怀孕前的身材，但还是要注意安全，循序渐进为好。新妈妈要随时向医生咨询相关知识，报告锻炼情况。除了做一些缓慢的动作如伸伸胳膊等，还可以做一些增强心脏功能并燃烧卡路里的练习，如快步走等。刚开始的时候，每周 2～3 次，每次 5 分钟，然后再慢慢增加到每次 20 分钟或更长时间。

（2）当感觉自己的体力恢复得很好，也并不那么缺少睡眠时（通常是在产后4～6周），新妈妈可以适当延长现有的运动次数与时间，或者也可以尝试更高级的产后运动。

（3）切记产后恢复运动应该量力而行，千万不要过量运动，否则易损害新妈妈的健康。

（4）如果发现恶露流量增加，或颜色变成鲜红色或粉色，请马上停止锻炼，并去医院检查，因为这可能是出血的征兆。

产后自我按摩

自我按摩是锻炼前的序曲，宜从产后第2天开始。新妈妈仰卧床上，在腹壁和子宫底部（约在肚脐下3寸处），用拇指进行按摩。在腹部两侧及中下部轻推按揉，沿结肠环走向进行按摩。每晚按摩1次，每次5～10分钟。按摩可以刺激子宫肌肉收缩，促使子宫腔内恶露顺利排出，同时增加腹肌张力，刺激胃肠蠕动，预防内脏下垂，防止静脉血液的滞留。

心理健康

情绪波动不利于产后恢复

不良的情绪不仅会使新妈妈内分泌系统功能失调，影响新陈代谢，造成肥胖，不利于产后恢复，还会改变新妈妈体内的激素水平，这会直接导致新妈妈乳汁的分泌量及乳汁的质量下降。而且生气的时候体内会产生一种毒素，这种毒素进入宝宝体内会影响宝宝的生长发育。另外，新妈妈心情不好，也会影响母亲与孩子之间的感情交流，使宝宝感受不到温暖的母爱。因此，新妈妈产后应该保持乐观的情绪，避免烦躁、生气、忧愁、愤怒等不良情绪的刺激。

预防产后抑郁

产后，新妈妈从兴奋状态转入疲倦，情绪也从高亢转入比较低落的时期，一些妈妈会出现感情脆弱、焦虑等状况。严重的可能日日以泪洗面，甚至有自杀倾向。一般产后2~3天会出现上述症状，10天左右症状将自动减轻或消失。倘若症状持续恶化，就需要注意是否患有产后抑郁症。其实，产后抑郁症完全是可以预防的。具体措施有：

（1）准妈妈在怀孕期间应该阅读一些有关孕产妇心理、生理及小儿护理方面的知识，以充实自己，从思想上做好准备，培养和锻炼自己把握心理平衡的能力。

（2）新妈妈要学会自我控制、调节。可以试着从可爱的宝宝身上找到乐趣。

（3）家人要正确认识分娩后新妈妈心理行为和情绪的改变，要努力为新妈妈营造一个温馨和睦的家庭氛围。特别是丈夫的体贴、关爱，对预防产后抑郁症极其重要。

幸福永远比烦恼多

怀孕的时候会担心各种问题，分娩之后还要担心很多的问题，似乎烦恼和问题无穷无尽。新妈妈如果整日活在烦恼中，对自己和宝宝都是不利的。新妈妈要知道养儿虽难，但幸福远远超过烦恼，新妈妈要积极、快乐地面对一切烦恼。

比如当照顾宝宝很辛苦时，可以想想宝宝的可爱，想到这是自己用生命换回来的小生命，是值得辛苦付出的，就不会觉得那么委屈了，让自己的状态调整到一个做妈妈的状态，放弃一些小姑娘时期的心态，也许产后的日子你会过得很轻松。

当发生不愉快的事情时，一定要克制，不要

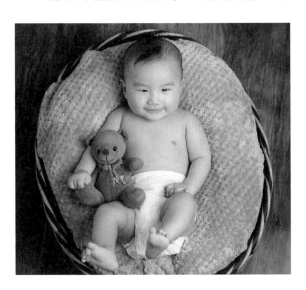

发脾气，尽可能地让自己冷静下来，当人处在冷静和不冷静的状态时处理问题的态度是不一样的。

调节心情的小妙方

（1）放松充电法：将宝宝暂时交给其他人照料，让自己和爱人放个短假，看场电影，逛逛商场，避免心理和情绪的透支。

（2）焦点转移：产后遇到不顺心的事情，适当转移自己的注意力到一些愉快的事情上，身体力行参与力所能及的活动。

（3）主动求助：主动去寻求和接受别人的关注，用他人的关爱来保护自己，这是一种很有效的抵御抑郁的方法。

（4）自我实现法：生儿育女只是女性自我实现的一种方式，但绝不是唯一的方式，趁着休产假的时间关注一下自己所擅长的事业，等产假结束以改头换面的新形象出现。

（5）行为调整法：做一些放松活动，如深呼吸、散步、打坐，冥想平静的画面，听舒缓优美的音乐等。

（6）自我鼓励法：多鼓励一下自己，看到自己的优点，想到事物好的方面及多看别人对你的关心，不斤斤计较和在意别人的看法和观点。

（7）角色交替法：虽已为人母，但仍是老公的娇妻、父母的爱女，要给自己换个角色，享受娇妻、爱女的权利。

剖宫产妈妈

产后的生理变化

子宫

剖宫产妈妈与顺产妈妈的子宫变化并没有什么区别，不过由于剖宫产妈妈的子宫受伤，所以子宫复旧的时间要比顺产妈妈要长一些。

乳房

剖宫产的新妈妈，泌乳时间要比自然分娩的新妈妈晚一些，术后疼痛会使泌乳时间拖延得更久。因此，为了早泌乳，新妈妈术后不需要忍痛，可以服用止痛药，以保证心理舒适及充分睡眠，促进乳汁早日来到。但要注意用药对乳汁的影响，向医生具体了解自己的用药量和停药后何时哺乳。

由于手术切口的问题，剖宫产新妈妈的哺乳姿势与自然分娩新妈妈的坐式哺乳有所不同，一般都采用侧卧式哺乳。可以在新妈妈身后放几个枕头作为支撑，在头和肩膀下面垫个枕头，在弯

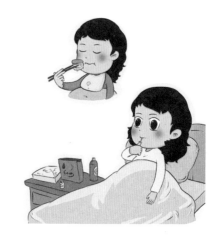

曲的双膝之间再夹一个，让后背和臀部在一条直线上。让宝宝面朝妈妈，妈妈用下面的胳膊搂住宝宝的腰，用上面的胳膊扶着宝宝的头。可以用一个小枕头或叠起来的毯子把宝宝的头垫高。让宝宝不用费劲就能伸头够到新妈妈的乳房，新妈妈也无须弓着身子让宝宝吃奶。

肠胃

剖宫产因为有伤口，同时产后腹压突然下降，肠胃蠕动缓慢，容易引起便秘，饮食的安排与顺产有一定的差别。比如术后1周内应尽量避免油腻食物；避免咖啡、茶、辣椒、酒等刺激性食物；避免吃深色的食物，以免疤痕颜色加深；1周后可以开始摄取鱼、鲜奶、鸡肉、肉类等高蛋白

质食物，帮助组织修复；生冷食物应避免食用。

恶露

不同的生产方式，恶露排出量会有所不同。剖宫产手术时，医生会顺便将子宫内的残留血块、胎盘及内膜组织等清理干净；顺产后的恶露则是自行排出，因此恶露量比较多。恶露排出的时间，剖宫产也比顺产要短。

同样应该注意会阴部卫生，如不注意卫生，会使阴道、子宫感染炎症。清理会阴前应先洗净双手，用清洁的水从前向后清洗，洗净后用洁净的毛巾擦干，保持会阴部的清洁干净，以防止感染。要勤换卫生巾和内衣内裤，按医嘱服用促进子宫收缩的药物等。

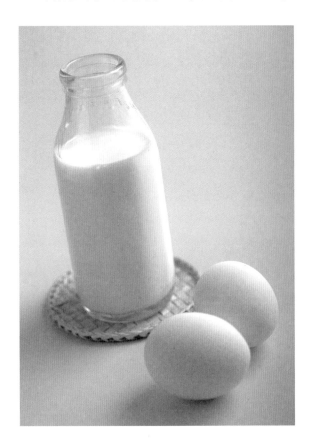

伤口

剖宫产是在腹部和子宫进行切开手术分娩宝宝，腹部的伤口可以看见，而子宫的伤口却看不见。腹部的伤口分为横切和竖切两种，横切伤口高度在耻骨联合上方3~4厘米，伤口长度10 ~ 15厘米。皮肤、皮下组织、筋膜都是横切，但是到了腹直肌处，则是在中线处纵剖而进入腹腔内。竖切伤口介于肚脐与耻骨联合之间的正中线，伤口长度约15厘米，现在一般用的都是横切。切开子宫壁的伤口又分为子宫上段纵切、子宫下段纵切和子宫下段横切3种。目前一般都是子宫下段横切。

不论是哪种方式，剖宫产后再生育，需在两年后再孕。因为剖宫产后子宫壁的刀口在短期愈合不佳。若再次过早怀孕，由于胎宝宝的发育使子宫不断增大，子宫壁变薄，而手术刀口处是结缔组织，缺乏弹力，新鲜的瘢痕在怀孕末期或分娩过程中很容易胀破，会造成腹腔大出血，甚至威胁生命。因此，再次怀孕最好是在手术两年以后较为安全。

腹部手术切口结疤 2 ~ 3 周后，疤痕开始增生，此时局部发红、发紫、变硬，并突出皮肤表面。持续 3 个月至半年，纤维组织增生逐渐停止，疤痕也逐渐变平变软，颜色变成暗褐色，这时剖宫产疤痕就会出现痛痒，特别是在大量出汗或天气变化时。这时可以根据医嘱涂抹一些外用药止痒，如氟轻松、曲安奈德、地塞米松等。千万不可用手抓挠，或用衣服摩擦、用水烫洗，这样只会加剧局部刺激，使结缔组织发生炎性反应，引起进一步刺痒。如果遇到特殊情况，建议在医生的指导下解决问题，则更为安全。由于剖宫产是经过腹部取出宝宝，没有破坏产道，所以不会影响以后的性生活。

日常护理

什么时候可以下床活动

产后最初的 1 ~ 2 天，新妈妈不论用餐、如厕都必须在床上进行，如果身体状况良好，剖宫产手术后 24 小时，新妈妈可以下床活动，帮助肠蠕动，减轻腹胀，以及预防血管栓塞。以后每天都可以下床适当活动。不过由于伤口尚未愈合，前 2 ~ 3 天会比较不舒服，活动时可以使用腹带支托伤口，以减轻伤口疼痛。而正常活动，则必须等到伤口愈合好、局部无红肿渗出和出血后才可以。

剖宫产伤口如何护理

剖宫产的新妈妈一般在医院要住 5 ~ 7 天，腹部切口在术后 5 ~ 7 天即可拆线，如果是可吸收的缝合线或无线缝合则不需要拆线，而完全恢复的时间需要 4 ~ 6 周。由于剖宫产的伤口大，术后极易发生感染，因此新妈妈一定要掌握正确的护理方法。

（1）住院期间，护士会定期给伤口清洁、消毒、换药。如果发现大小便污染了刀口要及时通知医生，要求换药。

（2）观察伤口渗血情况。如果渗血不断，要及时告知医护人员处理。如果已经出院，可以用高渗透性的盐水纱布引流，并用盐水冲洗，同时增加换药次数。渗液严重时，请去医院治疗。

（3）麻醉药物对肠蠕动有一定的抑制作用，可以引起不同程度的肠胀气、腹胀。因此，产后宜多做翻身动作，促进麻痹的肠肌蠕动功能及早恢复，使肠道内的气体尽快排出。术后 12 小时，可以泡一些番泻叶水喝，以帮助减轻腹胀。煮萝卜汤也是常用的方法，但不要太油腻。

（4）术后 10 天内不要让刀口沾水，定期清洁消毒，10 天后可以用干净水擦洗。

（5）多吃有利于伤口恢复的食物，饮食结构要均衡，多吃高蛋白、低脂肪、高维生素的食品，这样可以促进伤口愈合。如鸡蛋、瘦肉等都可以适当多吃。另外，可以吃些肉皮，肉皮含有丰富

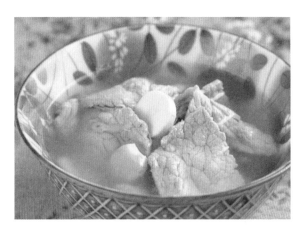

的胶原蛋白，有利于伤口恢复。

（6）剖宫产术后如果出现体温持续偏高，伤口局部红肿、发热、疼痛，说明伤口有感染，需要及时就医，遵医嘱口服抗生素或静脉输液抗感染治疗。

怎样缓解疼痛

（1）住院期间，如果伤口疼痛，可以要求使用镇痛药物，一般医生会给小剂量的麻醉药，但不建议长时间使用。在术后第2天一般不需要再用，以免影响胃肠蠕动。伤口如果发痒，是伤口在愈合或对敷料过敏，可以通知医生，让医生来帮忙处理。如果已经出院，可以用无菌棉签蘸医用酒精擦洗伤口周围止痒，但不要用热水烫，更不要用手抓挠。如果是胶布引起的发痒，可以换用脱敏胶布。

（2）有些医院在剖宫产手术后提供镇痛泵来减轻产后疼痛。镇痛泵是由麻醉医生依据患者止痛需要，选择相应的药物，预设适当的用药剂量，对新妈妈输注止痛药物，再交由新妈妈自我管理的一种止痛方法。与以往的口服或肌肉注射镇痛药物相比，剖宫产镇痛泵可以自己控制，当你稍感疼痛时，可按动镇痛泵的按钮，镇痛药便通过导管慢慢输入体内。

（3）现在剖宫产的切口一般都是横切，新妈妈要注意行动、动作要温和，少做身体后仰等动作，咳嗽或大笑时要用手按住切口两侧，以免拉扯到切口。

（4）休息时最好采取侧卧微屈体位，以减少腹壁张力。

（5）新妈妈在产后要注意伤口的清洁与干燥，如果伤口处出现汗液，要及时清除，因为汗液会刺激伤口，导致伤口疼痛。出院回家后，新妈妈要注意伤口的护理，不能过早撕揭伤疤，不然牵扯伤口，会引起伤口疼痛。

（6）产后宫缩痛一般在产后1～2天出现，持续2～3天自然消失，一般新妈妈能忍受这种疼痛，无须特殊处理。如果疼痛剧烈，可以通过按摩下腹、热水袋热敷小腹来缓解疼痛。

莫忘产后检查

经过产褥期的休息和调养，新妈妈身体各器官究竟恢复得怎样了，需要做一次认真的产后检查才能知道。产后检查时间一般在产后42～56天进行。

产后检查的具体项目包括妇科检查、尿液常规、血液常规、血压测量、骨密度检查和产后盆底肌力测定。

妇科检查是产后体检中重要的一项内容，妇科检查可以观察新妈妈恶露是否干净，顺产时会阴切口、剖宫产腹部切口的愈合情况，宫颈、子宫大小是否恢复正常，子宫体、附件有无炎症。尿液常规检查可以评估新妈妈有无尿路感染，有无尿糖增高情况。血液常规检查可以评估新妈妈有无贫血，有无潜在感染的可能。血压测量可以发现妊娠期高血压的妈妈产后血压是否恢复正常。骨密度检查是产后体检的新项目，它可以反映新妈妈体内的钙储存水平。

产后盆底肌力的检查是评估新妈妈盆底肌肉收缩能力的一项检查。无论是顺产还是剖宫产，怀孕时增大的子宫会对盆底造成压力，造成盆底

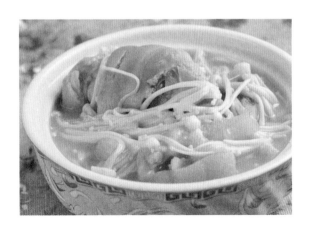

肌以及筋膜弹性减弱，从而造成盆底肌不同程度的受损，再加上分娩时的损伤，所以新妈妈都会有不同程度的盆底肌力下降表现。这项检查可以及时发现盆底肌力受损情况，指导新妈妈进行盆底肌力的锻炼和康复，从而提高生活质量。

坚定母乳喂养的信念

母乳是宝宝最好的食物，也是最佳的营养来源，坚持母乳喂养对宝宝的生长发育非常有益。

（1）易消化吸收。母乳中所含有的适合宝宝成长的营养成分，是奶粉或牛奶、羊奶中所没有的。而且宝宝在刚出生时，他的消化系统还不完善，母乳中的营养成分可以被宝宝直接消化吸收。

（2）富含免疫球蛋白等物质。宝宝出生时，免疫系统尚未发育完全，母乳中的免疫物质可以帮助宝宝抵御疾病及抗过敏。通常母乳喂养的宝宝生病的概率会比较小，长得也相对结实。

（3）母乳是存储在妈妈身体里的，不受外界感染，也不用调配，可以直接给宝宝吃，是天然卫生的宝宝粮食。

（4）可以促进母子感情。当怀抱着宝宝时，母爱是油然而生的，不像妈妈在使用吸奶器吸奶的时候，心里有种排斥感。而且宝宝在妈妈的怀抱里，感觉很安全、很温馨。

（5）宝宝不断吸吮乳头，能促进子宫收缩，使子宫恢复到正常大小。而且妈妈分泌乳汁

时会消化体内的脂肪，把怀孕期间所积蓄的脂肪都消耗掉。所以，母乳喂养不但不会变胖，反而可以瘦身呢！

产后如何进行性生活

顺产的新妈妈在产后6～8周就可以逐渐恢复性生活，剖宫产的新妈妈要稍微推迟一些，医生一般建议3个月以后再同房。剖宫产新妈妈最好在伤口愈合后再进行性生活。

产后新妈妈可能发现性欲低了，性欲降低原因较为复杂，需要分析处理。

（1）新妈妈生育后，因怀孕、分娩所引起的全身及生殖系统的变化，对性欲会产生一定的抑制作用，一般到产后两个月，各器官才能恢复正常，性欲才会逐步恢复到孕前状态。如果夫妻不了解这一点，产后过早地开始性生活，特别是有些丈夫在妻子不情愿的情况下"我行我素"，这样不仅影响了妻子的身体康复，而且还会引起妻子对性生活的反感、厌恶，进而发展成性冷淡。

（2）和谐美满的性生活，需要建立在身体健康、精力充沛的基础上。新妈妈生育后，常把精力倾注在宝宝身上，而对性生活兴趣不高。如果丈夫能及时给予帮助，分担妻子的负担，情况就会好很多。

（3）新妈妈心理状态的变化也影响"性趣"，比如担心怀孕、担心损害伤口、担心丈夫不满意自己的身材等都会让新妈妈压抑性欲。这时需要丈夫好好配合，采用适当的避孕措施，慢慢纠正，只要夫妻沟通好，性生活的质量也会慢慢变好。

（4）新妈妈如果患了生殖系统疾病，性生活时会引起疼痛，或出现不正常的分泌物，这时就会感觉焦虑，并不自觉地压抑性欲。这种情况下，只有新妈妈痊愈了，性欲才可能恢复。

产后性生活莫忘记避孕

产后月经复潮及排卵时间受哺乳的影响，一般来说，不哺乳的新妈妈通常在产后6~8周月经来潮，产后10周左右恢复排卵；哺乳的新妈妈月经复潮通常会延迟，平均在产后4~6个月恢复排卵。产后月经恢复较晚者，第一次月经来潮前

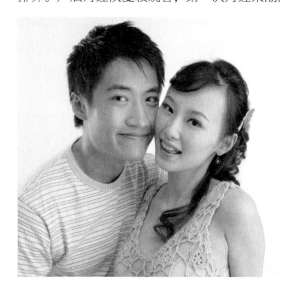

多有排卵，因此哺乳的新妈妈月经虽未复潮，却有受孕的可能；顺产者在足月分娩后 42 天至 3 个月可放置宫内节育器，剖宫产产后半年可放置。哺乳期新妈妈最佳的避孕方式是避孕套，也可以选择单孕激素制剂长效避孕针或皮下埋置剂，不宜使用复方避孕药、复方避孕针及安全期避孕。

产后月经恢复的时间

由于产后内分泌的变化，大多数新妈妈卵巢不能立即恢复功能，因而在产后会有一个停经阶段。

有人认为，新妈妈在产后哺乳期不排卵，也不来月经，这种说法是错误的。新妈妈产后不排卵的时间平均只有 70 天，约有 40% 的新妈妈产后第一次排卵发生在月经恢复以前。所以，尽管没有月经，有些新妈妈已经恢复排卵，要注意避孕。

产后恢复月经的时间因人而异，一般在产后 6 个月左右恢复，哺乳对部分新妈妈有推迟月经恢复的作用。

据统计，在完全哺乳的新妈妈中，约有 1/3 的人在产后 3 个月恢复月经，最早的是在产后 8 周，但也有产后 1 年至 1 年半才恢复月经的，甚至在整个哺乳期都不来月经。在产后不哺乳的新妈妈中，约有 91% 在产后 3 个月内恢复月经，一般在产后 6 ~ 8 周，个别人在产后 4 ~ 6 周时就来月经，其恢复排卵时间在产后 30 ~ 40 天。

不宜浓妆艳抹

坐月子期间与孕前相比，新妈妈的皮肤、体姿、体态都会发生变化，面容疲惫，有色素斑，这客观上影响了容貌美。这时新妈妈既不能不修边幅，也不要用浓妆艳抹来修饰。

新妈妈体质虚弱，皮肤功能与产前相比有较大改变，通透性增加，对化妆品的吸收性也会增加，这就增加了潜在中毒的危险性。不管是天然化妆品还是合成化妆品，其中的脂、酸、醇等成分，都可能会通过皮肤渗透到血液里进入体内。如健肤水、紧肤水、清洗剂中含有酒精；指甲油含硝化纤维、丙酮、乙酯、丁酯等多种化学增塑剂、染料；染发剂、烫发剂含有醛类香精；化妆品基本都有防腐剂。可以说化妆品大都有一定毒性，在使用遮瑕霜、粉底时还形成遮盖层，不利于皮肤排汗。所以，这些都会干扰产后恢复，影响健美和健康。

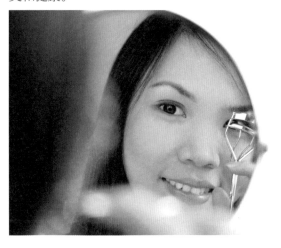

毒性物质会通过乳汁和密切的母婴接触传递给宝宝，影响宝宝的健康生长，有时还会造成宝宝过敏。宝宝的解毒能力和身体耐受性远比成人低，所以危害性会更大。

此外，妈妈的气味对宝宝影响特别大，宝宝出生 50 个小时后，就会对各种气味做出生理上的反应，绝大多数宝宝能将其头部准确地转向有自己母亲气味的地方，并能唤起愉快的情绪，增进食欲。如果将需要哺乳的宝宝放在陌生女人怀里就会表现出不愉快、哭闹，甚至拒绝哺乳。新妈妈如果浓妆艳抹，浓郁的化妆品香味和各种挥发性物质就会掩盖了自己原来的气味，会干扰宝宝，从而影响哺乳。

当然，产后必要的皮肤护理是可以的，但不宜浓妆艳抹。确实需要化妆时，接触宝宝前一定要彻底卸妆。

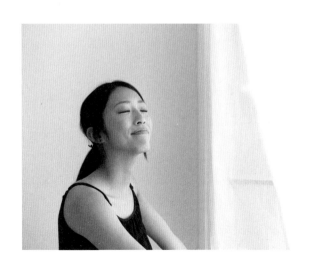

坐月子不宜捂着

民间有一种传统的坐月子习俗——捂月子，不管天气多么炎热也门窗紧闭，产妇穿戴严严实实，其实这对新妈妈的健康十分不利。

紧闭门窗，空气不流通，室内二氧化碳积聚，氧气相对减少，会使新妈妈和宝宝缺氧。同时，空气不畅通的室内细菌容易生长繁殖，使本来虚弱的新妈妈更容易感染其他疾病。尤其是在夏季，天气炎热，应该打开门窗，通风透光，保持室内空气新鲜；就是在冬季，也要在日光充足天气暖和的时候，打开窗子，适当通风换气。

空气新鲜能使新妈妈心情舒畅，有利于身体的恢复。新妈妈夏天穿着应轻薄，吃温热的饭菜。多喝些消暑清热的饮料，如绿豆汤、菊花茶等，这样有利于预防新妈妈中暑，也可使宝宝少生疖子、痱子。但要注意，在开窗时不要让风直接吹着新妈妈，以免着凉感冒。如果能用换气扇或排风扇更好。

冬季通风时应给新妈妈和宝宝盖好棉被，有条件的可以让新妈妈抱宝宝到另一房间休息，通风换气后再回到居室。还要避免室内过于干燥。温馨舒适的休养环境，能使新妈妈精神愉快，母婴健康。

饮食调养

补充维生素 C、维生素 E

手术后的伤口愈合需要依靠胶原蛋白来填充，而胶原纤维的形成需要维生素 E 和维生素 C 的帮助。维生素 E 可以维持生殖功能、促进伤口愈合。维生素 C 和维生素 E 合用，二者相辅相成，增强作用。

由于新妈妈还处在哺乳期，乳汁的质量对宝宝的身体有着直接影响，所以补充维生素还是食补为好。富含维生素 C 的食物有青菜、菠菜、橙子、红枣、猕猴桃、山楂、草莓、桂圆、荔枝、柑橘、柚子等。富含维生素 E 的食品有谷类、绿叶蔬菜、蛋黄、坚果类、肉及乳制品等。肉皮所含的胶原蛋白十分丰富，也有助于伤口愈合，可以适当多吃。

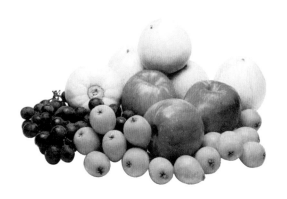

适量增加铁元素的摄取

由于新妈妈分娩后体内失血较多，气血亏损，体质虚弱，极有可能出现贫血。因此，新妈妈膳食调理需要补充各种营养素，尤其要注意补充铁元素，以促进机体营养素的平衡，从而确保身体早日康复。

一般普通的女性每日需要铁 20 毫克，孕期及哺乳期则每日需要铁 25~35 毫克。一般膳食每日供给铁 15 毫克左右，但只能吸收其中的 1/10，其余均来自代谢红细胞中铁的再利用。新妈妈补充铁元素的最佳方法，还是饮食。尽量进食含铁量多、吸收率高的食物，如猪肝、瘦肉、大豆制品、黑木耳、海带等。杂粮中小米、玉米、高粱面粉等的含铁量及吸收率都比大米高；深色绿叶或黄红色蔬菜如菠菜、油菜、芹菜含铁量都不低，如果与瘦肉同食，可以促进吸收。但如果新妈妈已经患有缺铁性贫血，则需要遵照医嘱服用补铁剂。

不要忘记补充钙元素

哺乳期宝宝的营养都是从妈妈的乳汁中汲取，有数据显示，新妈妈如果每日泌乳 800 毫升，就要失去 300 毫克左右的钙，由此可见产后妈妈钙流失的速度。而且，新妈妈本来就在生产时消耗了大量体力，哺乳期又特别容易出汗，再加上照料宝宝很辛苦，常常晚上睡不好觉，这些都会影响新妈妈的身体恢复。因此，新妈妈产后就更需要有意识地补钙，以增强体质，提高泌乳量。新妈妈每天最好能保证摄入 1200 毫克钙。新妈妈可以多吃些富含钙质的食物，如牛奶、奶酪、海带、紫菜、虾皮、芝麻、豆制品等，还可以在医生的指导下服用钙剂。

优质蛋白质必不可少

产后坐月子，人们最易联想起麻油鸡、烧酒鸡、鲈鱼汤等补品。这些食物含有丰富的蛋白质，可以加速伤口愈合、帮助新妈妈恢复体力。

蛋白质有很多不同的来源，除了蛋、禽、肉以外，还有海鲜、奶制品等。新妈妈对于月子里蛋白质的摄入要注意三点：

第一，蛋白质的摄入量要足够。因为新妈妈哺乳需要摄入充足的蛋白质，一般每天要摄入 90 ~ 95 克蛋白质。

第二，蛋白质应该是优质的。一般来说，鱼虾类蛋白质比肉类要好，肉类白肉比红肉好。

第三，蛋白质摄入要均衡，不要只选择一种食物吃。除了优质动物蛋白质，如鸡、鱼、瘦肉、动物肝等，还可以适量饮用牛奶，多吃豆类及豆制品。事实上，只要方法正确，不管新妈妈是吃荤或是吃素，一样可得到均衡的营养，摄取到足量的蛋白质。

需要注意的是，蛋白质的摄取也不可过量，不然会加重肝肾负担，还易造成肥胖，反而对新妈妈的身体不利。

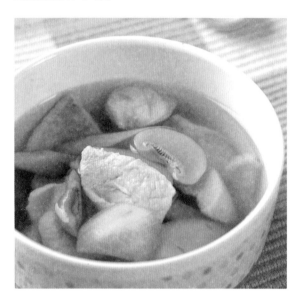

淡化疤痕的饮食方案

剖宫产半年之内是防止疤痕产生的重要阶段，所以新妈妈一定要注意自己的饮食。总体来说，宜多吃一些富含维生素 C、维生素 E 及必需氨基酸的食物，如水果、鸡蛋、瘦肉、肉皮等。因为这些食物能够促进血液循环，改善皮肤代谢功能。切忌吃辣椒、葱、蒜等刺激性食物。一些慢性疾病，如营养不良、贫血、糖尿病等都不利于伤口愈合，却利于疤痕的产生，要积极治疗。

（1）不要偏食。偏食容易导致身体摄入的营养不平衡，不利于疤痕的消退。

（2）不要吃太多或吃太少。吃太多易损伤脾胃，吃太少则营养不良，导致正气亏虚，邪气泛滥。

（3）不要乱吃。如果你是疤痕体质，且疤痕部位伴有瘙痒、疼痛、增生或挛缩变形的症状，饮食上就要特别注意。油炸食物、肥腻食物、辛辣食物最好都不要吃，这些食物会影响脾胃功能，还会增加血流量，这就给疤痕的恶化创造了条件。

（4）补水。不管什么体质，水是一定要充分保证的，它是最好的营养，是最廉价的排毒剂。

·孕产小护士· 什么是疤痕体质？

有一种皮肤很容易留下疤痕，医学书上称这种皮肤为疤痕体质。疤痕体质的人在人群中比例极小，是人体的皮肤组织受到外界各种创伤之后，伤口愈合之处的皮肤纤维结缔组织大量增生，而形成坚硬的、呈不规则形状的条块，并常伴有疤痕瘙痒、疼痛等临床症状。其表现为伤口愈合后，表面疤痕呈持续性增大，不但影响外观，而且局部疼痛、红肿。疤痕体质的人平时一定要注意，尽量不受外伤、不做整形手术等，受伤后也要及时去医院处理。

坐月子也要适当吃盐

在民间流传着一种说法，说月子里的新妈妈哺乳要忌盐，因为新妈妈吃盐，宝宝会得尿布疹。这样一来，新妈妈的膳食中不加盐，使得新妈妈没了胃口，食欲缺乏，营养缺乏。盐中含钠，钠是人体必需物质，如果人体缺钠就会出现低血压、头昏眼花、恶心、呕吐、无食欲、乏力等症状，不但影响体内电解质的平衡，而且对宝宝的身体发育也不利。所以，月子里的新妈妈不能忌食盐。

成人每人每天需盐量为6克，这些盐食用后在消化道全部吸收，在20分钟内即可迅速传至乳汁，直接影响乳汁的含钠量。新妈妈食用食盐要根据情况来定。如果摄入食盐过多，会加重肾脏负担，也会使血压上升。如果新妈妈水肿明显，产后最初几天以少放盐为宜。

鸡蛋并非多多益善

有的新妈妈为了加强营养，分娩后和坐月子期间，常以多吃鸡蛋来滋补身体的亏损，甚至把鸡蛋当成主食来吃。鸡蛋并非吃得越多越好，吃鸡蛋过多也是有害的。

医学研究表明，分娩后数小时内，最好不要吃鸡蛋。因为在分娩过程中，体力消耗大，出汗多，体液不足，消化能力也随之下降。如果分娩后立即吃鸡蛋，会难以消化，增加胃肠负担。分娩后数小时内，应吃半流质或流质食物为宜。在整个产褥期间，根据孕、产妇营养标准规定，每天需要蛋白质 100 克左右，因此每天吃鸡蛋 2～3 个就足够了。研究还表明，新妈妈或普通人每天吃十几个鸡蛋与每天吃 3 个鸡蛋身体所吸收的营养是一样的，吃多了反而带来坏处，增加胃肠负担，甚至引起胃病。

月子里不能不吃水果

新妈妈坐月子不宜吃生冷食物，而有的新妈妈连水果都不敢吃。其实这种做法是不对的。

我们知道，月子期的营养与新妈妈的身体健康及宝宝的哺乳关系密切。新妈妈身体丢失一部分血液，需要及时补充；生殖器官发生损伤，需

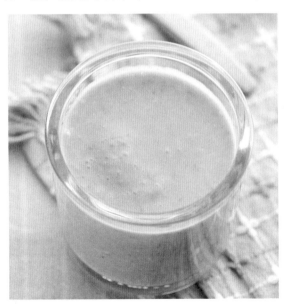

要修复；宝宝的生长发育，需要大量母乳的分泌。根据这些生理特点，新妈妈在产褥期除多吃些肉、蛋、鱼等食品外，还要多吃一些蔬菜、水果。

水果中含有人体必需的多种维生素和丰富的膳食纤维，它可以帮助新妈妈增加食欲，帮助消化，对缓解产后便秘有一定的作用。尤其是在炎热的夏天，新妈妈出汗多，吃适量的水果能帮助新妈妈补充散失的水分，避免产褥中暑。

新妈妈最好吃新鲜的水果，不要吃过凉的水果，如刚从冰箱拿出来的水果要放在室温里过一会儿再吃；吃水果时要注意清洁，应清洗干净或去皮后再吃，以免发生腹泻；吃完水果后，要及时漱口，以防止牙齿腐蚀。

运动保健

产后活动须谨慎

剖宫产的新妈妈在选择产后运动项目的时候，需要考虑手术后的身体状况。虽然产后运动项目与顺产的新妈妈相去不远，但产后运动进行的程度与时间与顺产的新妈妈不同。

剖宫产的新妈妈要注意，在产后最初 3 周内应避免粗重的工作，且需要充分休息。因为极度的疲倦将影响伤口愈合，并使新妈妈产生延迟性产后出血，使产后感染的可能性增大。在 3 周内适当活动及做产后健身操可以帮助新妈妈提早恢

复肌力，有利排尿、排便，增强腹肌和盆底肌肉的功能，避免腹壁过度松弛，加速恶露排出。

运动宜循序渐进

如果锻炼强度过大、速度过快，反而会影响到新妈妈身体的健康。产后1周如果新妈妈伤口恢复较好，可以进行简单的健身操，但锻炼时间不宜过长。运动量也不可过大，要注意循序渐进，逐渐增加运动量，活动范围也可逐渐由室内转向室外。在术后6~8周的时候，新妈妈就能够开始做一些中度运动量的活动了，如做锻炼腹肌的运动。但一定要得到医生许可才可以进行，想要恢复到原来的身体状况可能需要几个月的时间。所以，新妈妈千万不可心急，盲目加大运动量和运动强度只会对身体造成伤害。

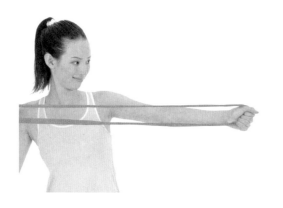

瘦肚腩的时机与动作

❀ 瘦肚腩的时机

尽管剖宫产后减肥已经被早早地提上日程，但剖宫产后减肥也是需要看时机的。新妈妈产后先不要忙着减肥，否则会伤害到身体。

减肥无非是通过两种手段——控制饮食和加强锻炼，这都不适合刚分娩的新妈妈。新妈妈本身比较虚弱，控制饮食容易导致营养不良，造成贫血等严重后果；而过早运动则容易使没有归位的脏器出现下垂现象，所以在月子期间不要减肥，只要控制体重不再增长即可，比如少吃高糖食物、少量多餐、不吃过饱等。

产后6周以后，新妈妈可以根据自身情况酌情开始减肥；3个月或待身体脏器、韧带完全恢复后，就可以进行正常的减肥训练。所以，产后新妈妈瘦肚腩，需要等到身体恢复后才能进行，千万不要为了产后迅速恢复身材拿自己的生命健康开玩笑。

❀ 瘦肚腩的运动

❶ 仰卧在床上，两膝关节弯曲，两脚掌平放在床上，两手放在腹部，进行深呼吸运动，肚子一鼓一收。

❷ 仰卧在床上，两手抱住后脑勺，胸腹稍抬起，两腿伸直上下交替运动，幅度由小到大、由慢到快，每次连续做50次。

❸ 仰卧在床上，双手抓住床栏，两腿同时向上翘起，膝关节不能弯曲，脚尖要绷直，两腿和身体的角度最好达到90°，翘上去后停一会儿再落下来，如此反复，直到腹部酸痛为止。

❹ 站立在床边，两手扶住床，两脚向后撤，身体呈一条直线，两前臂弯曲，身体向下压，停3秒左右，两前臂伸直，身体向上起，反复做

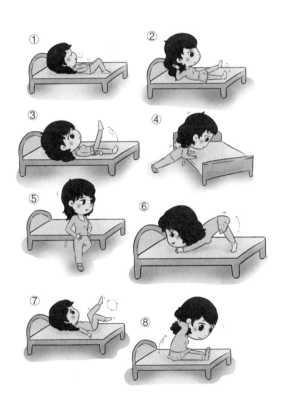

① ② ③ ④ ⑤ ⑥ ⑦ ⑧

产后瘦腹饮食秘诀

（1）上腹脂肪较多型饮食对策：主要是新妈妈喜欢吃甜品造成，可以天然糖代替精制糖，例如用蜂蜜取代奶糖，逐步将口味改变，达到减腹效果。还可以多吃豆类和瓜果类食物，但不要吃高糖水果。

（2）下腹赘肉型饮食对策：增加乳酸菌和纤维素的摄取量，能改善便秘问题，加速胃肠活动功能。另外，少盐防腹胀，摄取过量盐分是造成体内积水的重要因素。

（3）水桶腰型饮食对策：主要是贪吃造成。从现在开始多吃蔬菜，减少食量，每餐细嚼慢咽，可以在主食之前先吃一盘生菜沙拉，既饱腹又不会长肉。而且要尽量戒食煎、炸、油腻食品，多吃蒸煮的食物。

10次。

❺ 一条腿站立在地上，支撑整个身体，另一条腿弯曲抬起，用支撑身体的那条腿连续蹦跳，每次20下，两条腿交替进行，直到腿酸痛为止。

❻ 两手放在身体的两侧，用手支撑住床，两膝关节弯曲，两脚掌蹬住床，臀部尽量向上抬，抬起后停止4秒，然后落下，休息一会儿再抬。

❼ 手放在身体两侧，两腿尽量向上翘，翘起来像蹬自行车一样两脚轮流蹬，累了就停下来休息一会儿，然后继续进行。

❽ 仰卧起坐也是极好的锻炼腹部肌肉的运动。平躺，两手掌交叉托住脑后，用腰部及腹部力量坐起，用肘部碰脚面两下后再慢慢躺下，重复做 5 ~ 10 次，待体力增强可增至 15~20 次。

产后美胸瘦身操

（1）两脚开立，两臂曲肘侧举，手指放松至 肩

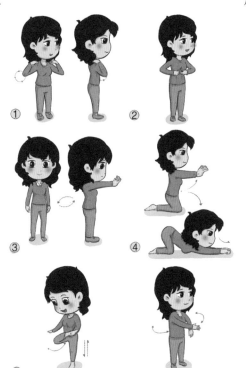

前，然后两臂沿肩肘向前挺举，两肘向前、向上、向后绕环，绕至开始姿势，重复练习 10 次。

（2）直立，两腿并拢，双手按在胸下部两侧，憋气，用力压乳房两侧，然后两手臂向上举，重复练习 10 次。

（3）两脚开立，与肩同宽，成直立姿势，张口深呼吸，同时手臂沿身侧提至胸前平举，肩臂后展，挺胸，掌心向上，然后还原成直立姿势，重复练习 5 ~ 10 次。

（4）膝着地，手掌向前着地，手指向内，身躯正直下降，然后再推起，重复练习 6 ~ 8 次。

（5）右脚支撑，右手握住左脚后向右上方提起，上体尽量舒展，左右交换做 5 次。

（6）直立做两手臂快速交叉运动，也可手握哑铃等器械练习，交叉扩张为 1 次，练习 5 ~ 10 次。

产后瘦腿操

（1）平躺于床上，手臂自然放于体侧。双腿伸直，然后匀速将双脚脚尖向外伸平，然后再向内钩回。重复 10 次。

（2）平躺于床上，双腿并拢，屈膝成 90 度角。动作时将左小腿向上踢出，至膝盖绷直，缓慢回到原位。换右侧腿重复。重复 10 次。

（3）俯卧于床上，双腿并拢，腿伸直。动作时屈左膝，将脚跟尽量向臀部靠近，缓慢回到

原位。换右侧腿重复，重复 10 次。

（4）侧卧在垫子上，上面腿伸直，下面腿弯曲。慢慢抬起上面腿到最高点（抬起高度可以逐渐增加），再缓慢降低至起始姿态。重复 10 次。

（5）侧卧在垫子上，上面腿弯曲，脚在体前着地，下面腿伸直。动作时慢慢抬起下面腿到最高点（抬起高度可以逐渐增加），再缓慢降低至起始姿态。重复 10 次。

（6）平躺于床上，双腿伸直。动作时将左腿向上抬起，至约 45 度角，缓慢回到原位。换右腿重复，重复 10 次。

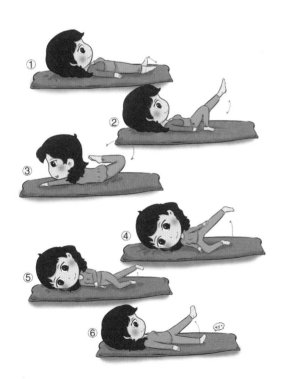

心理健康

乐观面对产后疼痛

剖宫产与顺产最大的区别是，顺产是先苦后甜，剖宫产是先甜后苦。在分娩过程中，剖宫产是没有疼痛的，但分娩后，麻醉药消退之后，新妈妈就会感觉到痛苦。而伤口愈合过程中有时也是疼痛难忍，打个喷嚏都会加剧。有的新妈妈因为无法忍受这种疼痛而整日活在痛苦郁闷中，这种情绪对新妈妈来说有害无益。这时候新妈妈应该学会苦中作乐，微笑面对，要相信疼痛只是一时的，迟早会过去，不要将过多的心思放到伤口的疼痛上，多关注宝宝，宝宝会让你觉得付出的一切都是值得的。

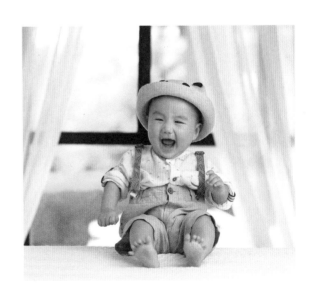

不要为疤痕自卑

现在的医疗技术发达，很多准妈妈因为害怕疼痛或因为疾病而选择剖宫产来进行生产。剖宫产的生产方式虽然能够让新妈妈免受自然分娩生产的痛苦，但却会在新妈妈的身体上留下难看的疤痕，这对天性爱美的新妈妈来说是最难忍受的事情，常常会为此自卑。尤其对自己的身材严重失去信心，彻底告别露脐装，夏天远离比基尼……

请不要为了身体上的疤痕而自卑，这是母爱的象征，没有必要为此而羞于见人。当然，新妈妈也应该积极地寻找解决之法，找专业医师听取他们的意见，不要误信广告。现在许多去疤痕产品其实并没有什么大的作用。而决定剖宫产的新妈妈最好在产前就开始预防疤痕，要注意锻炼和饮食，注意补充维生素 C、维生素 E 和蛋白质。

别担心宝宝的健康

一些新妈妈总担心宝宝生病，特别是看有关宝宝受伤之类的新闻，就担心自己的宝宝会不会出现这样或那样的问题，这种长期的担心可能会导致新妈妈患上焦虑症。

事实上，许多新妈妈在育儿的最初一段时间内，都会出现不安和焦虑的情绪。对于长期处于焦虑状态的新妈妈来说，很可能是受到潜在的"就怕万一"的心理影响。当遇到一些陌生问题时，她们会不由自主地顺着事情的负面情况虚构一些情景吓唬自己。有焦虑情绪的新妈妈，要调整心态，遇到问题，不能总从最坏的方面想。

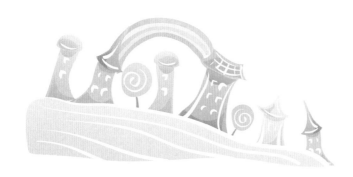

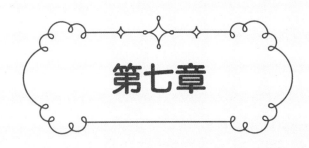

第七章

孕产期常见疾病防治攻略

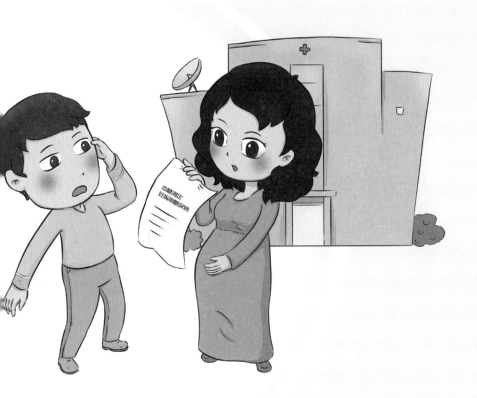

孕早期

孕吐

　　妊娠呕吐通常发生在早晨，因此又叫"晨吐"，指的是准妈妈受孕后 40 天至 3 个月内出现的以食欲不振、恶心呕吐、偏食挑食、发困乏力、头晕倦怠为主要症状的孕期病症，一般会在妊娠 12 周内自行消失。但有少数的准妈妈早孕反应特别严重，恶心呕吐频繁，甚至不能进食，严重影响身体健康。

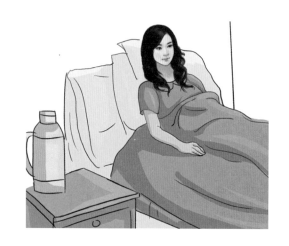

✺ 治疗方法

　　❶ 准妈妈的情绪要保持安定与舒畅，这会在很大程度上缓解孕吐。

　　❷ 准妈妈的居室尽量布置得清洁、安静、舒适。

　　❸ 避免异味的刺激。呕吐后应立即清除呕吐物，以避免恶性刺激，并用温开水漱口，保持口腔清洁。

　　❹ 注意饮食卫生，饮食宜营养丰富且易消化，并可采取少食多餐的方法。

　　❺ 为防止脱水，应保持每天的水分摄入量，平时宜多吃一些水分多的水果，如西瓜、梨、甘蔗等。

　　❻ 准妈妈如果呕吐严重，应该卧床休息。

　　❼ 保持大便通畅。

　　❽ 呕吐剧烈者，可在饮食前口中含生姜 1 片，以达到暂时止吐的目的。

　　❾ 有以下情况时需要及时去医院就诊：呕吐没有减轻的迹象；小便颜色加深，次数增多；皮肤干燥，眼窝凹陷；感觉身体越来越疲倦，甚至虚弱；超过 24 小时无法进食或喝水。

　　❿ 准妈妈不要自行购买止吐药，因为可能不安全，或对胎宝宝有害。

先兆流产

妊娠不足 28 周，胎宝宝体重不足 1000 克而终止妊娠称为流产。根据流产发生的时间不同，可以分为早期流产和晚期流产。在怀孕 12 周以前发生的流产称为早期流产，在怀孕 12 周以后发生的流产称为晚期流产。早期流产比较多见。早期流产先有阴道出血，后有腹痛，这是因为胚胎剥落出血，当全部剥落后，子宫开始强力收缩，从而产生腹痛。晚期流产是先有子宫收缩引起腹痛，然后胚胎剥落引起阴道流血现象。

根据患者就诊时的情况，又可分为先兆流产、难免流产、不全流产、完全流产、过期流产、习惯性流产及感染性流产。先兆流产是指在怀孕 28 周以前出现的阴道少量出血，时有时无，伴有轻微下腹痛和腰酸症状，但不一定会流产，可能经过适当治疗后还可以继续怀孕。

先兆流产的主要表现为，怀孕后阴道有少量出血，根据流血量和积聚在阴道内的时间不同，颜色可分为鲜红色、粉红色或深褐色。有时伴有轻微下腹痛，或下坠感、腰酸腹胀。从民间传统说法上讲，先兆流产的主要依据就是"见红"。中医称先兆流产为胎漏，一般在怀孕 3 个月以后，胎宝宝已成形而坠者，则称"小产"。

先兆流产经休息及治疗后，如果流血停止及下腹痛消失，妊娠可以继续，如果阴道流血量增多或下腹痛加剧，可发展为难免流产。有半数左右的先兆流产孕妇会难免流产。连续自然流产 3 次或 3 次以上者，就是习惯性流产。

❀ 治疗方法

导致先兆流产的原因很多，如受精卵异常、内分泌失调、胎盘功能失常、血型不合、母体全身性疾病、过度精神刺激、生殖器官异常及炎症、外伤等。

❶ 排除宫外孕。宫外孕在早期没有自觉症状，所以如果自测已经怀孕，不要忘了再去医院用 B 超进行确认。通过 B 超可以准确地看出胚胎在哪里植入，可以很方便地看出是否是宫外孕，避免出血危险。宫外孕的表现与先兆流产相似，都是有阴道出血和腹痛，所以如果有腹痛及出血症状应立即去医院诊治。

❷ 是否保胎。准妈妈发现自己有先兆流产的迹象应尽快到医院检查，如果仅是因过度疲劳、体力劳动、腹部外伤等人为原因引起，经过医生诊断胚胎发育健康，就可以在医生的指导下进行保胎治疗。如果阴道出血量多于月经量，或其他诊断查明胎儿已经死亡或难免流产，应尽早终止妊娠，防止出血及感染。如果不是人为原因出现了流产征兆，不建议保胎。因为这极有可能是胚胎异常，人体有排斥现象，会自然地将异常的胚胎排掉，这种流产是一种生物自然淘汰机制。

❸ 保胎方法。如果出现先兆流产，准妈妈应

该注意休息，减少活动，禁止性生活，避免不必要的阴道检查，减少对子宫的刺激，同时避免过分的精神紧张，否则会引起流产。在流血停止后，最好休息两星期后再恢复工作。这种先兆流产治疗方法适用于先兆流产症状比较轻的准妈妈。药物保胎最常用的是孕激素，但孕激素仅适用于因为准妈妈孕激素分泌不足而引起的先兆流产，所以不能滥用。

如何预防先兆流产

① 注意劳逸结合，保持心情愉悦。这是预防先兆流产的重点，另外不要做过重的体力劳动，尤其是增加腹压的负重劳动，如提水、搬重物等。

② 孕前 3 个月禁止性生活。性生活时腹部受到挤压，同时宫颈受到的刺激也会诱发宫缩，所以在怀孕前 3 个月内应禁止性生活。

③ 注意生殖系统炎症。生殖系统炎症也是诱发流产的原因之一，保持外阴清洁尤为重要。如果发生阴道炎症，应立即去医院诊治。

感冒

感冒是常见病和多发病，对准妈妈来说，在怀孕的前 3 个月，由于体内激素的变化很容易患上感冒。

治疗方法

① 轻度感冒。感冒初期，喉头又痒又痛时，立即用浓盐水每隔 10 分钟漱口、清洁咽喉，10 次左右即可见效；喝点葱白汤可减轻鼻塞、流涕等症状，对清除呼吸道病毒有较好效果，还可增强人体抵抗力；在鸡汤中加一些胡椒、生姜等调味品，或下面条吃，都可辅助治疗感冒；在保温杯内倒入 42℃ 左右的热水，将口、鼻部置入茶杯口内，不断吸入热蒸汽，每日 3 次；咳嗽时，可以将一只鸡蛋打匀，加入少量白砂糖及生姜汁，用半杯开水冲服，2 ～ 3 次即可止咳；服用板蓝根冲剂等纯中成药制剂，同时多喝开水，注意休息，并补充维生素 C，感冒多数很快便会痊愈。

② 重度感冒。伴有咳嗽、高热可以选用安全的药物止咳和退热。同时，可以用物理方法来帮助准妈妈退热。抗生素类药物可选用青霉素类药，忌用诺氟沙星、链霉素、庆大霉素等。当然，

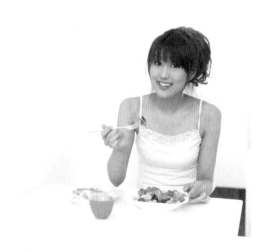

所有的药物都应当由医生开处方，千万不要自己随意服药。

一些准妈妈感冒的时候可能会伴有高烧的情况，如果是在排卵后两周以内，用药不会对胎宝宝造成影响；如果是在排卵期后两周以上，由于此时胎宝宝的中枢神经已经开始发育，持续的高烧可能对胎宝宝造成影响，需要与医生和家人共同商讨是否继续本次妊娠。

需要提醒的是，如果准妈妈发烧超过 39℃ 或久咳不愈，都必须去医院检查治疗，否则会影响胎宝宝的生长发育。

✹ 如何预防感冒

准妈妈怕冷怕热，所以很容易感冒，尤其是孕期前 3 个月内是胎宝宝的神经敏感期，绝大多数药物不能服用。因此，准妈妈要做好预防工作。具体措施有：白天衣服尽量比别人多穿一件，切勿着凉；没有流太多汗不要随便脱衣服，很热的话，可以在通风好的地方休息一会儿，平时多喝水；晚上睡觉的时候，床边一定要放件厚衣服，因为怀孕前 3 个月准妈妈开始小便频繁，经常要半夜起来上厕所，这样很容易感冒。怀孕后，准妈妈经常会觉得浑身发热，免不了经常踢被子，这时可以盖稍薄点的被子，以不冷为宜，这样可以降低因踢被子而引发感冒的可能。

另外，准妈妈每晚宜用热水泡脚 15 分钟，水量要没过脚面；保持室内清洁，多开窗通风换气；适当锻炼，以提高身体免疫力；少去人多的地方，以免感染感冒病毒，这些方法都有助于准妈妈预防感冒。

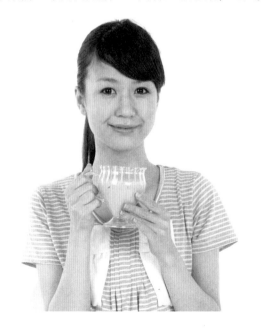

宫外孕

正常情况下，受精卵会由输卵管迁移到子宫腔，然后安家落户，慢慢发育成胎儿。但由于一些原因，受精卵在迁移的过程中出了岔子，没有到达子宫，而是在别的地方停留下来，这就成了宫外孕，医学上又称为异位妊娠。90% 以上的宫外孕发生在输卵管，这样的受精卵不仅不能发育成正常胎儿，还会像定时炸弹一样危险。

宫外孕可归纳为三大典型症状：停经，腹痛，阴道出血。

（1）停经：多数停经6~8周，还会有厌食、恶心等早孕反应。

（2）腹痛：下腹坠痛，有排便感，有时腹痛剧烈，伴有冷汗淋漓。腹痛是宫外孕就诊时最主要的症状。

（3）阴道出血：一般会有不超过月经量的阴道流血发生，但淋漓不尽。这是因为腹中的胚胎已经死亡，所以常有不规则阴道出血，色深褐，量少。

（4）晕厥与休克：严重时会出现面色苍白、出冷汗、四肢发冷等症状。由于腹腔内急性出血，可引起血容量减少及剧烈腹痛，轻者常有晕厥，重者出现休克。

如果发现上述症状应立即去医院诊治，以免耽误抢救时机。

✺ 治疗方法

医生会根据宫外孕发生的不同阶段，采取不同的治疗方式：

❶ 如果宫外孕发现及时，孕囊还没长大，可以采用药物注射保守治疗，杀死宫外妊娠的胚胎，等到身体慢慢吸收就好。

❷ 如果发现宫外孕时孕囊已经有些大了，可以采取腹腔镜微创术，取出胚胎。微创术伤口小，对输卵管有轻微伤害。

❸ 如果发现宫外孕时胚胎已经很大，出现了腹痛、大出血等症状，则必须采取手术治疗。

✺ 哪些准妈妈要警惕宫外孕

❶ 患过盆腔炎、慢性输卵管炎的准妈妈。这是最常见的干扰受精卵正常运输的因素，是输卵管妊娠的常见和主要病因。

❷ 患有阑尾炎穿孔的准妈妈。阑尾炎穿孔，可累及输卵管，容易损害、阻塞输卵管，所以阑尾炎穿孔也是宫外孕的另一高危因素。

❸ 做过盆腔手术的准妈妈。随着手术次数增多，宫外孕的危险性亦明显增加。

❹ 有过宫外孕病史的准妈妈。宫外孕治疗时保留输卵管者，再发生宫外孕的比例也高。

❺ 有过人工流产的准妈妈。人流次数越多，宫外孕的危险越大。

❻ 吸烟的准妈妈。尼古丁可以干扰准妈妈输卵管的正常生理功能，不仅会阻碍受精卵顺利进入子宫腔，还会增加准妈妈患盆腔炎等疾病的风险。

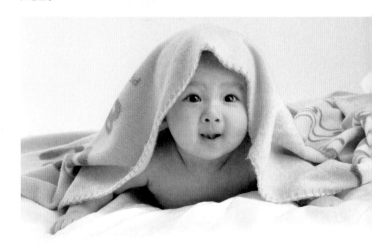

✸ 如何预防宫外孕

① 如果患有子宫内膜异位症、输卵管结核、子宫肌瘤等疾病，一定要在治疗后再考虑怀孕。

② 注意个人卫生，防止生殖系统感染。

③ 有早孕反应时，应及时去医院检查，以鉴别是否是宫外孕。

④ 抵抗力低时，尽量少去公共场所，注意保暖，预防感冒。

⑤ 减少使用专门的阴部洗液的次数，因为它容易破坏阴道正常菌群，更容易引起感染。

胃灼热

胃灼热是胸腔及上腹中央发生的一种烧灼痛，有时还会伴有口腔异味或嗳气等现象。准妈妈胃灼热是激素变化间接引起的，有些准妈妈整个孕期都有胃灼热的情况，在孕晚期变得严重。一般在分娩后就会消失。当然，怀孕之前就有胃炎、胃溃疡等胃病的准妈妈要去医院检查，请医生给出治疗方案。

✸ 治疗方法

① 尽量少食多餐，使胃部不要过度膨胀，即可减少胃酸的逆流。

② 不吃大量流质食物，不在饭后立即躺下。流质食物容易反流，所以少吃为好。另外，饭后站立或走动至少半小时，可以加快食物通过胃部的速度，能够减轻胃的负担。

③ 躺下后，以手抱膝向右侧卧，这样可以把扩张的子宫拉离胃部，使食物顺利通过肠道。

④ 避免食用高脂肪、油炸或辛辣食物。辛辣食物本身具有刺激性，而高脂肪和油炸食物不容易消化，因而在胃里的时间较长，容易引起胃灼热。

⑤ 饭前喝些牛奶。牛奶会在胃里形成一层保护膜，保护胃部，减轻刺激，从而有效减轻胃灼热。

⑥ 慎服胃药，应该在医生的指导下服药。

⑦ 不喝浓茶、咖啡，它们会使食道括约肌松弛，并加剧胃酸的反流。

⑧ 多吃富含胡萝卜素的蔬菜和富含维生素C的水果，如胡萝卜、甘蓝、红椒、青椒、猕猴桃、樱桃等。此外，也要多吃一些富含锌的食物，如牡蛎、牛肉、鸡肉、贝类、花生、谷物等。

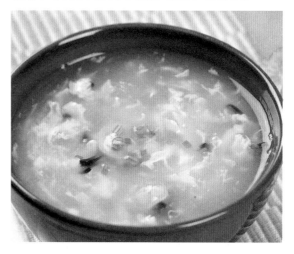

孕中期

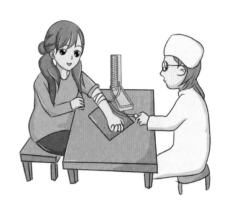

便秘

很多准妈妈怀孕后，特殊的身体状况使得便秘"乘虚而入"。由于担心胎宝宝的安全，准妈妈一般不敢随意用药，以致排便成了令准妈妈痛苦不堪的事情。

❀ 治疗方法

❶ 养成定时排便的好习惯，晨起、早餐后或晚上睡觉前，不管有没有便意，都应按时去厕所，久而久之就会养成按时排便的好习惯。

❷ 要注意调理好膳食，多吃一些富含纤维素的绿叶蔬菜和水果。粗纤维有刺激消化液分泌、促进肠蠕动、缩短食物在消化道通过的时间等作用。膳食纤维在肠道内吸收水分，使粪便松软，容易排出。

❸ 适当进行一些轻量活动，以促进肠蠕动，缩短食物通过肠道的时间，并能增加排便量。

❹ 可以在每天早晨空腹饮一杯温开水，这也是刺激肠蠕动的好方法，有助于排便。

❺ 蜂蜜有润肠通便的作用，可调水冲服。

❻ 不要随便用药，最好咨询医生。准妈妈治疗便秘不能用药效猛烈的泻药，如蓖麻油、番泻叶等，这类泻药会引起子宫收缩，严重时甚至会造成流产。可以使用乳果糖等渗透性导泻药，这类导泻药可以通过改变渗透压，使肠腔内水分聚集增多，从而促使肠道扩张、蠕动加快而排便，不良反应较少，比较安全。但泻药只能偶尔使用，不能过分依赖。而且，准妈妈无论服用哪种泻药，都应在医生指导下进行。

腹泻

由于怀孕期间，准妈妈发生一系列的生理变化，消化功能减弱，因此稍有不慎就容易引起腹泻。腹泻对于准妈妈来说，除了会影响对营养物质的消化吸收外，剧烈的腹泻还会引发子宫收缩易导致流产或早产。因此，准妈妈对腹泻必须引起重视。

✹ 治疗方法

发生腹泻时，准妈妈要给予重视，及时治疗。准妈妈腹泻后应及时适当地补充水分，多喝粥、汤水类的液体食物，补足准妈妈体内因腹泻丢失的水分和电解质，尤其是钾离子；同时也要吃点好消化的主食，增强热量和体能；不要乱吃药，要在医生的指导下服药。

✹ 如何预防腹泻

准妈妈平时要留心在什么样的情况下，吃了什么东西容易产生腹泻，以后要避免那些容易导致腹泻的因素。另外，冷热食物不要混着吃，吃完热食，间隔 1 小时再吃冷食。还有，不要让肚子着凉，不要吃容易过敏的食物，要注意饮食的清洁卫生。如果准妈妈正在补充铁剂，要记住只在饭后服用，因为空腹服用铁剂容易导致腹泻。

水肿

多数准妈妈在怀孕中晚期都会出现不同程度的水肿，让原本就不太灵便的身体行动起来更加吃力。怀孕期水肿是由于下肢静脉受压，血液回流受阻，血管内的液体成分渗出血管，积聚在组织间隙中造成的。另外，准妈妈如果摄入食盐过多或饮用过多的水，也容易引发水肿。

轻者仅局限在小腿，先是足踝部，随之慢慢向上蔓延，严重的可引起大腿、腹壁或全身浮肿，甚至还会出现腹水及胸水。多数情况下，准妈妈经过休息或抬高下肢后，水肿能自行消退，轻者不需特别处理。但如果腹壁也浮肿，或经过适当休息后仍不能消肿，应及时到医院诊治，切不可麻痹大意。

✹ 治疗方法

❶ 少吃过咸的食物，多吃些冬瓜、西瓜及南瓜等有助消除水肿的食物。冬瓜有止渴利尿的功效，适当食用，可以减轻准妈妈的下肢水肿。另外，南瓜的营养十分丰富，不但可以防治妊娠水肿，还能促进胎宝宝的脑细胞发育。

❷ 饮食应以清淡为主，少食多餐，但必须减少富含盐分、动物性脂肪及太多水分的食物。

❸ 准妈妈宜将生活和工作节奏适当放慢，不要过于紧张劳累。要保证充足的休息和睡眠，每餐后休息 30 分钟，下午休息两小时，每晚应睡 9 ~ 10 小时。中午没有午休条件的可以在午饭后将腿抬高，放在椅子上，也有利于水肿消退。

❹ 准妈妈最好别穿那种会压迫到脚踝及小腿的过紧的袜子，否则很可能会影响血液的回流。另外，如果准妈妈的身体条件允许，还可以考虑

进行一定量的体育锻炼，比如游泳，就对减轻水肿有很好的效果。

眼睛不适

准妈妈怀孕后，随着激素和血液循环的改变，导致身体某些器官发生一些功能性的改变，比如视野缩小、视力变得模糊，泪腺中的水分容易蒸发而造成眼睛干涩等。那么，准妈妈眼睛不适该怎么办呢？

✹ 治疗方法

❶ 注意用眼卫生。孕期不要佩戴隐形眼镜；用电脑时，眼睛与屏幕的距离保持在 70 厘米以上，屏幕上端在视线下 10 ~ 15 度，屏幕的亮度适宜；连续用眼 50 分钟后，休息 10 分钟，进行眼部放松，如闭目、远眺、转动眼球等。

❷ 房间内放加湿器或身边放一盆水生植物，以增加湿度。

❸ 眼睛干涩时，眨眨眼，或打个哈欠，可以有效缓解眼部不适。千万不要用手揉，以免引起细菌感染。

❹ 多吃胡萝卜、枸杞等对眼睛有益的食物。

❺ 慎用外用药，如眼药水这种低浓度药剂，很可能进入准妈妈体内，对胎宝宝造成不可逆转的毒性作用。因此，使用眼药水前要咨询医生。

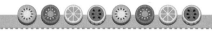

· 孕产小护士 · 哪些准妈妈应该在孕前检查眼睛？

（1）**高度近视准妈妈：**高度近视的女性眼球大、视网膜薄弱，视网膜比较容易产生裂孔，在准备怀孕前最好先到医院做个检查，如果发现视网膜有裂孔的危险性，应处理好后再准备怀孕。已经怀孕的高度近视的准妈妈，应尽量避免眼睛受到剧烈碰撞、震动和挤压，怀孕期间也应该到医院检查，防止视网膜薄弱部位诱发出新的病变。

（2）**糖尿病准妈妈：**糖尿病对全身的影响非常广泛，可以影响到眼睛的各个部位，从角膜开始，可引起眼肌麻痹、白内障、糖尿病性近视眼、糖尿病视网膜病变等。建议有糖尿病的女性在孕前到眼科接受相关检查，必要时甚至应做眼底的造影，以弄清视网膜是否已经发生病变。如果已出现病变，应及时治疗。

鼻出血

孕期由于鼻黏膜较干燥、脆弱，而鼻部血管丰富，此时还有一定的扩张、充血，加上鼻部血管壁较薄，因而很容易发生鼻出血。特别是准妈妈在早晨擤鼻涕时，容易引发鼻出血。如果准妈妈有上火、鼻息肉、急性呼吸道感染、凝血功能障碍等疾病，更容易出现流鼻血。

❀ 治疗方法

❶ 如果发生流鼻血，不要仰头，身体要稍前倾，再将流血一侧的鼻翼推向鼻梁，并保持5～10分钟，即可止血。如果两侧均出血，则捏住两侧鼻翼。同时，可以将流鼻血的鼻孔另一侧的手臂抬高，可以帮助止血。

❷ 建议准妈妈随身携带一些纸巾备用。如果发生鼻出血，将蘸冷水的药棉或纸巾塞入鼻孔内。如果短时间内不能止住流血，则可以在额头上敷一块冷毛巾，并用手轻轻地拍额头，从而减缓血流的速度。

❸ 鼻血止住后，鼻孔中多有凝血块，不要急于弄掉，任其自动剥落，以防止再出血。

❹ 坐在椅子上，将双脚浸泡在热水中，也可以止鼻血。

❺ 如果上述办法仍不能止血，就应该请医生处理。鼻出血时要冷静处理，因为紧张、慌乱会使血压增高而加剧出血。血液如果流到口咽部，一定要吐出来，不要咽下去。

❀ 如何预防鼻出血

❶ 注意饮食结构，少吃辛辣的食物，多吃富含有维生素C、维生素E的食物，如绿色蔬菜、黄瓜、西红柿、苹果、杧果、桃子；以及豆类、蛋类、乳制品等，以巩固血管壁，增强血管的弹性，防止破裂出血的情况发生。

❷ 少做如擤鼻涕、挖鼻孔等动作，避免因损伤鼻黏膜血管而出血。有干鼻涕的时候，可以用纸巾蘸植物油软化后再取出。

❸ 鼻部按摩。每天可以用手轻轻地按摩鼻部和脸部的皮肤１～２次，促进局部的血液循环与营养供应。

头痛

准妈妈怀孕早期头痛可能与激素水平的变化有关，这是正常反应，无须治疗，只要保证充足的睡眠、适当的休息，以及合理的膳食，都可以有效避免头痛发生的概率。到了孕中期，这种头痛会逐渐减轻，因为孕中期的激素逐渐平稳。如果过了孕中期头痛仍没有减轻，就要检查一下其他原因，如是否缺乏睡眠，有无鼻窦阻塞、过敏、视疲劳、心情抑郁等，再进行适当调理，以减轻头痛症状。

❋ 治疗方法

① 在孕中晚期初次出现头痛症状时，即使不是很严重，也要在产检时告诉医生，或干脆做一个全面检查，因为孕中晚期的头痛可能预示着比较严重的问题，如子痫前期。子痫前期如果不及时治疗，严重时会危及母婴安全。如果孕中晚期头痛日趋加重，有时伴有呕吐、胸闷，甚至出现睁眼视物模糊，闭眼金星飞舞，同时下肢浮肿、血压增高、小便中有蛋白，很有可能就是先兆子痫，要及时就诊。

② 头痛的时候，可以在头上敷热毛巾，能有效缓解头痛。也可以在医生的指导下服用一些能迅速缓解疼痛的药物。如果真疼得厉害，而且还伴有眩晕，最好立即去医院诊治。

③ 当头痛的时候，准妈妈可以待在宁静舒适的环境中，喝杯温开水，慢慢地松弛神经，利用深呼吸闭目休息，并且轻揉两边太阳穴按摩头部；转动头部，让颈部放松；慢慢按摩头颅，然后耸耸肩膀。

④ 按摩颈部也有助于暂时减轻疼痛。从头颈之间的肌肉开始按压，经由肩膀，然后再到头部，或洗个热水澡，用热水冲击颈肩部位。

头晕

头晕是怀孕期间经常会发生的状况，身体的循环系统出了任何小问题，都会引起轻微的头晕。

头晕主要原因是脑供血不足。当准妈妈出现低血糖、低血压、高血压、仰卧综合征和生理性贫血时，都会引起头晕目眩。但如果头晕经常发生，应及时就医。

❋ 治疗方法

① 如果是进食少造成的低血糖，出现头晕、心悸、乏力、手颤和出冷汗等症状时，准妈妈要注意三餐的营养，尤其是早餐，可多吃些牛奶、鸡蛋、肉粥等食物，随身携带些饼干、糖块、糖水和水果等方便食品，以便一旦出现上述低血糖症状时立即进食，使头晕等低血糖症状得到及时缓解。如果经常出现头晕，就有患贫血、低血压或高血压、营养不良或心脏病的可能，应及时去医院诊治。

② 如果是因准妈妈姿势忽然有很大调整，如起床、蹲下忽然又站起时造成低血压而感到头晕，准妈妈平常就要小心放慢动作，如慢慢地起床或起身，用多一点的时间完成整个动作。此外，要养成运动的习惯，散散步或进行产前运动，都可以促进血液循环，保持体能，预防低血压。

③ 如果是仰卧或躺卧时间过长，孕期子宫增大阻碍下腔静脉的血液循环而导致脑部供血不足，引起头晕（又叫仰卧综合征），准妈妈应尽量采取坐位，坐累了，则可改为左侧卧位，或在室内、附近户外散步。

孕晚期

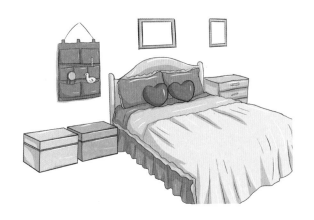

失眠

怀孕期间，准妈妈需要保持充足的睡眠。不过，许多准妈妈在孕晚期都有失眠的情况，如果不能有效改善失眠状况就会影响准妈妈和胎宝宝的健康。

✳ 治疗方法

① 适当运动可以帮助睡眠。睡前到户外散一会儿步，上床前洗个淋浴或用热水泡脚，都有助于入眠。但要注意睡前运动量不要过大，以免神经兴奋更加难以入眠。

② 调整饮食，积极治疗，减少不适。由于缺钙，会造成准妈妈夜里腿抽筋，建议在医生指导下服用钙剂。晚餐应吃清淡易消化的食物，避免油炸食品及豆类，油炸食品会延长消化时间，豆类容易引起胀气，均不利于睡眠。日常饮食中注意控制盐分的摄入量，晚饭时到入睡前控制水分的摄取，避免吃有刺激性的食品，如辛辣食物、茶水、可乐等。准妈妈不要憋尿，有尿意就立即如厕，避免加重尿频。实在难以入眠，并且持续很长时间，建议去看医生，由医生决定治疗方案，没有医嘱，千万不要自行服用安眠药。

③ 养成正确的睡姿。建议从孕早期开始就要有意识地养成侧卧、双腿弯曲睡眠的姿势，这样胎宝宝才不会压迫准妈妈的腹部大血管，使得血液自下肢向心脏回流顺畅，从而减少准妈妈的心脏负担，保证睡眠质量。

④ 调节心理，学会精神放松。准妈妈心理紧张，不仅易影响自己的身体及心理健康，还会影响腹中的胎宝宝，要知道良好的心态也是一种胎教。

贫血

怀孕中、晚期是胎宝宝生长发育的迅猛时期，准妈妈极易在这个阶段发生贫血。所以，准妈妈要注意多吃富含铁质的食物，以保证自身的健康和胎宝宝的正常发育。准妈妈早期贫血多表现为无端感觉乏力、容易疲劳、头晕、面色苍白、指甲薄脆等，如果贫血继续加重，可表现为呼吸困难、心慌、胸痛等，这个时候一定要去医院治疗。

✦ 治疗方法

① 如果是轻微缺铁可以采取食补的办法，多吃富含铁的食物，如阿胶、大枣、动物肝脏、木耳、菠菜、茄子、鱼肉类等。

② 少数贫血的准妈妈是因为缺乏叶酸或维生素 B_{12}。准妈妈应克服偏食的习惯，多吃一些深绿色的蔬菜、肉类、动物内脏、蘑菇、全谷类食物等，还要遵从医生的建议，补充叶酸或维生素 B_{12}。

③ 如果准妈妈微量元素检测结果显示缺铁严重，那么必须在医生的指导下服用补铁药物，如硫酸亚铁口服液等。

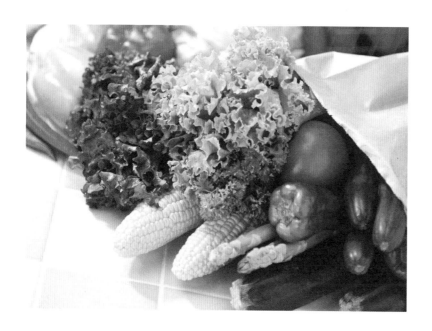

产后

产后出血

　　产后出血是指胎宝宝娩出母体后24小时内，新妈妈的失血量超过500毫升。造成产后出血的原因很多，包括子宫收缩乏力、宫颈裂伤、胎盘娩出不顺或胎盘残留、凝血功能障碍等。但临床上最多见的还是子宫收缩乏力。由于子宫松弛，大量的血液凝聚在子宫内，而阴道只出少量的血，新妈妈就容易出现失血过多的情况。加强宫缩是治疗宫缩乏力最有效的方法，新妈妈也可以通过注射缩宫素，以药物治疗的方式帮助子宫成功收缩。

治疗方法

　　新妈妈在产后住院期间，医护人员会定时替她测量血压、脉搏、触摸子宫，以评估子宫收缩强度、子宫底位置、恶露量及伤口情况。新妈妈要特别注意伤口及出血量，一旦发现异常就要马上通知医生，因此住院期间如果发生子宫大出血、会阴血肿、腹腔内出血或血压下降等状况，一般

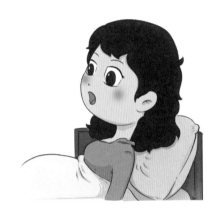

都能快速处理。至于已经出院回家的新妈妈，如果发现恶露量不降反升、腹痛、发烧、伤口红肿疼痛或其他异常情况，应立即去医院诊治。

如何预防产后出血

　　❶ 重视孕期检查，尽早发现怀孕并发症和其他不正常的情况。多胎和多产、羊水过多和妊高征的准妈妈尤其要注意预防产后出血。

　　❷ 在分娩过程中听从医生指导，精神不要紧张，不要大喊大叫浪费体力，要积极进食，注意休息，保持体力。对有可能出现子宫收缩乏力的新妈妈，在胎宝宝娩出后立即注射缩宫素，以促进子宫收缩。

　　❸ 产后失血的新妈妈由于失血、贫血等使身体抵抗力下降，易发生产褥感染，还会影响乳

汁分泌，不利于母乳喂养。所以，分娩应到正规、有抢救设施的医院，尽可能避免产后出血的发生，以确保母婴安全。

❹ 新妈妈产后可在腹部清楚地触摸到一个圆形包块，这就是子宫。用手轻轻按揉子宫，是简单有效的促进子宫收缩、防止产后出血的好办法。

晚期产后出血

分娩 24 小时以后发生的产褥期子宫大量出血叫晚期产后出血。与早期产后出血不同，它是由于子宫局部组织感染坏死，血栓形成不良或脱落，子宫壁的血窦重新开放而发生的继发性出血。

晚期产后出血的发生率不高，但一旦发病往往病情险恶。晚期产后出血以产后 1~2 周发病最常见，也有新妈妈在产后 6 周才发病。阴道流血可为少量或中等量，可持续或间断，也可表现为急剧大量出血，可伴有低热，新妈妈常常会因失血过多而导致严重贫血和失血性休克。

✺ 治疗方法

发生晚期产后出血时，医生要仔细询问妊娠及分娩经过、发生出血的时间和出血量，进行全身及腹部检查，腹部 B 超有助于诊断，必要时要进行妇科检查。

出血不多、产后一般情况较好的，可以先给予子宫收缩剂及抗生素，密切观察出血情况。如果出血多，怀疑可能有胎盘组织残留的，应进行清宫术，对刮出物认真进行肉眼和病理组织检查。术前应备血，做好开腹手术准备；术后继续使用抗生素和子宫收缩剂，有条件的可以配合中医治疗，以促进全身和子宫的恢复。

剖宫产新妈妈的晚期产后出血是一种特殊类型的产后出血，主要是因为子宫切口的肌层感染、坏死，造成肌层部分或完全裂开，局部血管重新开放而出血，多发生在子宫下段横切口。因头盆不称、产程较长而紧急进行剖宫产的新妈妈，术中因为种种原因发生切口开裂、出血较多，因而反复缝合、结扎止血；或者手术前后发生感染，致使伤口愈合不良等。对于此种出血，清宫术通常无效，反而会导致严重的大出血。少数病人采用保守治疗，包括抗感染、促进子宫收缩等，可以使出血停止。但有的病人需要手术切除子宫才能有效止血。

为了有效地预防晚期产后出血，应该重视产后的胎盘检查，积极治疗产道感染，提高早期识别能力，严格掌握剖宫产的指征和手术技巧。

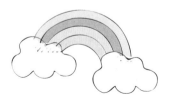

乳汁不足

俗话说，金水银水不如妈妈的奶水，的确，母乳是促进宝宝健康发育的最佳食品。不过，新妈妈乳汁不足该怎么办呢？

❋ 治疗办法

❶ 饮食多样化。新妈妈的乳汁质量直接关系到宝宝的营养供给，全面而丰富的营养能够为宝宝提供高质量的乳汁。此外，多样化的饮食在保证新妈妈摄入充足营养的同时还能够调节身体内环境，这些都有利于乳汁的分泌。

❷ 增加催乳食物。任何疾病的治疗都应遵循"三分治疗，七分调理"的原则，乳汁不足的新妈妈除了需要坚持科学合理的饮食习惯外，还应该注意在每日膳食中适量增加催乳食物，如猪蹄、鲫鱼、香菇、花生等。

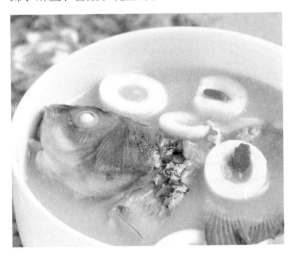

❸ 勤喂奶。新妈妈如果乳汁实在太少，可以抽出更长的时间，什么事也不做，专心喂奶和休息，且每次都尽可能让宝宝吃的时间长一些。

❹ 两乳都要喂。喂奶是两个乳房都喂，这样不仅保证宝宝获得充足的母乳，同时也充分、均衡地刺激了母乳的分泌。

❺ 换边喂。每次喂奶，换边 2 ~ 3 次，这样既可以引起宝宝的兴趣，又能同时刺激两侧乳房分泌，保证宝宝吃到充足的母乳。一般都是宝宝在一边吃 10 分钟，换边后再吃 2 ~ 4 分钟。

❻ 只让宝宝吸妈妈的乳房。母乳喂养宝宝，一定只让宝宝吮吸妈妈的乳头，不要再让他吸奶嘴，以免他吸惯了奶嘴，反而不习惯妈妈的乳头了。如果要给宝宝补充一些其他食物，试着用汤匙。

❼ 坚持母乳喂养。在此阶段避免喂其他辅食，坚持只喂母乳，这样就可以刺激母乳分泌，当宝宝的需要量增加时，母乳也会更加丰富。

❽ 注意充分的放松和休息，可以很快使母乳分泌量增多。和宝宝一起睡个午觉，洗个温水澡，听听轻音乐，做做轻缓的运动等，都利于乳汁的分泌。

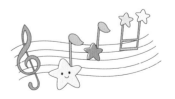

产后水肿

产后水肿一方面是由于孕期子宫变大，影响血液循环而引起的；另一方面受到体内激素水平变化的影响，身体代谢水分的状况变差，身体也会出现水肿。

分娩后，新妈妈开始全身水肿，特别是手脚水肿会更加严重，给日常生活带来不便，影响睡眠，尿量也会因此而减少。水肿严重时还经常出现四肢酸麻、头晕、心慌、频繁咳嗽等症状。需要注意区别产后水肿和肾虚、功能异常等导致的病态水肿。产后水肿是因皮肤内积聚水分而产生的，所以严格来说不是水肿而是"水气"。产后水肿无法通过排尿缓解，而是要通过出汗才能消肿，所以需要新妈妈保持身体温暖。

✺ 治疗方法

分娩后新妈妈消化能力下降，挑选食品时应

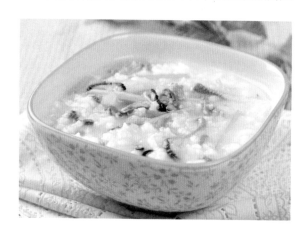

考虑是否易消化。尽量避免进食冷饮、寒性食品及方便面等速食品。饮食上要注意均衡摄取营养，少吃高热量食物，有助于消除水肿。食物不能太咸，以清淡为宜，少食多餐等习惯都有助于预防产后水肿。哺乳期适当进行运动可以促进全身血液循环，增加母乳量，对产后消肿也有很好的效果。

腰酸背痛

产后由于连接骨盆的韧带变得松弛，腹部肌肉也变得软弱无力，子宫还没能很快复位，在日常生活中稍不注意就有可能引起腰酸背痛。那么，新妈妈腰酸背痛该怎么办呢？

✺ 治疗方法

❶ 采用正确的哺乳姿势。在给宝宝喂奶的时候，寻找一个舒适、轻松的姿势，不要让背部感到拉紧或压迫。

❷ 注意补钙。孕期中补钙很重要，产后补钙也不容忽视，如果新妈妈产后缺钙也会出现腰酸背痛。

❸ 做家务要适度。如熨衣服的时候，可以采取坐姿；使用吸尘器或拖地板时，要尽量保持腰部挺直；尽量不要提重物。

❹ 照顾宝宝量力而行。如果新妈妈长时间抱着宝宝很可能会造成局部关节韧带和肌肉的劳

损，所以要记得经常调换姿势。另外，抱着宝宝的时间也不要太久。给宝宝洗澡、换尿布，这些可以让新爸爸来做，新妈妈则可以趁机休息一下。

⑤ 产后及时活动。产后越早活动腿脚，越有利于产后恢复。平时也要注意锻炼和活动。

⑥ 注意腰部保暖。中医认为新妈妈坐月子期间寒风入体，会造成产后周身酸痛，所以产后的保暖十分重要。

⑦ 腰酸背痛最好的复原方法就是让腰背肌肉得到适当的休息，新妈妈如果腰酸背痛得厉害，可以平躺在床上，能使脊椎四周支撑身体直立的肌肉减少负担。

⑧ 如果腰酸背痛长时间不愈，可以采用专门的孕妇推拿、理疗等方法治疗，并可在医嘱下服用消炎止痛药，既可以减轻疼痛，也可以促进局部炎症好转。

产后抑郁

研究发现，约有2/3的新妈妈在产后会出现一定的焦虑、不安、情绪低落，容易发生产后抑郁。发生抑郁前，新妈妈常有产后心理适应不良、睡眠不足、照料宝宝过于疲劳等情况出现，但大多程度较轻，而且对新妈妈的生活及哺育宝宝等方面没有什么影响，属于一种正常的情绪反应。而产后抑郁症则不同，它的程度比较重，是由生理、心理、社会等多方面因素作用而产生的精神疾病。产后抑郁症多在产后两周发病，产后 4 ~ 6 周症状明显。

⊛ 治疗方法

产后抑郁症的处理主要通过对产后抑郁症患者进行心理治疗，可以增强新妈妈的自信心，提高其自我价值意识。了解新妈妈的心理状态和个性特征，给予新妈妈足够的社会支持。如果新妈妈的病情比较严重，可以考虑药物治疗。新妈妈应到专科医生处就诊，获得系统的治疗。有感染、贫血症状的新妈妈，应及时给予抗生素、铁剂、维生素 C，以增强机体抵抗力。对于轻度抑郁的新妈妈，可以给予安定类药，对于重度抑郁的新妈妈，主要采用抗抑郁治疗和对症治疗。

值得注意的是，许多新妈妈及家人都不知道或害怕去看医生，有的新妈妈害怕一旦接受治疗就会被迫与宝宝分开，还有的新妈妈害怕服用药物会影响宝宝的健康，因此贻误了病情。虽然治疗抑郁症的药物可通过乳汁进入宝宝体内，但其含量甚微，一般不会对宝宝有什么影响。

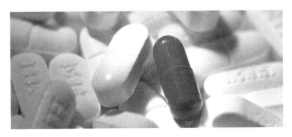